van de Velde

Die voll-kommene Ehe

Eine Studie über ihre Physiologie
und Technik

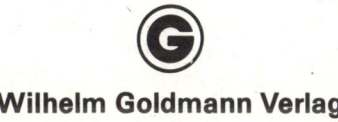

Wilhelm Goldmann Verlag

1. Auflage Mai 1975 · 1.-10. Tsd.
2. Auflage März 1977 · 11.-20. Tsd.
3. Auflage September 1980 · 21.-26. Tsd.

Made in Germany
Genehmigte Taschenbuchausgabe
© der Originalausgabe by Albert Müller Verlag AG, Rüschlikon-Zürich
Umschlagentwurf: Atelier Adolf & Angelika Bachmann, München
Umschlagfoto: Mauritius/Eric Bach, Mittenwald
Satz und Druck: Presse-Druck Augsburg
Verlagsnummer: 11115
Lektorat: Martin Vosseler/Renate Richter · Herstellung: Harry Heiß
ISBN 3-442-11115-3

Einführung

Dieses Buch bildet den ersten Teil einer Trilogie. Der Band behandelt die sexuelle Basis der Ehe und will durch Vervollkommnung der betreffenden Beziehungen *die anziehenden Kräfte in der Ehe verstärken*. Der zweite Band, betitelt »Die Abneigung in der Ehe, ihre Entstehung und Bekämpfung«, beleuchtet die Frage, wie man die Ehe glücklich erhalten kann, von einer rein psychologischen Seite und versucht, *den abstoßenden Kräften entgegenzuarbeiten*. Der dritte Band schließlich, mit dem Titel »Die Fruchtbarkeit in der Ehe und ihre wunschgemäße Beeinflussung«, bespricht das Problem der *Fruchtbarkeit und der Unfruchtbarkeit der Ehe* – ebenfalls ein für das Eheglück außerordentlich wichtiges Thema.

Dieser erste Band der Trilogie hat die *Physiologie* der ehelichen Beziehungen zum Gegenstand, weil ihre Kenntnis die *Grundlage* für Wissenschaft und Praxis bildet. Das Buch versucht, für den Arzt eine wirklich bestehende Lücke in der wissenschaftlichen Literatur auszufüllen und ihm die Gelegenheit zu bieten, diejenigen seiner Schutzbefohlenen, denen in ihrer Ehe eine eingehende Belehrung auf diesem Gebiet not tut – und daß es deren viele gibt, wissen alle Ärzte – auf die in Betracht kommenden Stellen eines Werkes zu verweisen, das ihn der Notwendigkeit ausführlicher, oft peinlicher mündlicher Erörterungen enthebt. Und es versucht weiter, den Gatten, die der Hilfe des Arztes nicht bedürfen, auch ohne seine Vermittlung zu helfen, indem es ihnen die hier besprochenen, von manchen ungeahnten Möglichkeiten zur Erreichung des ehelichen Glückes zeigt. Daß es aus beiden Gründen in einer auch für den Laien verständlichen Sprache verfaßt werden mußte, versteht sich ohne weiteres.

Der Titel des Buches, der richtiger »Die vollkommen*ere* Ehe« (im Vergleich zur bisherigen) heißen sollte – was aber weniger gut klingt –, darf, wie aus dem ganzen Buch hervorgeht, nicht so aufgefaßt werden, als ob der Verfasser der Meinung wäre, für die Erzielung der Vollkommenheit des ehelichen Glückes käme ausschließlich *dieser* Faktor in Betracht, sondern er soll als Verkürzung genommen und als »Die in physiologisch-technischer Hinsicht zu größerer Vollkommenheit gebrachte Ehe« gelesen werden.

Die weite Verbreitung meines Buches hat mir im Laufe der Jahre viele tausend Zuschriften eingetragen, darunter auch solche von Theologen, vor allem der beiden christlichen Hauptkonfessionen, die mir zahlreiche wertvolle Anregungen brachten. Die mir von dieser Seite gemachten Änderungsvorschläge standen in keinem wesentlichen Punkt mit den von mir in meinem Buche vorgebrachten Meinungen im Widerstreit, so daß ich den betreffenden Wünschen im Laufe der sich rasch folgenden Auflagen ohne Zögern habe entsprechen können. Und es gereicht mir zur inneren Befriedigung, gestützt auf die Urteile strengster Moralisten festzustellen, daß das hier vorliegende Buch kein Wort enthält, welches das Gewissen der Eheleute irgendwie belasten könnte, und keinen einzigen Rat, dessen Befolgung den gläubigen Christen mit den Vorschriften oder Auffassungen seiner Religion in Konflikt bringt.

Da aber das Buch vieles sagt, was man sonst nicht auszusprechen pflegt, wird es mir manche Unannehmlichkeit einbringen. Das weiß ich, weil ich meine Mitmenschen so allmählich kenne und ihre Art, zu verpönen, was ungewohnt ist. Aus diesem Grunde konnte ich es auch nicht eher schreiben; solange ein Arzt den Forderungen seiner Praxis Rechnung tragen muß, kann er es sich nicht erlauben, das Geleise zu verlassen. Wer sich aber freigemacht hat – wer nun sagen darf, was er für gut und richtig hält, der hat auch die Pflicht, es zu tun. So *muß* ich denn niederschreiben, was ich als richtig erkannt habe. Ich könnte meinem Lebensabend nicht ruhig entgegensehen, wenn ich das unterließe. Denn es *tut not*, diesen Weg zu zeigen; zu viel Leid wird gelitten, das vermieden werden könnte, zu viel Freude versäumt, die das Lebensglück erhöhen würde.

Ich habe jetzt für diese Arbeit das richtige Alter und die genügende Vorbereitung. Der Wissenschafter, der sich mehr als ein Vierteljahrhundert lang theoretischen und praktischen Fragen gewidmet; der Frauenarzt mit reicher Erfahrung; der Vertraute vieler Männer und Frauen; der Mensch, dem nichts Menschliches, der Mann, dem nichts Männliches fremd geblieben; der Gatte, der Glück und Leid der Ehe empfunden; der Fünfzigjährige schließlich, der zu alt geworden, um noch Jugenddummheiten zu machen, aber zu jung geblieben, »um ohne Wunsch zu sein«; sie alle zusammen können, *eine* Feder führend, zu diesem Werk berufen sein.

Die Unannehmlichkeiten, auf die ich hinwies, könnte ich mir durch den Gebrauch eines Decknamens ersparen. Ich muß aber darauf verzichten, weil ich für wissenschaftliche Auffassungen mit meinem wissenschaftlichen Namen einzutreten habe, und weil Ratschläge, die im Grunde genommen eine sittliche Bedeutung haben, durch Erteilung unter Anonymität an Wirkung Einbuße erleiden würden.

So werde ich denn derartige Verdrießlichkeiten aequo animo hinnehmen, in der *Überzeugung*, daß manche – auch wenn sie es nicht sagen mögen – in der Stille ihres Ehegemachs ein Dankeswort murmeln werden.

Val Fontile, im Juli 1926.   DR. TH. H. VAN DE VELDE

ERSTER TEIL

Einleitung und allgemeine Geschlechtsphysiologie

Erstes Kapitel: Ehe und Hoch-Ehe

Ich zeige euch den Weg zu der vollkommenen Ehe. –
Hoch-Ehe heiße ich sie.
Die Hoch-Zeit kennt ihr. Sie ist kurz, und bald versinkt ihr in die
Tief-Zeit,
die ihr die Ehe nennt.
Aus der Hoch-Zeit soll Hoch-Ehe werden. –
Dazu verhelfe euch dieses Buch.

Die Ehe – die der christlichen Länder wenigstens – versagt oft.
Darüber ist leider kein Zweifel möglich. Sie *kann* zu einem irdischen Paradies führen – sie *wird* manchmal eine richtige Hölle.
Ein Purgatorium, eine Läuterungsstätte, die sie immer bilden *sollte,*
ist sie nur allzu selten.

Soll man die Ehe deshalb verwerfen?

Viele Stimmen haben sich zu dem Zweck erhoben – aber Besseres
anzugeben haben sie nicht vermocht.

Unendlich größer ist übrigens die Zahl derjenigen, die an dem
alten Institut festhalten wollen, und die bedeutendsten sind unter
ihnen.

Den Gläubigen ist es heilig;

dem Staat, der Gesellschaft, unentbehrlich;

für die Kinder unbedingt notwendig.

Die Frauen können ihrem Drang zu lieben fast nur in der Ehe
mit – wenigstens relativer – Sicherheit nachgeben.

Und die Männer finden, im großen und ganzen genommen, in
den geordneten Lebensverhältnissen, welche die Ehe ihnen in der
Regel bietet, immer noch die ersprießlichen Vorbedingungen zum
Gedeihen ihrer Arbeit.

Aus diesen Gründen, und vor allem, weil ich in jener Dauergestalt der monogamen Liebesverbindung ein Evolutionsergebnis
des Geschlechtstriebes erblicke, das den Egoismus dieses Triebes in

weitestgehendem Maße in Altruismus umsetzt, bekenne auch ich mich zu der Ehe.

In der Ehe wird viel gelitten.

Ohne die Ehe aber wäre noch weit mehr Leid zu ertragen.

Wo wir also an der Ehe festhalten, fragt es sich, ob wir das Manko an Glück und das große Elend, das wir ihr in vielen Fällen vorzuwerfen haben, gleichmütig hinnehmen sollen oder versuchen werden, Abhilfe zu schaffen.

Kein Mensch, der wie der Arzt – besonders der Sexologe und der Frauenarzt – in der Lage ist, oft hinter die Kulissen des Ehelebens zu schauen, wird mit seiner Antwort auch nur einen Augenblick zögern.

Es muß alles daran gesetzt werden, um die Aussicht auf dauerndes Glück in jeder denkbaren Weise zu verbessern.

Die vier Eckpfeiler für das Gebäude von Liebe und Glück der Ehe sind:
1. Die richtige Gattenwahl.
2. Eine gute psychologische Einstellung der Gatten überhaupt und zueinander insbesondere.
3. Eine den Wünschen des Paares entsprechende Lösung der Progeniturfrage.
4. Ein harmonisches, blühendes Geschlechtsleben.

Über die Gattenwahl kann man Vernünftiges bei jedem ernsten Autor lesen, der über das Geschlechtsleben des Menschen, über die sexuelle Frage, über die Ehe, geschrieben hat, sei er nun Arzt, Theologe oder Philosoph, sei es, daß er seine Ratschläge schon vor Jahrhunderten oder erst im vergangenen Monat erteilte.

Ich brauche also das oft Gesagte nicht zu wiederholen – was übrigens nicht in dem Rahmen dieser Arbeit liegen würde –, kann nur bedauern, daß die guten Ratschläge noch immer zu wenig beachtet werden und daß die Mehrzahl der Menschen noch stets ohne Gatten*wahl*, sondern vollkommen blindlings tappend, in die Ehe hineingeht –, sowie mit meiner Stimme den Chor derjenigen verstärken, welche den Wert einer möglichst tadellosen Gesundheit als in erster Linie mit maßgebend bei der Wahl betonen. Denn nichts – oder jedenfalls wenig – belastet das Konto einer Ehe von vornherein und dauernd so sehr wie ein derartiger Fehler.

Die Psychologie der Ehe gehört jedenfalls nicht zum eigentlichen Thema dieser Abhandlung. Ich rate den Interessenten – das heißt jedem Verheirateten –, die vorzüglichen Bücher von Löwenfeld, »Über das eheliche Glück«, und von Th. von Scheffer, »Philosophie der Ehe«, zu studieren. Auch im vierten Abschnitt von Gina Lombrosos Werk: »Die Seele des Weibes« mag er manches finden, das ihn zu gedeihlichen Nachdenken stimmen wird.

»Ehe ist Forderung und Hingabe in einem, wenn sie aber blühen soll, so muß der Selbstlosigkeit ein breiter Raum gegönnt werden[1]«. Sie ist vielleicht der größte Erziehungsfaktor in der Schule des Lebens, und wie alle Schulen, ist auch die des Lebens kein leichtes Spiel[2]«.

Ihre größte Gefahr ist die Langeweile und die damit eintretende Entfremdung, durch welche die Frau – gänzlich auf die Ehe eingestellt, während der Mann als Hauptinteresse seine Arbeit hat – wohl am schwersten leidet:

Die intellektuelle und moralische Verlassenheit, in welcher der Mann die Frau läßt, ist unendlich viel schmerzlicher und peinlicher als der Despotismus, die Gewalttätigkeit, die Brutalität, gegen welche sich die öffentliche Meinung mit so großer Entschiedenheit aufbäumt. Denn diese sind sichtbare, grobe, oft nur zeitweise bestehende Übel, gegen welche gerade die erwähnte Reaktion der öffentlichen Meinung schon ein wenig Trost bringt, während die Verlassenheit ein unsichtbares, unfaßbares Elend bildet, das jede Abwehr unmöglich macht, aber jede Stunde des Tages und jeden Tag des Lebens vergiftet, weil es ein Nichts ohne Hoffnung, ohne Aussicht, bedeutet, und weil die Entmutigung, die aus ihr hervorgeht, mit den Jahren schlimmer wird und schwerer zu ertragen ist als jedweder heftige, aber vorbeigehende Schmerz[3].

Der Mann sollte es sich zur Pflicht machen, die Frau an seiner Arbeit teilnehmen zu lassen, sich für ihr Leiden zu interessieren, ihrer Aktivität Führung zu geben, ihre Unsicherheit zu beheben[4].

So – oder jedenfalls in ähnlichem Sinne – haben viele andere Menschen gesprochen, zum Beispiel auch Albert Moll, der schon in der ersten Auflage (1912) seines »Handbuchs der Sexualwissenschaften« sagte:

Gerade wenn es möglich ist, daß die Frau als kluge Gehilfin, wenn auch nur in Kleinigkeiten, dem Manne in seiner Arbeit zur Seite steht,

[1] Th. v. Scheffer, Philosophie der Ehe
[2] ebenda
[3] Gina Lombroso, Die Seele des Weibes
[4] ebenda

wird hierdurch das innere Band der beiden Eheleute außerordentlich gefestigt. Vielleicht hängt damit zusammen, daß wir bei kleinen Kaufleuten, wo die Frau gelegentlich dem Manne im Laden mithilft, auch bei kleinen Handwerkern, wo die Frau gelegentlich den Mann noch in diesem oder jenem unterstützt, verhältnismäßig recht glückliche Ehen finden.

Ich stimme derartigen Auffassungen mit voller Überzeugung bei, möchte nur hinzufügen, daß die Frau auch viel zur Verhütung der fatalen ehelichen Langeweile beitragen kann, wenn sie ihrerseits Interesse zeigt in Angelegenheiten, für die sie auch die Teilnahme ihres Mannes zu erwecken vermag. Hat die Frau zum Beispiel ein gutes Buch gelesen, eine Reisebeschreibung studiert, einen Vortrag angehört und versteht es, dem Gatten davon auf fesselnde Art zu erzählen, so wird sie manchmal seine Gedanken in wohltuender Weise von der Arbeit, den Geschäften, von Ärger und Sorge abzulenken wissen. Allerdings – der Mann muß ihrer Plauderei Verständnis entgegenbringen können.

Gerade in solchen relativen Kleinigkeiten, die im Leben doch so ungemein wichtig sind, weil sie Stimmung erwecken oder verderben, ist es der *Takt,* welcher den beiden Gatten den richtigen Weg zeigen muß.

Wenn es in der angedeuteten Weise gelingen kann, die immer drohende geistige Entfremdung der Gatten zu verhüten, das wirksamste Mittel bleibt stets ein *zusammen* gehegtes Interesse für irgend etwas, das beide in gleichem Maße fesselt. Möge dieses Etwas nun in der Züchtung von Blumen bestehen oder im Sammeln von Briefmarken, in Musik oder in Sport, im Schachspiel oder in der Freude am Autofahren, an Reisen, ein gemeinsames Steckenpferd hält die gegenseitige Teilnahme rege.

Welches Interesse aber könnte Eheleute stärker fesseln als die Liebe und Sorge für die gemeinsam erzeugten Kinder?

Kinder bilden das stärkste geistige Band in der normalen Ehe. – Und die Paare welche diese uralte Wahrheit verkennen, werden das oft genug bereuen.

Indessen – daß das Problem der Progenitur für viele Menschen nicht so einfach liegt wie für die Beneidenswerten, die sich da überhaupt keine Frage stellen, weil sie ihre Lösung getrost höheren Mächten überlassen –, wer empfindet das tiefer als der Frauenarzt?

Begegnet er doch auf Schritt und Tritt den Unglücklichen, für die eine enttäuschte Hoffnung der anderen folgt, denen das Ausbleiben des Kindersegens den Ruin des ehelichen Glücks bedeutet.

Sieht er doch jeden Tag hinein in ein Schlafzimmer, das vom Gatten aus Furcht vor den Folgen gemieden wird; kennt er so manches, ach zu manches Ehebett, in dem die Gattin nur mit Bangen und Beben ihren sonst geliebten Mann erwartet; weiß er doch, wie viele Ehen einzig und allein aus Angst vor Schwangerschaft in die Brüche gehen.

Die Besprechung dieser, für das eheliche Glück äußerst wichtigen Probleme gehört gewiß zu der Aufgabe, die ich mir gestellt habe.

Allein sie setzt die Kenntnis der normalen Lebensverrichtungen der Geschlechtsorgane voraus. Deshalb soll ihr die Physiologie der Ehe – in diesem Buche – vorhergehen.

Damit komme ich jetzt zum eigentlichen Gegenstand der vorliegenden Arbeit:

Ein harmonisches, blühendes Geschlechtsleben habe ich als den vierten Eckpfeiler für das Gebäude des ehelichen Glückes erwähnt.

Er soll sehr stark sein und gut gefügt, denn er hat einen großen Teil der Gesamtlast zu tragen.

Leider aber ist er in den meisten Fällen schlecht fundiert und aus morschem Material aufgeführt. – Soll man sich dann noch wundern, wenn der ganze Bau schon nach kurzer Zeit einstürzt?

Das Geschlechtsleben ist der Grund der Ehe. Und doch fehlt es den meisten Eheleuten dauernd an Kenntnis seiner Elemente.

Diesem Mangel abzuhelfen und Mittel und Wege zu zeigen, um das Geschlechtsleben in der Ehe harmonisch und blühend zu gestalten –, das ist die Aufgabe, die ich mir gestellt habe.

Ich wende mich dabei an die Ärzte und an die Ehemänner.

An die Ärzte, weil sie die Berater der Eheleute auch in diesen Angelegenheiten sein sollten.

An die Ehemänner – welche besonders in dieser Hinsicht Führer ihrer Gattinnen sein müssen –, weil es ihnen häufig nicht nur an den richtigen Führereigenschaften gebricht, sondern sogar an den Qualitäten eines guten Partners.

Sie haben von ihrer Unvollkommenheit keine Ahnung. Denn der Mann welcher, mit einer normalen Potenz begabt, seine »ehelichen Pflichten« regelmäßig in für ihn physiologischer Weise erfüllt, meint damit alles geleistet zu haben, was seine Frau von ihm verlangen kann.

Und wenn sie nicht befriedigt ist und auf die Dauer unbefriedigt bleibt, so reiht er sie bei den »geschlechtskalten Frauen« ein (obwohl alle Frauen mit der gleichen Möglichkeit des Miterlebens geboren werden und der Mißerfolg teilweise auf den Gatten zurückzuführen ist), beklagt sich über sein Pech – und entfernt sich immer mehr von ihr.

Hat er das Glück gehabt, eine Frau von warmem und natürlichem Temperament zu heiraten, die sich bei der Ausübung ihrer »Pflichten« nicht kalt zeigt, so schleicht sich nach einigen Jahren, bei dem sich immer gleich gestaltenden Genuß, die sexuelle Langeweile in die Beziehungen der Gatten ein, welche das eheliche Glück fast ebensosehr gefährdet; denn die Langeweile läßt sich nur durch Abwechslung beheben, die Abwechslung scheint dem Manne nur im Objekt möglich – und auch jetzt ist die Entfremdung da.

Der Gedanke, daß der Fehler bei *ihm* liegen könnte, daß *er* es sei, der imstande gewesen wäre, der auch von ihm tief bedauerten Entfremdung vorzubeugen, kommt gar nicht bei ihm auf.

Er weiß eben nicht, daß es unzählige Abwechslungsmöglichkeiten und Varianten des Geschlechtsgenusses gibt, welche die Langeweile des Gewohnheitsmäßigen aus dem Ehebett fernhalten können, weil sie den Beziehungen zwischen den Gatten immer wieder neue Reize verleiht. – Oder wenn er schon etwas davon ahnt, so hält er es für Ausschweifung, nicht verstehend, daß alles, was physiologisch ist, auch als sittlich erlaubt betrachtet werden darf.

Er weiß es sogar nicht, der Durchschnittsmann, daß die Geschlechtsbefriedigung der Frau nicht denselben Verlauf hat wie bei ihm; er hat keinen Begriff davon, wie das Gefühl des Weibes erst in schonender und entgegenkommender Weise erweckt werden muß; er kann es nicht fassen, weshalb die Hindufrau, die an die Rücksicht ihrer Männer gewöhnt sind, die Europäer spöttisch als »Dorfhähne« bezeichnen; er hat kein Verständnis für die Mentalität des Javaners, der sich viel mehr des Genusses rühmt, den er bereitet, als dessen, den er findet.

Das Wesen der Don-Juan-Figur ist ihm völlig rätselhaft; mehr noch, er mißversteht sie ganz und gar.

So möge er Marcel Barrières »Essai sur le Don-juanisme contemporain« lesen, damit es ihm klar werde, daß die Verführerseele

nicht das niedrig-egoistische Nehmen und Wegwerfen sucht, sondern einzig und allein die Wonne des Befriedigens.

In diesem Sinne jedoch sollte der Gatte ein Verführer sein, ein
Verführer seiner Gattin, jedesmal von neuem. Dann wird er im-
mer wieder Glück spenden, dauernd Glück empfinden, und seine
Ehe wird eine Hoch-Ehe sein.

Wenn nicht Liebes-*Genie* ihn führt, so braucht der Mann, will er
diesen Aufgaben gewachsen sein, Kenntnisse; er muß *wissen*.

Dieses Buch kann ihm dazu verhelfen.

Teilweise wird es sich auch von Laien ohne Schwierigkeiten lesen
lassen.

Zum anderen Teil aber muß es *studiert* werden. Denn meine
Ausführungen sollen, wenn ich sie auch von überflüssiger Gelehrt-
heit freihalten will, einen durchaus wissenschaftlichen Charakter
tragen. Das, und die Art des Stoffes bringen es mit sich, daß manche
Fremdwörter und Fachausdrücke sich nicht vermeiden lassen.

Zweites Kapitel: Einblicke in die allgemeine Geschlechts-physiologie des Menschen

1. Die Evolution des Geschlechtstriebs – Geschlechtsgefühle und innere Reize

Geschlechtstrieb und Selbsterhaltungstrieb regieren das Leben. Jener dient der Erhaltung der Art, dieser der Erhaltung des Individuums. Dementsprechend ist der Geschlechtstrieb wichtiger für die Natur als der Selbsterhaltungstrieb, weshalb er auch der stärkere ist. Das zeigt sich in der Tierwelt, wo gerade die tüchtigsten unter den Männchen ihr Leben am freudigsten in die Waage werfen beim Kampf um das Weibchen; das läßt sich bei den primitiven Menschen in gleicher Weise erkennen; das ist auch tagtäglich wahrnehmbar bei den Zivilisierten, die sich, um ihren Geschlechtstrieb zu befriedigen, allen möglichen Gefahren aussetzen und nicht selten ihr Dasein der Liebe zum Opfer bringen.

Daß Geschlechtstrieb im Grunde genommen *Fortpflanzungstrieb* ist, scheint mir nicht zweifelhaft zu sein; aber ebensowenig zweifelhaft ist es, daß er sich mehr und mehr von jenem differenziert hat. Sogar in theologischen Kreisen wird das immer mehr zugegeben.

Der Fortpflanzungstrieb hat mit dem Fortschreiten der Zivilisation an Stärke eingebüßt. Bei der Frau ist er noch am besten erhalten geblieben. Möge er auch weit davon entfernt sein, sich in einem »Willen zur Zeugung« zu bekunden, als Hang zur Mutterschaft, als »Schrei nach dem Kinde« kann man ihn bei dem allergrößten Teil der Frauen wahrnehmen.

Anders bei dem Manne: das einzige, was dort vielleicht noch an den Fortpflanzungstrieb erinnert, mag in dem, übrigens gewiß nicht allzuseltenen und manchmal sogar heißen Wunsch bestehen, von der *geliebten* Frau ein Kind zu haben, das heißt die Liebesverschmelzung mit ihr dauernd gestaltet zu sehen –, ein Wunsch, welcher sich mit der ungefähr gleichgearteten Komponente bei dem wahrhaft liebenden Weibe deckt. Dieser Wunsch, der in dem dazu Veranlagten verstärkt wird von einem mystisch angehauchten Drang zur Erlangung von Unsterblichkeit durch Kontinuierung seines Keimplasmas und Vererbung seiner persönlichen Eigenschaften, hat aber wenig oder nichts wirklich Triebartiges, Unwiderstehliches mehr an sich. Er kann sich höchstens zur Sehnsucht steigern. A fortiori gilt das für die übrigen Beweggründe, welche den Mann nach Progenitur (Nachkommenschaft) verlangen lassen. Ob diese nun Familien-, Namens-, Vermögens-, Geselligkeits-, Gewohnheits- oder gar Eitelkeitsrücksichten entspringen, sie sind durchweg vernunftgemäßer Natur –, womit nicht gesagt sein soll, daß derartige Beweggründe nicht den Charakter eines sehr starken Dranges annehmen können.

Somit scheidet der Fortpflanzungstrieb als *Bestandteil* des Geschlechtstriebs bei den Kulturvölkern wohl ziemlich aus, und dieser zeigt sich als durch Evolution aus jenem hervorgegangen.

Von vielen und bedeutenden Autoren (z. B. von Hegar und Eulenburg) wird der Geschlechtstrieb, unter Abzug einer Fortpflanzungskomponente, als Begattungstrieb betrachtet.

Ich kann mich ihnen nicht anschließen. Wenn auch die Begattung zweifelsohne im Mittelpunkt des geschlechtlichen Begehrens steht, so muß doch diese Bezeichnung abgelehnt werden aus der Überlegung heraus, daß sexuelle Betätigung nicht mit der Begattung identisch ist, und der Trieb zu dieser Betätigung gewöhnlich, wenn nicht immer, schon bei Kindern besteht, lange bevor sie von der Möglichkeit einer Begattung Ahnung haben; weiter auf Grund der Erwägung, daß oft eine andere Befriedigungsart dem Coitus vorgezogen wird.

Meines Erachtens ist es auch unnütz, solche nähere Bezeichnungen für den Begriff »Geschlechtstrieb« zu suchen, besonders dann, wenn man ihn mit Beziehung zum Fortpflanzungstrieb so auffaßt, wie ich das oben getan habe.

Er ist ein *Trieb zur geschlechtlichen Betätigung*, welcher seinen Sitz, das heißt seine Ursprünge sowie seine Ausstrahlungen, nicht allein im Genitale, sondern im ganzen Körper und in der ganzen Psyche hat. Als solcher ist er fast allmächtig und übt seinen Einfluß weit über die eigentliche Sexualsphäre aus. Erinnern wir, um uns das zu vergegenwärtigen, nur an seinen gewaltigen Einfluß auf die Künste (Erotik).

Der Geschlechtstrieb mit allen seinen Äußerungen ist zu einem bedeutenden Teil abhängig von der Tätigkeit der Geschlechtsdrüsen, und zwar nicht nur von ihrer Absonderung nach außen (Fortpflanzungszellen), sondern namentlich auch von der sogenannten inneren Sekretion dieser Organe, den Hormonen.

Diese Geschlechtsdrüsen produzieren (wie auch viele andere Drüsen) gewisse chemische Stoffe, die nicht nach außen gelangen, sondern sogleich in das durchströmende Blut aufgenommen werden. Derartige Stoffe können, wie klein auch ihre Menge sein mag, eine außerordentlich starke Wirkung auf den ganzen Körper oder auf einzelne seiner Teile ausüben. Die, welche von den Geschlechtsdrüsen (auch schon vor ihrer Reife) abgesondert werden, haben überwiegende Bedeutung für die Entwicklung des ganzen Körpers, der Genitalorgane, der spezifisch-geschlechtlichen Merkmale, Eigenschaften und Funktionen. Bleiben die Keimdrüsen stark im Wachstum zurück oder fehlen sie ganz, wie zum Beispiel nach künstlicher Entfernung in der Jugend, und kann sich also eine Wirkung der erwähnten Absonderungsprodukte bei dem wachsenden Individuum nicht in genügendem Maße geltend machen, so bildet sich, anstatt des normalen Menschen, der Typus des Kastraten, welcher sich in körperlicher Entwicklung, im Stoffwechsel, in psychischen Eigenschaften bedeutend von jenem unterscheidet, um so ausgesprochener, je früher und vollständiger das Fehlen des Geschlechtsdrüseneinflusses eingesetzt hat.

Die »inneren Sekrete« der *weiblichen* Keimdrüsen geben dem Organismus, dem sich entwickelnden und dem erwachsenen, die typisch weiblichen Eigenschaften, körperlich wie auch seelisch, während die der *männlichen* Drüsen eine entsprechende Wirkung im männlichen Sinne ausüben. Das zeigt sich unter anderem, wenn man einem (vorzugsweise jungen) Tiere die Keimdrüsen wegnimmt und ihm die Drüsen des anderen Geschlechts (z. B. durch Überpflanzung unter Einhaltung von gewissen Vorsichtsmaßregeln) einverleibt. Seine Eigenschaften, auch seine sexuellen Neigungen, seine Annäherungsversuche bewegen sich darauf in derjenigen Richtung, welche den neuerhaltenen Geschlechtsdrüsen entspricht, und sein Körper sowie dessen Funktionen ändern sich in entsprechender Weise, sofern die schon bestehenden anatomischen Verhältnisse das überhaupt noch zulassen. Nun besitzt aber dennoch jeder Mann und jede Frau auch einige Eigenschaften des anderen Geschlechts. Das Ausmaß ist unterschiedlich und wird keineswegs von den Geschlechtsdrüsen beeinflußt. Aber es ist gerade diese Mischung von männlichen und weiblichen Eigenschaften, die es erleichtert, das vielgestaltige Wesen des andersgeschlechtlichen Ehepartners zu verstehen.

Übrigens sind sexuelle Eigenschaften, Gefühle, Neigungen und teilweise auch die geschlechtlichen Funktionen, besonders bei Erwachsenen, nicht *ausschließlich* an die Wirksamkeit der Keimdrüsen gebunden. Wäre dem so, so könnten sie sich nicht mehr bekunden, nachdem diese Wirksamkeit aufgehört hat. Tatsächlich aber zeigen sich diese Gefühle und Erscheinungen noch bei manchen Individuen, welche keine funktionierenden Geschlechtsdrüsen mehr besitzen, sei es nun, daß diese ihnen durch Wegnahme beziehungsweise durch zerstörende Erkrankung verlorengegangen sind, oder aber, daß sie – wie das bei jeder Frau in gewissem Alter (meistens zwischen 43 und 50 Jahren) der Fall ist – ihre Tätigkeit infolge der natürlichen Alterungsvorgänge eingestellt haben.

Wahrscheinlich spielen dabei – und selbstverständlich ebenso, wenn die Geschlechtsdrüsen sich noch in Tätigkeit befinden – die »internen Sekrete« anderer Drüsen mit. Ein wichtiger Faktor ist aber auch, im einen wie im andern Fall, in der erworbenen, das heißt durch die Erfahrung des Lebens erhaltenen Einstellung auf die sexuellen Funktionen zu sehen. Und ebenso wichtig wie diese erworbene seelische Eigenschaft ist die ererbte. Auch diese jedoch basiert, in dem Entwicklungsgang des Menschen (und seiner Urahnen) betrachtet, auf der Wirksamkeit der Geschlechtsdrüsen.

So kann man denn sagen, daß der Geschlechtstrieb ursprünglich ausschließlich in den Keimdrüsen wurzelt, bei den neuzeitlichen, erwachsenen Menschen aber abhängig ist von ererbten und erworbenen seelischen Vorstellungen einerseits und von der Tätigkeit dieser Drüsen, das heißt von ihrer inneren und äußeren Absonderung andererseits.

Albert Moll hat in seinen »Untersuchungen über die Libido sexualis« den Begriff Geschlechtstrieb in zwei Teile zerlegt: Kontrektationstrieb und Detumeszenztrieb.

Ich schließe mich ihm darin grundsätzlich an, ziehe es aber vor, diese wenig schönen Ausdrücke zu verdeutschen und dabei etwas zu erweitern, wobei ich allerdings nicht unterlassen möchte, zu betonen, daß derartige Unterscheidungen nicht allzu konkret aufgefaßt werden dürfen, weil die Begriffe an verschiedenen Stellen ineinander übergehen und deshalb nie scharf umrissen sein können.

Contrectare heißt betasten; Moll gebraucht es als berühren (eine Person des anderen Geschlechtes). Ich sehe diesen Trieb als einen unwiderstehlichen Drang an, sich dem andern Geschlecht möglichst zu nähern, will also von *(geschlechtlichem) Annäherungstrieb* sprechen.

Für Detumeszenztrieb[5] schreibe ich lieber *(geschlechtlicher) Entspannungstrieb*, womit ich dann sowohl die örtliche wie die allgemeine – besonders auch die psychische – Entspannung ins Auge fasse. Besser ist noch *Geschlechtsbefriedigungstrieb*, welches auch treffender dem Gefühl von örtlicher und allgemeiner, *befriedigender*, in unmittelbarer und engster Verbindung mit dem Höhepunkt der geschlechtlichen Vereinigung stehender Entspannung Ausdruck verleiht. Da aber »Entspannung« mehr mit Molls »Detumeszenz« übereinstimmt, werde ich das Wort ebenfalls beibehalten und die beiden von mir genannten Ausdrucksweisen durcheinander gebrauchen.

Die Auffassung von Hermann Rohleder (in »Das gesamte Geschlechtsleben des Menschen«) und andern, die noch eine dritte (eigentlich eine erste oder zweite) Komponente, den Tumeszenztrieb, annehmen, muß ich ablehnen, weil ich diesen nicht als selbständig anerkennen kann. Denn die wachsende Spannung ist bis zum Anfang des Coitus Begleit- und Folgeerscheinung des Annäherungstriebes. Von da an bis zum Orgasmus – der zu gleicher Zeit Gipfel des Aktes und Anfang der Entspannung, also Befriedigung in doppeltem Sinne ist – stellt aber die Spannungstendenz, wenngleich sie immer weiter steigt und schließlich maximal wird, doch auch dann noch stets keinen Trieb an sich dar, sondern ist Mittel zum Zweck, das heißt, um zu der angestrebten Befriedigung zu gelangen – anders gesagt: sie gehört (vom Beginn des Coitus an) zum Geschlechtsbefriedigungstrieb.

Obwohl der Entspannungstrieb in bedeutendem Maße sowohl von äußeren Reizen wie von seelischen Impulsen abhängig ist, steht er doch stark unter dem unmittelbaren Einfluß des jeweiligen Zustandes in den Geschlechtsorganen. Dies gilt vor allem für den Mann, bei dem diese Entspannung gelegentlich aus einer reinen Entleerung aufgespeicherter Samenflüssigkeit bestehen kann.

In der Tierreihe besteht auch bei den weiblichen Wesen eine weitgehende Abhängigkeit zwischen Entleerung der Eierstöcke und Entspannungstrieb. Am stärksten ausgeprägt ist sie bei den Fischen vorhanden. Bei den höheren Tieren läßt sich ein Zusammenhang zwischen diesem Teil des Geschlechtstriebes und der Ovulation in Form der Brunsterscheinungen deutlich erkennen. Im Laufe der Entwick-

---

[5] Tumescere (lateinisch) = schwellen; Detumeszenz = Abnahme einer Schwellung; detumescere und detumescentia sind neu-lateinische Bildungen.

lung des »Homo sapiens« aber haben sich der Geschlechtsbefriedigungstrieb des Weibes und die Ausstoßung der Eizellen mehr und mehr voneinander losgemacht. Dennoch – so vollständig, wie gewöhnlich angenommen wird, ist diese Trennung auch bei der jetzigen Frau doch nicht.

Wiederholen wir kurz und schematisierend das Gesagte, dann sehen wir, *daß der Geschlechtstrieb (Geschlechtsbetätigungstrieb) im Grunde genommen von der Absonderungstätigkeit der Keimdrüse abhängig ist, deren innere Sekretion seine erste Komponente, den Annäherungstrieb, beherrscht, während ihre Absonderung nach außen seinen zweiten Bestandteil, den Entspannungstrieb (Geschlechtsbefriedigungstrieb), regiert.* (Ein Ausspruch, der in dieser scharfen Zusammenfassung selbstverständlich cum grano salis zu genießen ist.)

Um den zum Annäherungstrieb verdichteten Geschlechtstrieb kristallisieren sich allerlei Gefühle und Gedanken; es bildet sich der seelische Komplex der *indifferenzierten Liebe*.

Es ist jedoch nicht mehr als ein Entwicklungsstadium im Geschlechtsleben des einzelnen Menschen. Über kurz oder lang systematisieren sich die Liebesgefühle. Während sich der seelische Komplex immer weiter ausbreitet, stets neue Gedankengruppen mit einbezieht, bis er schließlich einen übergroßen Teil der psychischen Vorstellungen in seinem Banne hält, werden die Assoziationen mehr und mehr beständig, und ihr Strom schlägt eine bestimmte Richtung ein. Der Gegenstand der Liebe, anfangs nur im Halbtraum gewahrt, nimmt festere, persönlichere Form an: Die Idealgestalt der (des) zu Liebenden wird vom Geist modelliert.

Bald begegnet er ihr, einem Menschen von Fleisch und Blut. Was diesem an Ähnlichkeit mit dem Ideal fehlt, dichtet er ihm in seinem Liebesdrang willig an.

Eine erste, schüchterne, verstohlene Werbung, ein Wort, ein erwiderter Blick –, die Flamme schlägt auf, in Freuden *wird die Liebe geboren*.

Der Annäherungstrieb, zur Liebe entwickelt, hat von nun an Gelegenheit, sich immer weiter zu entfalten. Er grünt, er wächst –, bis die gänzliche Vereinigung der Liebenden erreicht wird.

In *dem* Augenblick, da Geliebter und Geliebte ihre Ergänzung ineinander erreichen, finden auch Annäherungstrieb und Befriedigungssehnsucht einander wieder und verschmelzen von neuem zu *einem,* nunmehr höheren, Ganzen. – Die Liebe ist ausgewachsen – jetzt, erst jetzt kann sie blühen.

Wenn ich auch zugebe, daß Gefühlskomplexe, denen man wegen ihrer Fülle, ihrer Tiefe, ihrer Beharrlichkeit doch wirklich den Namen Liebe nicht vorenthalten darf, sich in Ausnahmefällen mehr als einem Objekte zu gleicher Zeit zuwenden können, so halte ich doch das wesentlich *monogame*[6] Gepräge einer voll entwickelten Liebe, wie der vorhin angedeuteten, über alle Zweifel erhaben. Solange der Mensch mit Seele und Sinnen inbrünstig liebt, ist sein Geist dermaßen von den Gedanken an sein Liebesobjekt eingenommen, daß er im Wesen monogam bleibt, selbst auch dann, wenn Gewohnheiten (von Religion oder Rasse), Zwangs- oder Notlage ihn gelegentlich zum Geschlechtsakt mit einer andern als der geliebten Person bringen.

Anders, wenn der Geschlechtstrieb sich nicht völlig zur Liebe ausbildet oder diese hohe Entwicklung wieder verliert. Dann zeigt sich beim Menschen, besonders beim Manne, seine ursprüngliche, entschieden polygame Veranlagung.

Die Ehe ist die Dauergestalt der monogamen Liebesverbindung.

Als solche bedeutet sie eine weitere Evolution, auch in dem Sinne, daß sie einer Entwicklung der ab origine egoistischen Triebe zum bewußten, weitgehenden Altruismus den denkbar größten Vorschub leistet.

---

[6] Wir müssen uns hier, der Klarheit halber, über Worte verständigen. Monogam ist in der Völkerkunde das Adjectivum für diejenige Person, welche im Leben nur *eine* Ehe eingeht, also nach dem Tode des Gatten (der Gattin) sich nicht wieder verheiratet. Das Wort gilt für Männer und Frauen. Polygam heißt sowohl der Mensch, welcher mehrere Ehen nacheinander (d. h. nach Lösung der ersten) schließt, wie der Mann, der mehrere Frauen zu gleicher Zeit hat. Die Frau, die mit mehreren Männern zusammen in Ehe lebt, kann auch mit dem Wort polygam bezeichnet werden; meistens nennt man sie polyander (das männliche Äquivalent polygyn ist weniger gebräuchlich).

Es herrscht also eine gewisse Ungleichmäßigkeit in den Bezeichnungen. Die Undeutlichkeit wird noch größer, weil der Sprachgebrauch bei der Anwendung der Bezeichnungen monogam und polygam im täglichen Leben (im Gegensatz zu ihrem Gebrauch in der Völkerkunde) den Begriff der »Ehe« hat fallenlassen und an ihrer Statt nur die »geschlechtlichen Verbindungen« meint. Ich möchte mit meinen Lesern übereinkommen, monogam und polygam gleichmäßig auf Männer und Frauen anzuwenden, und diese Worte nur so zu verstehen, daß es um eine oder mehrere geschlechtliche Verbindungen in demselben, nicht zu knapp bemessenen Zeitraum geht.

In der Weise betrachtet, begehen die Liebenden mit der Eheschließung eine heilige Handlung, nicht allein im kirchlichen Sinne. –
Denn sie geloben sich das Höchste, das Schönste, aber auch das
Schwerste, was Mann und Weib sich geloben können: für ihr ganzes
Leben die Ströme ihrer Liebesgefühle eingedämmt zu halten und sie
stets in dieselbe Richtung zu leiten; und lange, lange Jahre, immer
und immer wieder, füreinander das Beste übrig zu haben, was je
Gatte und Gattin, was je Mensch und Mensch sich zu spenden vermögen.

Die Liebe, die mit der Vollziehung der Ehe[7] sowohl zur vollen Entwicklung wie zur höheren Evolution gelangt ist, kann in dieser
Form den beiden Beteiligten *dauerndes* Glück schenken.

Wie bald aber können die schönsten Gefühle dahinwelken – wie
oft die heiligsten Vorsätze versagen! Das Schlimmste an der Sache
ist, daß, sobald die Anziehung erlischt, die Abstoßung der Geschlechter sich geltend macht.

An dem Bestehen einer solchen ist, wenigstens beim Menschen,
nicht zu zweifeln. Sie kommt überall zum Vorschein, wo der Annäherungstrieb seine Wirkung verliert, um so kräftiger, je stärker
vorher die Anziehung war. Sie kann sich zur Feindseligkeit, zum
Haß sogar steigern. Für die Ehe ist sie um so gefährlicher, als der
Mensch sich ihrer im allgemeinen – wenigstens in ihren leichteren
Stadien – nicht bewußt ist.

In diesem Kampf zwischen instinktiver geschlechtlicher Abstoßung und triebhafter sexueller Anziehung gibt es neben der Hilfe
der – in allererster Linie mit in Betracht kommenden – zur höchsten
Potenz entwickelten rein seelischen Gefühle nur *ein* Mittel zur Rettung der Ehe. Das ist die rechtzeitige Verstärkung der sexuellen An-
ziehungskräfte, so daß die entgegengesetzten überhaupt nicht in die
Lage kommen, sich zu offenbaren.

Der Inkongruenz der geschlechtlichen Wünsche und Neigungen
muß vorgebeugt oder abgeholfen, die Evolution der Triebe bei den

---

[7] Das Vollziehen der Ehe (matrimonium consumere) ist wohl zu unterscheiden
von dem Schließen der Ehe (matrimonium contrahere). Das geht so weit, daß
die Religionen und Staaten, welche eine Ehescheidung nicht kennen, die Möglichkeit einer Ehelösung – durch Ungültigkeitserklärung – offenlassen für diejenigen Fälle, wo es sich nachweisen läßt, daß die Ehe zwar nach den Gesetzen
von Kirche und Staat geschlossen, aber nicht körperlich (d. h. durch den ersten
Coitus) vollzogen worden ist.

zwei Beteiligten zu gleicher Höhe durchgeführt werden, besonders müssen Rückschläge vermieden werden.

Das alles ist möglich – wenn auch nicht leicht! Es ist erreichbar, wenn die Liebeswerbung sich immer von neuem frisch gestaltet.

Es wird erreicht, wenn sich die liebenden Gatten ein unablässiges sexuelles Entgegenkommen zeigen. Es wird erreicht durch beiderseitige geschlechtliche Anpassung und Erziehung; durch wechselseitiges Verführertum im altruistischen Sinne; durch Ausbildung der Technik der gegenseitigen Geschlechtsbefriedigung, weit über das in der jetzigen Ehe noch häufig Übliche hinaus.

Kurz: es wird erreicht in und durch die *Hoch-Ehe*.

2. Geschlechtsgefühle und äußere Reize

Wie die »inneren Reize« in somatische (Sekretionswirkung; Anfüllung von bestimmten Körperhöhlen und Ausfuhrgängen, von Blutgefäßen) und seelische (Vorstellungen, Erinnerungsbilder, Phantasien) unterschieden werden können, so lassen sich auch in den »äußeren Reizen« solche erkennen, die vorwiegend körperlicher Natur sind, und andere, welche hauptsächlich dem psychischen Gebiet angehören. Ebensowenig aber wie eine derartige Unterscheidung der verschiedenen inneren Reize durchführbar ist, weil diese sich gegenseitig stark beeinflussen, sind die beiden Arten von äußeren Reizen genau auseinander zu halten. Können doch schon die, welche rein psychischer Natur sind, nicht anders als durch Vermittlung unserer Sinnesorgane zu uns kommen.

Dennoch ist es zweckmäßig, sie, soweit es angeht, gesondert zu betrachten.

Fangen wir mit den *seelischen Eindrücken* an, die geeignet sind, auf die Sexualsphäre einzuwirken, so sehen wir, daß alle Naturereignisse, welche Veranlassung zu Angst und Furcht geben, erregend auf die Geschlechtsgefühle einwirken können. Das ist teilweise zu erklären durch den Wunsch, sich in Gefahr einem Mitgefährdeten, womöglich einem Stärkeren, anzuschließen – ein Wunsch, der die Frau dazu treibt, Schutz bei dem Manne zu suchen, während der Mann seinerseits den Drang hat, die Schwächere, die Frau, zu beschützen –, aus welchen Gefühlen dann alsbald eine Reizung des Geschlechtsannäherungstriebs resultiert.

Die Erklärung dieser Erscheinung liegt jedoch zweifelsohne nicht allein dort; denn auch ohne Möglichkeit der Beteiligung des Schutzfaktors können Angst verursachende Naturereignisse geschlechtlich erregend einwirken, was sich bisweilen bei Masturbanten deutlich kennbar macht.

Ob sich dabei auch unbekannte Einflüsse rein physikalischer Art, infolge von atmosphärischen Störungen, zum Beispiel durch Einwirkung auf die Gehirntätigkeit, geltend machen, läßt sich nicht sagen.

Immerhin, Furcht und Kummer vermögen in sexueller Hinsicht zu reizen. Dabei gibt es selbstverständlich wieder verschiedene Momente: die Neigung, Trost zu suchen oder zu spenden, das geteilte Leid, das zwei Menschen einander näher bringt, der unbewußte Versuch, die Gedanken von dem Kummer abzulenken. Dennoch ist gewiß auch ein *wesentlicher* Bestandteil in dieser Verbindung von Kummer und geschlechtlicher Erregung enthalten, was jeder, der auf solche Fragen achtet, gelegentlich bei sich selbst und bei anderen beobachten mag. Eine Erklärung dieser Erscheinung wird wohl damit zusammenhängen müssen, daß Störungen des seelischen Gleichgewichts imstande sind, die gewöhnlichen Hemmungen zu beeinträchtigen, und dadurch den Urtrieben Gelegenheit bieten, sich in stärkerem Maße als sonst geltend zu machen.

Andererseits wirken Eindrücke, welche Angst, Furcht und Kummer zuwege bringen, wenn diese Affekte nur intensiv genug sind, stark dämpfend auf schon bestehende geschlechtliche Erregung ein, oder sie können unmöglich machen, daß eine solche, selbst unter Einfluß von kräftigen örtlichen Reizen, zustande kommt. So kann es geschehen, daß eine sonst normal empfindende Frau unter dem hemmenden Einfluß solcher Eindrücke (z. B. aus Furcht vor Schwangerschaft) bei dem Coitus nicht zur Befriedigung gelangen kann, oder bei einem Manne eine schon bestehende Erektion sich verliert.

Das haben Gemütsbewegungen dieser Art übrigens gemein mit allen andern Empfindungen und mit allen Gedanken, die genügend eindringlich sind, um den Geist von dem Geschlechtsbetätigungstrieb abzulenken. Denn das ist gewiß: Gedanken- und Gefühlskomplexe können die sexuelle Erregbarkeit besonders begünstigen oder beeinträchtigen.

Manchmal kann dies zu Unannehmlichkeiten Veranlassung geben, wie ich es soeben angedeutet habe. – Der vernünftige und nachsichtige Mensch aber macht auch oft zu seinem Nutzen oder zum Glücke seines Liebespartners davon Gebrauch, sei es nun, um seinen

Annäherungstrieb in positiver oder negativer Richtung zu beeinflussen, sei es, um den Ablauf der geschlechtlichen Reaktion zu beschleunigen oder zu verlangsamen.

Ich bin auf die Fragen, welche sich in obigem Zusammenhang auftun, etwas näher eingegangen, um zu zeigen, wie Erregungen und Hemmungen, wie körperliche und geistige Empfindungen, wie äußere und innere psychische Reize in- und durcheinanderlaufen, wie schwer sie oft zu unterscheiden sind, wie sie einander verstärken oder aufheben, mit andern Worten, wie ungeheuer verwickelt diese Dinge liegen. Es würde viel zu weit führen, wenn ich jedesmal auf derartige Zusammenhänge eingehen wollte. Ich werde das also zu vermeiden suchen und die Verhältnisse in möglichst einfacher Weise darlegen. Der Leser aber hat ihrer Kompliziertheit stets eingedenk zu sein – auch in praxi. Wer doch vergißt, daß im Labyrinth der Seele die Wege des Geschlechtslebens wohl zu den am meisten verschlungenen gehören, der setzt sich mancher Täuschung und Enttäuschung aus.

Die Eindrücke, welche von der geistigen Artung eines Menschen ausgehen, können imstande sein, auf die Sexualgefühle des andern Geschlechtes fördernd oder hemmend einzuwirken. Namentlich ist das der Fall, wenn sich ein spezifisch-geschlechtlicher Charakterzug in vorteilhafter Weise zeigt. So erweisen sich zum Beispiel Ritterlichkeit und Mut eines Mannes fördernd, Feigheit hemmend für den Annäherungstrieb eines Weibes. Schamhaftigkeit, Züchtigkeit ziehen den Mann zum Mädchen hin, während ein entgegengesetztes Betragen ihn gewöhnlich eher abstößt. Aber auch ungeschlechtliche geistige Eigenschaften oder Handlungsweisen können in sexueller Hinsicht anziehend wirken. Die Hochachtung, die man für ein bestimmtes Mitglied des andern Geschlechts empfindet, wird nicht selten die Basis für die Liebe. Bewunderung wirkt noch stärker und sogar in doppelter Richtung: der Bewundernde wird angezogen, der Bewunderte aber auch – woraus sich zu gleicher Zeit auf die Rolle schließen läßt, welche die Eitelkeit im Liebesleben spielt.

Neben den psychischen Eindrücken sind es *die von den Sinnesorganen übermittelten Reize,* welche die Geschlechter zueinander hinziehen. Und die Evolution von Annäherungstrieb zu Liebe vollzieht sich durch die Auswahl derjenigen Person des anderen Geschlechtes, von welcher die am meisten geeigneten Eindrücke und Reize ausgehen (»Sexuelle Auswahl« in der Ausdrucksform mancher Autoren).

Auch nach dieser Entwicklung verlieren die hier gemeinten Reize nicht an Bedeutung, sind sie doch zur Erhaltung der Liebe unbedingt notwendig, weil die immer wiederholte und immer zu wiederholende Liebeswerbung nur durch ihre Vermittlung erfolgen kann.

»Lieben heißt Genuß daran finden, ein liebenswürdiges und uns liebendes Objekt zu sehen, zu berühren, mit allen Sinnen, und von so nahebei wie möglich zu fühlen.«[8] Betrachten wir also die verschiedenen Sinne in ihrer Wirkung auf die Liebesgefühle.

Ob dem *Geschmack* eine diesbezügliche Wirkung zugesprochen werden muß, wird überhaupt bezweifelt. Jedenfalls ist sie nicht bedeutend – das gebe ich zu. Auch ist es im allgemeinen oft schwierig, wenn nicht unmöglich, Geschmackseindrücke mit Sicherheit von den begleitenden Geruchsempfindungen (besonders von denen, welche durch den Mund in die hinteren Teile der Nasenhöhle gelangen) zu unterscheiden. Und diese Schwierigkeit ist besonders groß unter den Umständen, die hier vorliegen. Das gebe ich ebenfalls zu.

Nichtsdestoweniger bin ich geneigt, den Geschmackssinn in Beziehung zur Liebe nicht als völlig belanglos zu betrachten. Selbstverständlich denke ich dabei nicht an den bekannten Ausspruch, daß »die Liebe der Männer durch den Magen geht«, und ebensowenig an die Tatsache, daß ein gemeinsam genossenes, gutes Diner, auch wenn es alkoholfrei war, den Annäherungstrieb der beiden Beteiligten oft in sehr wirksamer Weise zur Geltung bringt. Denn der Geschmackssinn hat in diesen Verbindungen keine *direkte* Beziehung zu den Geschlechtsgefühlen.

Vielmehr denke ich an Erfahrungen, die erkennen lassen, wie gewisse Ausscheidungsstoffe – ich nenne zum Beispiel den Speichel – eines sehr geliebten Wesens durch ihren Geschmack auf den Partner eine reizende Wirkung ausüben können. Mitunter mag die dadurch verursachte Erregung sogar ziemlich bedeutend sein, doch hängt

---

[8] »Aimer, c'est avoir du plaisir à voir, toucher, sentir par tous les sens, et d'aussi près, que possible, un objet aimable et qui nous aime. »Stendhal, De l'Amour, Livre I, Chapitre II.

in dieser Hinsicht vieles – um nicht zu sagen alles – mehr noch als von besonderen Eigenschaften der geschmackgebenden Substanz, von der Empfindlichkeit des Wahrnehmenden ab, welche (und das gilt für jede Art von Reizen) sehr ungleich ist, sowohl was die verschiedenen Individuen betrifft, wie wo es sich um denselben Menschen, aber zu verschiedenen Zeitpunkten, unter verschiedenen Lebensumständen, handelt.

Der *Gehörsinn* scheint mir in seinen Beziehungen zu den Geschlechtsgefühlen von vielen Autoren bedeutend unterschätzt zu werden, denn das Tonreich bietet Menschen, die sowohl für Musik wie für Liebesgefühle empfindlich sind, geschlechtliche Reize ersten Ranges. Ein solcher Mensch kann wohl kaum den Orchesterschwall des zweiten Aktes von Wagners »Tristan und Isolde« über sich hinbrausen lassen, ohne dabei sein Geschlechtsgefühl berührt zu wissen; keiner den, leider viel selteneren, Hochgenuß empfinden, Johann Strauß' »Gschichten aus dem Wienerwald« von einem erstklassigen Orchester mit herrlichem Schwung gespielt zu hören, ohne daß der Klangboden seiner Sexualität mitvibrierte.

»Liebesspeise« hat Shakespeare die Musik genannt. Besser kann man ihre erotisierende Wirkung nicht zum Ausdruck bringen.

Einen wesentlichen, manchmal vielleicht sogar den größten Faktor mag dabei der Rhythmus bilden, dem überhaupt in jeder Form eine (von der psychoanalytischen Schule besonders hervorgehobene) primordiale Bedeutung für das Geschlechtsleben zukommt.

Es ist aber nicht nur die Musik, welche imstande ist, die erwähnte Wirkung auszuüben. Stärker, viel stärker oft, wird der Annäherungstrieb gereizt durch Gehörseindrücke, die ein ausgesprochen persönliches Gepräge besitzen, namentlich durch die Stimme.

Die Klangfarbe der Stimme, die Intonation eines einzelnen Wortes – das dabei an sich gar keine Bedeutung zu haben braucht – können in fast unglaublichem Maße als Liebesreiz wirken. Die gänzlich eigene Weise, in der eine Frau »Du« zu sagen versteht, mag genügen, um den Mann zu höchster Liebesäußerung zu bringen oder eine Sehnsucht ins Unerträgliche zu steigern.

Sollte jemand mir sagen: Es geht dabei nicht ausschließlich um Gehörseindrücke; auch die Haltung der Geliebten, ihr Gesichtsausdruck, ihr Blick sind stark mitbeteiligt, so antworte ich ihm: Gewiß, das ist möglich – das ist gewöhnlich sogar sicher der Fall. Es kann aber doch auch ausschließlich der Gehörseindruck sein, welcher wirksam ist. Und als Beweis führe ich an, daß ein derartiger Laut einen ungeschmälerten Effekt haben kann, wenn er durch den Fernsprecher übermittelt wird; und ich weise darauf hin, wie die Erinnerung vorzugsweise solche Eindrücke festhält – ein Zeichen ihrer starken und nachhaltigen Wirkung. Tatsächlich kenne ich Fälle, wo in den Reminiszenzen an eine gestorbene Liebe so ein telephonisch übertragener Wortklang sich an erster Stelle befindet.

Persönliche Eigenschaften sind in den Beziehungen zwischen *Geruchssinn* und Geschlechtsgefühlen von großer Bedeutung. – In zweierlei Richtung, das heißt sowohl was die Aufnahmefähigkeit für Gerüche betrifft wie in Anbetracht der Erzeugung von Riechstoffen, wobei zu bemerken ist, daß im allgemeinen wahrscheinlich bei der Frau beide größer sind als beim Manne, und daß bedeutende Rassenunterschiede bestehen.

Die individuelle Empfänglichkeit für Gerüche schwankt in weiten Grenzen. Es gibt Menschen, die für Gerüche nur wenig empfindlich sind. Viele gibt es sogar, die von der Bedeutung des Geruchssinnes für das Geschlechtsleben keine Ahnung haben und entsprechende Geruchseindrücke jedenfalls nicht bewußt wahrnehmen. In der Liebe entgeht ihnen dadurch ein genußbringender Reiz. Deshalb möchte ich ihnen raten, ihre Aufmerksamkeit in diese Richtung zu lenken, damit sie sich des Genusses bewußt werden, den ihnen die zarten Wohlgerüche, die dem geliebten Körper entsteigen, bereiten können.

Es gibt aber auch Menschen, die einen viel besser entwickelten Geruchssinn haben. Die Gelehrten haben sie in eine eigens dazu geschaffene Kategorie, den »olfaktorischen Typus«, eingereiht; sie stehen in dieser Hinsicht den primitiven Menschen und deren Urahnen näher, bei denen der Geruchssinn in geschlechtlicher Beziehung eine vorwiegende, dem Gesichtssinne übergeordnete Bedeutung hat.

Ebenso verschieden wie sie sich in der Aufnahmefähigkeit für Gerüche zeigen, sind die Menschen in der Erzeugung von eigenen Riechstoffen.

Es versteht sich, daß unter diesen Namen nicht die Beigerüche verstanden werden können, welche durch Unreinlichkeit von Körper oder Kleidern, durch Austreten von Darmgasen, durch Verderbung der Atmungsluft infolge Aufnahme gewisser Speisen

(Knoblauch!) entstehen, und alle eine ausgesprochen Ekel erregende und deshalb den Geschlechtsannäherungstrieb stark in negativem Sinne beeinflussende Wirkung haben, also insofern besonders wichtig sind.

Noch wichtiger, weil noch stärker abstoßend, sind die schlechten Gerüche, welche zu gewissen Krankheitszuständen gehören. Am schlimmsten wirken wohl die, welche sich der Ausatmungsluft beimischen, weil sie sich nicht verbergen lassen. Ein »schlechter Magen«, kariöse Zähne, Nasenkrankheiten können dadurch fatal werden.

Von dem Grade der sexuellen Abstoßung in derartigen Fällen legt der Islam Zeugnis ab. Ist doch bei den Mohammedanern als einer der vier Gründe, welche der Frau Anrecht auf Ehescheidung verleihen, angegeben: »Wenn der Mann mit übelriechendem Atem behaftet ist, beziehungsweise an Ozaena (griechisch = Stinknase) leidet.«[9]

Wie sehr jedermann seinen eigenen, für ihn charakteristischen Geruch hat, kann man an dem Verhalten des ersten besten guten Hundes beobachten. Er erkennt an dem Geruch seinen Herrn aus allen andern Menschen heraus und folgt seiner Spur, auch wenn sie keinen sichtbaren Eindruck hinterlassen hat, ohne Zögern, ohne Fehler.

Auch Menschen haben die Fähigkeit, diese Eigengerüche zu empfinden. Wir Abendländischen zwar viel weniger als die Orientalen und Südländischen. Aber dennoch – ist nicht der aus der ganzen Haut, aus den Haaren des geliebten Wesens aufsteigende Eigenduft eine Quelle der Wonne? Versucht nicht der Liebende den ganz eigentümlichen, ihn völlig entzückenden Wohlgeruch des Atems der Geliebten immer von neuem zu aspirieren? »Was ist ein Kuß?« fragt ein in der Liebe sehr Erfahrener[10]. »Ist es vielleicht nicht das heiße Verlangen, einen Teil des Wesens, das man liebt, einzuatmen?«

Die erwähnten Düfte erhalten, weil sie sehr schwach und zart sind, erst dann ihren Wert, wenn schon ein erheblicher Grad von Annäherung besteht. *Dem Geruch des Schweißes,* der oft schon bei

---

[9] Aus Dr. med. Hussein Himmet, Geschlechtskrankheiten und Ehe im Islam; München 1917

[10] Giacomo Casanova, La Filosofia dell'Amore: »Che cos'è un bacio? Non è forse il desiderio ardente di aspirare una porzione dell'essere che si ama?«

den ersten Versuchen des Annäherungstriebes wahrgenommen werden kann, kommt für den Erfolg dieser Versuche nicht selten eine ausschlaggebende Bedeutung zu. ›

Auch er hat einen stark persönlichen Einschlag. Außerdem ist er viel kräftiger als die vorhin erwähnten Gerüche. Und da er besonders in den Achselhöhlen erzeugt wird – diesen aber bei Frauen, namentlich in leichten Kleidern und erst recht in der Bewegung und der nahen Berührung des Tanzens, die bestmögliche Gelegenheit geboten wird, ihn auszusenden –, so läßt sich leicht verstehen, wie bedeutungsvoll er werden kann. Um so mehr, wo es gerade hier um einen Eindruck geht, der geeignet ist, gegebenenfalls sexuelle Antipathie hervorzurufen.

Bei nicht wenigen Frauen und Mädchen produzieren die Achselhöhlen eine Ausdünstung, welche gewiß nicht gerade anziehend wirkt. Das Verhängnisvolle ist oft noch dazu, daß die Frauen es nicht wissen, weil der Geruch ihnen selbst nicht zum Bewußtsein kommt. Die Inserate für Desodorantien in unsern Zeitschriften schlagen großes Kapital aus dieser Tatsache!

In relativ seltenen Fällen ist die Eigenart der Schweißsekretion so beschaffen, daß sie ohne weiteres anziehend wirkt. Öfter aber wird der Geruch anfänglich eher leicht abstoßender oder indifferenter Natur sein, während er bestimmt erregend wirkt, wenn der Annäherungstrieb schon mit andern Mitteln über eine gewisse Reizschwelle hinausgekommen ist.

Wie sehr in diesen Dingen nicht nur die Eigenart des Produzenten, sondern auch die des Konsumenten mitspielt, zeigte sich mir wieder einmal, als mich vor kurzem zwei junge Freunde besuchten. Das Gespräch kam auf ein gewisses Mädchen. Da sagte der eine junge Mann leichthin und bestimmt, ohne sich der eigentlichen Bedeutung seines Empfindens bewußt zu sein: »Ach nein, ich tanze nicht gerne mit ihr; sie ist wohl nett, aber sie riecht so schlecht.« Worauf der andere, gleichen Alters, ebenso naiv wie sein Freund: »Meinst du wirklich? Das verstehe ich nicht. Ich finde gerade den Geruch, der von ihr ausgeht, angenehm.«

Als Beispiel für die Feinheit des Geruchssinnes mancher Menschen sowie für die Veränderlichkeit der von einer und derselben Person ausstrahlenden Riechstoffe diene folgendes: Ich habe ein siebzehnjähriges Mädchen in Behandlung gehabt, das oft leichte Temperaturerhöhung zeigte. Sooft diese auftrat, erkannte ihre

31

Mutter das »Fieber« an dem Geruch, der ihr schon in einiger Entfernung an ihrer Tochter auffiel. Und obwohl niemand sonst den veränderten Geruch wahrnahm, konnte die »Diagnose« immer durch das Thermometer bestätigt werden.

Noch ein weiteres Beispiel ist so interessant, daß es hier erwähnt sei: Eine mir bekannte junge Frau riecht an der Hautausdünstung ihres Gatten (starker Raucher) seine jeweilige psychische Lage. Sie bezeichnet den von ihm ausstrahlenden Geruch als süß und frisch bei guter Stimmung, scharf bei Ermüdung, überaus scharf bei Ärger und großen Erregungen, im allgemeinen als immer stärker werdend, je mehr das seelische Gleichgewicht gestört ist.

Ein anderer wichtiger Grund, der im Gegensatz zu den oben besprochenen absolut geschlechtsspezifisch ist, kommt nur dem weiblichen Geschlechte zu, und diesem nur in bestimmten Zeitabschnitten. Ich meine den zur Menstruation gehörigen Geruch. Er ist in erster Linie an die monatlichen Genitalausscheidungen gebunden und hat charakteristische Eigenschaften, die zwar allen Frauen gemeinsam sind, aber dennoch so in Nuance, Intensität und individuellen Eigentümlichkeiten wechseln können, daß ein bestimmtes persönliches Gepräge daraus hervorgeht oder jedenfalls hervorgehen kann. Es muß aber streng unterschieden werden von gelegentlichen Beigerüchen, die bei Mangel an persönlicher Sauberkeit entstehen und äußerst abstoßend wirken. Nun ist es selbstverständlich, daß der ganze Geruch durch die Kleider, und besonders durch häufiges Wäschewechseln, stark verdeckt wird. Nichtsdestoweniger ist er, besonders für Beobachter vom olfaktorischen Typus, wahrnehmbar, und zwar nicht nur als Geruch der genitalen Absonderungsstoffe, sondern bei vielen Frauen auch an den andern, oben erwähnten Ausscheidungen, namentlich an Schweiß und Ausatmungsluft, wo er sogar am stärksten seine persönliche Tönung erhält.

Auch den menstruellen Geruch kann man, wie den des Schweißes, in seiner Wirkung auf den Annäherungstrieb einteilen in abstoßend, anziehend und bedingt anziehend (d. h. ohne Vorbereitung leicht abstoßend, aber anziehend, mitunter stark anziehend, wenn schon ein gewisser Grad von Reizung besteht, die hier allerdings schon erheblich vorgeschritten sein muß). Die zweite Gruppe ist wohl sehr klein, die dritte größer als man denken würde; die erste Gruppe, die durch diesen Geruch abgestoßen wird, überwiegt bei weitem.

Der Geruch der Genitalien ist beim Weibe wie beim Manne geschlechtsspezifisch. Auch er hat ein persönliches Gepräge, in Nuance und Intensität. Mit der Einschränkung, daß diese nicht zu stark sein darf – was in der Regel auch nicht der Fall ist –, kann man sagen, daß der normale Genitalgeruch einen sexuell anregenden Einfluß auf den normal empfindenden Menschen des andern Geschlechtes ausübt. Dieser Einfluß kann aber bei unsern Lebensgewohnheiten erst zur Geltung kommen, wenn die sexuelle Intimität zwischen zwei Liebenden schon weit vorgeschritten ist.

Sobald der natürliche Geruch auch nur einigermaßen durch eine Beimischung infolge von Unreinlichkeit oder von abnormen Absonderungen verdorben wird, wirkt er sofort in entgegengesetzter Richtung und erzeugt ausgesprochene geschlechtliche Antipathie.

Der Genitalgeruch ist bei Frauen deutlicher ausgeprägt als bei Männern. Besonders unter Einfluß der erhöhten Bereitschaft zum Coitus, welche sich in einer verstärkten Absonderung der in den äußeren Geschlechtsorganen mündenden Drüsen kundgibt, steigert er sich – ebenso wie das übrigens bei einem gewissen Prozentsatz der Frauen mit dem Geruch der ganzen Ausdünstung, dem Eigengeruch, der Fall zu sein scheint – und kann den bestimmten Charakter eines spezifischen Reiz- und Lockmittels annehmen.

Zu den gattungsmäßigen Geschlechtsgerüchen gehört selbstverständlich der des männlichen Samens.

Auch ihm sind bestimmte Abtönungen eigen. Da begegnen wir zuallererst wieder Unterschieden bei den verschiedenen Rassen: das Sperma der Orientalen riecht zum Beispiel stärker, schärfer als das der Weißhäutigen. Das Sperma des gesunden westeuropäischen Jünglings riecht frisch, das des Mannes mehr durchdringend.

Der Spermageruch desselben Mannes soll, wie ich glaubwürdigen Mitteilungen entnehme, unter verschiedenen Umständen sehr verschieden sein. Nach physischen Erregungen riecht das Sperma mehr ätzend, nach körperlichen Anstrengungen eher würzig, bei rasch wiederholtem Coitus wird der Geruch flauer, aber schlechter. Ich hörte ihn als im großen und ganzen parallel laufend mit dem allgemeinen Ausdünstungsgeruch beschrieben, wobei die Bezeichnung der Nuancen sich bei mehreren Frauen sogar in auffallender Weise deckt.

Daß der Geruch des Samens bedeutenden individuellen Schwankungen unterliegt, muß nach dem oben Gesagten als wahrscheinlich angenommen werden. Merkwürdigerweise findet der Arzt, der im Laboratorium oft Spermauntersuchungen vorzunehmen hat, diese Voraussetzungen nur in sehr bedingtem Maße, und fast ausschließlich was die Intensität betrifft bestätigt. Das mag einerseits damit zusammenhängen, daß er bei derartigen Untersuchungen sein Riechorgan nach Möglichkeit ausschaltet, weil diese Geruchsempfindung ihm mehr oder weniger Ekel bereitet. Andererseits liegt die Ursache daran, daß der charakteristische Spermageruch sich durch die Einwirkung der Luft und überhaupt durch den Verbleib außerhalb der männlichen Geschlechtsorgane (solange es sich noch *in* diesen Organen befindet, riecht Sperma wenig oder gar nicht) derartig verstärkt, daß die individuellen Unterschiede verlorengehen.

Indessen sind erfahrene Frauen über das Bestehen solcher Unterschiede keinen Augenblick im Zweifel. Ebensowenig über ihre Bedeutung: Ich kenne eine sehr begabte und fein veranlagte Frau, welche einem Liebesverhältnis ein jähes Ende setzte, als es sich nach dem ersten Coitus herausstellte, daß sie den Eigengeruch des Spermas dieses Mannes nicht ausstehen konnte.

Was im allgemeinen die Wirkung des Samengeruches auf die Geschlechtsgefühle betrifft, so läßt sich sagen, daß er auf Frauen eine anregende, auf Männer eine abstoßende Wirkung ausübt. Doch sind die sich aufdrängenden Gedankenassoziationen dabei von so außerordentlicher Wichtigkeit, daß sie den primären Eindruck oft völlig verdecken. So löst der Geruch des eigenen Spermas bei den meisten Männern kein Gefühl des Widerwillens aus, der des fremden Samens dagegen eine entschiedene Ekelempfindung.

Einer Frau bereitet der Geruch des Samens des geliebten Mannes Wonne und (neue) Erregung, während der einem ungeliebten Gatten entstammende Ekel erzeugt.

Von dem in der Scheide deponierten Sperma fließt gewöhnlich ein beträchtlicher Teil bald wieder ab. Der in der Scheide zurückbleibende Rest verliert seinen typischen ursprünglichen Geruch innerhalb kurzer Zeit. Dagegen erhält die in der Vagina sich bildende Mischung von männlichen und weiblichen Sekreten einen (schwächeren) eigentümlichen Geruch, der sich in seiner Eigenart durch den Erfahrenen leicht als solcher erkennen läßt und für den Beobachter vom olfaktorischen Typus schon an Kleidern und Wäsche wahrnehmbar sein kann.

Er hat auf beide Geschlechter eine anregende Einwirkung, mit dem Einwand, daß auch hier wieder die Gedankenassoziationen, die sich an seine Wahrnehmungen knüpfen – besonders wenn sie sich auf die Herkunft der Komponenten beziehen –, den ursprünglichen Eindruck in ausschlaggebender Weise zu beeinflussen vermögen.

Überblicken wir das Gesagte, so sehen wir, daß der Geruchssinn auch bei den Kulturmenschen zu den Geschlechtsgefühlen in wichtiger Beziehung steht. Im allgemeinen wirken sexuelle und auch stärkere persönliche Gerüche auf Gebildete bei den ersten Annäherungsversuchen eher in negativem Sinne ein – erzeugen oder verstärken eine sexuelle Antipathie. Sind aber schon gewisse Stufen der Annäherung überschritten, so können sie fördernd eingreifen, bei bestehender sexueller Erregung diese sogar sehr verstärken. Immerhin kann auch eine weit vorgeschrittene geschlechtliche Werbung noch gehemmt werden durch anomale Gerüche, besonders wenn diese Unreinlichkeit verraten.

Unter diesen Umständen ist es leicht verständlich, daß der Mensch schon von altersher seine Zuflucht zu natürlichen oder künstlich hergestellten Riechstoffen genommen hat, um die eigenen zu verbergen oder zu verstärken.

Parfümerie und Geschlechtsgefühle ... das Thema ist groß und wichtig genug für eine eigene Abhandlung. Es würde mich reizen, sie zu schreiben. Die Frage ist aber noch nicht reif; man könnte in mancherlei Hinsichten nicht über Allgemeinheiten hinauskommen. Und so würde nur ein Buch entstehen wie die zahllosen andern, welche immerfort über die Liebe und alle ihre Gebiete geschrieben werden in einem Geiste – in dem ich den Gegenstand nicht behandeln möchte.

Der Gebrauch von wohlriechenden Präparaten verfolgt, physiologisch gedacht, verschiedene Zwecke, die sich in fünf Gruppen unterbringen lassen. Zwei davon (die zusammen eine erste Hauptgruppe bilden) sind allgemeiner Natur, die drei anderen (eine zweite Hauptgruppe) haben einen sexuellen Grundzug.

Die erste Hauptgruppe, welche allgemeinen Zwecken dient, versucht einerseits unangenehme Gerüche der Umgebung durch Übertönung zu verbergen (was die Ausschaltung eines deprimierenden Einflusses bedeutet), andererseits auf das gesamte Nervensystem anregend zu wirken, weil die Wohlgerüche, in angemessener Verdünnung verwendet, nicht nur eine angenehme Geruchsempfindung zuwege bringen, sondern auch einen Reiz auf das zentrale Nervensystem ausüben, der die Aufnahme von sonstigen Eindrükken fördert und die Reaktionsfähigkeit erhöht. In diesem Sinne fehlt auch hier schon die Bedeutung für das Geschlechtliche nicht.

In der zweiten Hauptgruppe sind die Zwecke mehr direkt sexuelle: Übertönung von abstoßenden, Verstärkung von anziehenden persönlichen Gerüchen beziehungsweise deren Vortäuschung. Und neben diesen beiden, in Hauptsache der Erhöhung des Annäherungstriebes des andern dienenden Gruppen, eine weitere, deren Vertreter das eigene Geschlechtsgefühl reizen. Es will mir scheinen, daß es besonders Frauen sind, welche, meistenteils ohne sich dessen bewußt zu werden, mit dem Gebrauch gewisser Parfüme auch diese Absicht verfolgen.

Die rationelle sexuelle Parfümierung (die also den Zwecken der soeben genannten zweiten Hauptgruppe dient) hat über männliche und weibliche Odeurs zu verfügen, das heißt solche, welche den männlichen Eigengerüchen nahestehen, sie hervorheben, fixieren, ergänzen, und dadurch die weibliche Sexualsphäre reizen, und solche, welche, mit den weiblichen Düften harmonierend, die Eigenschaft haben, die männlichen Gefühle zu erregen. Neben diesen Wohlgerüchen sind derartige anzuwenden, welche, als »negativmännliche« und »negativ-weibliche«, imstande wären, unangenehme Eigengerüche männlicher beziehungsweise weiblicher Art zu neutralisieren[11].

Das typische Beispiel eines männlichen Riechstoffes gibt die Natur im Moschus, der ausschließlich von dem männlichen erwachsenen Moschustier durch besondere, in der Nähe der Geschlechtsorgane gelegene Drüsen erzeugt wird, und zwar am meisten und am besten im Frühling, das heißt in der Brunstzeit.

---

[11] Es sind also vier Arten von sexuellen Parfümen (wohlriechende Toilettenartikel inbegriffen), welche ihre Dienste zu leisten haben, wo es gilt, die Zwecke der obengenannten dritten und vierten Gruppe zu erreichen. Für die fünfte der genannten Kategorien (welche Reizung der eigenen Geschlechtsgefühle beabsichtigt) sind keine speziellen Mittel nötig, da die Frau hierzu von den »männlichen«, der Mann von den »weiblichen« Odeurs Gebrauch machen kann. Diese Gruppe bleibt deshalb für die *Herstellung* von sexuellen Parfümen außer Betracht. Die im Text vorgenommene Einteilung war denn auch lediglich dazu bestimmt, die verschiedenen *Zwecke* der Parfümierung auseinanderzuhalten; sie hatte nicht eine solche der wohlriechenden Präparate selbst im Auge.

Noch einen anderen Riechstoff will ich als Beispiel nennen, und zwar einen, der zu den negativ-weiblichen gehört. Ich meine den Lavendel. Schon die Araber des sechzehnten Jahrhunderts kannten diesen Duft als Remedium gegen einen »üblen Geruch der Vulva«. Und der ausgiebige Gebrauch, den unsere Großmütter von den getrockneten, lieblichen blauen Blümchen machten, indem sie diese in ihren Wäscheschränken in Säckchen zwischen die Leibwäsche legten, gibt (die geringere Zahl der Badezimmer und Bidets in diesen Zeiten berücksichtigend) zu denken. Der Lavendelduft hat wirklich diese desodorisierende Eigenschaft, vorausgesetzt, daß der »üble Geruch« nicht zu stark ist, und insbesondere nicht von auffallender Unreinlichkeit oder von krankhaften Absonderungen herrührt. Mit andern Worten: Lavendel zeigt neutralisierende Wirkung gegenüber zu deutlichen Eigengeruch der weiblichen Geschlechtsorgane; wahrscheinlich auch anderen weiblichen Gerüchen gegenüber, was die Vorliebe vieler Frauen für Lavendelbadesalz und Lavendeltoilettenwasser erklärt.

Toilettenartikel müssen – sollen sie die beabsichtigte Wirkung haben – für den bestimmten Zweck zusammengesetzt und richtig angewendet werden. Es gibt heute eine unermeßliche Anzahl solcher Präparate für den Gebrauch durch Männer und Frauen. Jeden Tag kommt ein neues Parfüm oder ein neues Schönheitsmittel auf den Markt; das Angebot ist erdrückend. Es ist deshalb wesentlich, bei jeder Anwendung fremder Gerüche darauf zu achten, daß diese nicht nur unter sich, sondern auch mit den Eigengerüchen der sie gebrauchenden Person harmonieren, daß die Präparate diejenigen Elemente enthalten, welche dem beabsichtigten Zwecke dienlich sind, und keine solchen, die ihre Wirkung aufheben oder einen entgegengesetzten Einfluß ausüben.

Den *Gesichtssinn* brauche ich in seinen Beziehungen zu den Geschlechtsgefühlen nicht so ausführlich zu besprechen wie den Geruchssinn. Während ich über die Wichtigkeit der Gerüche manches zu sagen hatte, was bis jetzt unbekannt oder jedenfalls unbeachtet war, könnte ich über das, was die Augen an sexuellen Reizen vermitteln, im großen und ganzen nur Altbekanntes wiederholen.

Wie groß die Bedeutung des Gesichtssinnes für den Annäherungstrieb ist, brauche ich nicht auseinanderzusetzen. Er bringt (von Ausnahmen abgesehen) die *ersten* Eindrücke zwischen den Geschlechtern hervor. Und diese können entscheidend sein. Glücklicherweise hängt aber nicht *alles* von Gesichtseindrücken ab – denn sonst wären die Aussichten auf die Entstehung und das Fortbestehen einer Liebe nicht allzu günstig.

Im Gegensatz zu dem Geruchssinn und dem Tastsinn, die mit dem Fortschreiten der Annäherung an Bedeutung wachsen, büßt der Gesichtssinn dabei immer mehr an Gewicht ein. Das heißt: Überträgt er auch später noch günstige Eindrücke, so bleibt in ihm ein Vermittler mächtiger Reize erhalten. Gibt es aber nicht viel Reizendes zur Wahrnehmung zu bringen, so läßt sich gerade *dieser* Sinn in oft staunenswerter Weise durch die Gewohnheit, durch den Willen, durch Gedanken ausschalten und sich durch Eindrücke anderer Sinne, besonders durch seelische Einflüsse überflügeln.

Die primären Geschlechtscharaktere, also die Geschlechtsorgane, reizen den erwachsenen Menschen durch ihren Anblick nur relativ wenig. Erst wenn schon ein erheblicher Grad von sexueller Erregung besteht, kann ihre Betrachtung zur weiteren Steigerung beitragen.

Dagegen sind es die sekundären Geschlechtsmerkmale, welche den Annäherungstrieb in bedeutendem Maße erregen.

Vor allem wirken dabei diejenigen körperlichen Eigenschaften mit, die eine möglichst große Befähigung zur Geschlechtsvereinigung und zu dem, was natürlicherweise darauf folgt, erkennen oder vermuten lassen.

Deshalb wird der Mann durch gutgeformte Brüste der Frau angezogen, die Frau durch einen kräftigen Körperbau des Mannes.

Daß bei der Wertung dieser Qualitäten auch das Schönheitsgefühl seine Stimme hören läßt, wird wohl niemand verneinen. Ausschlaggebend sind aber doch die anderen, regelrecht auf die Forderungen des Lebens abzielenden Empfindungen, mögen sie nun zum Bewußtsein durchdringen oder (wie gewöhnlich) nur un- oder unterbewußt bleiben.

Keinen geringeren Einfluß als der Anblick des Körperbaus hat der von Körperbewegungen. Sei es, daß die Bewegungen mit mehr oder weniger erotischen Absichten gemacht werden, wie das teilweise beim Tanz der Fall ist, sei es, daß sie sich in unabsichtlichem Linienspiel zeigen, wie bei dem oft besonders reizvollen, leicht rotierenden Gang des Weibes – ihre große Bedeutung dem Annäherungstrieb gegenüber ist nicht anzuzweifeln.

Schließlich ist auch hier beim Anblick von Körperbewegungen wie bei den Gehörseindrücken die besondere Anregung der Geschlechtsgefühle durch den Rhythmus hervorzuheben.

Die Bekleidung hat nur in den kälteren Regionen den Zweck, die Eigenwärme zu bewahren. In wärmeren Ländern hatte sie ursprünglich keine andere Bestimmung, als den Körper zu schmücken, ihn anziehender zu machen und die Aufmerksamkeit auf bestimmte Teile zu lenken.

Die Kleidung der Männer bei den Kulturvölkern hat der Hauptsache nach immer den Absichten der nördlichen Völker entsprochen, das heißt dem wirklichen Bekleidungsprinzip (Kälteschutz) gedient. Nur hin und wieder findet man in der Geschichte eine Mode, welche offensichtlich den Zweck hatte, die spezifisch männlichen Kennzeichen hervortreten zu lassen, wie es am auffälligsten wohl geschah, als die Geschlechtsorgane in eigens dazu angebrachten Säckchen außerhalb der Trikothosen getragen wurden, so daß sie beim ersten Blick auffallen mußten[12].

Die Männerkleidung der modernen Zeit aber wirkt im allgemeinen nicht geschlechtlich aufdringlich.

Anders die Frauenkleidung, die besonders in den letzten Jahren dem Grundsatz der Südvölker gerecht geworden ist, mit der Kleidung nicht die Bedeckung, sondern ausschließlich die Steigerung der Reize zu beabsichtigen. Von jeher hat sie übrigens, auch wo sie noch gegen Kälte zu schützen suchte, den Hang zu erkennen gegeben, die Körperdrapierung in erster Linie der Demonstration der sekundären Geschlechtsmerkmale dienlich zu machen. Denken wir zum Beispiel an das Dekolleté, an das Korsett, dessen Modell eine Zeitlang seinen Zweck, die Brüste hervorzuheben, in allzu buchstäblich wirksamer Weise erfüllte, wie es auch heute die Büstenhalter tun; an die Wespentaille, welche Brüste und Hüfte stärker zeigen wollte, als sie sein konnten. Erinnern wir uns an die »Tournure« aus den achtziger Jahren des vorigen Jahrhunderts, die anfänglich nur beabsichtigte, die Aufmerksamkeit auf die runden Fettpolster des weiblichen Gesäßes zu lenken, welche, zu den typischen sekundären Geschlechtsmerkmalen der Frau gehörend, gewiß einen wichtigen Reiz bilden, schließlich aber in ihrer maß-

---

[12] Die »Braguettes« – man könnte das Wort besser mit »Höslein« übersetzen als mit »Schamkapsel«, wie es offiziell geschieht – kamen etwa in der Mitte des 15. Jahrhunderts auf, wie man den Nancy-Wandteppichen aus der Zeit Karls des Kühnen entnehmen kann. Sie wurden im Anfang des 16. Jahrhunderts geradezu lächerlich übertrieben. Dürer und seine Zeitgenossen geben sie in Bildern von damaligen Landsknechten wieder.

losen Übertreibung den Damen der besseren europäischen Gesellschaft eine verzweifelte Ähnlichkeit mit Hottentottenweibern[13] gab.

In geschlechtlicher Hinsicht besonders raffiniert zeigt sich die Mode, wenn sie, wie in der Directoirezeit und jetzt, nicht nur möglichst viel unbedeckt läßt, sondern das, was sie verhüllt, durch die Verwendung von sehr leichten, sich an den Körper völlig anschmiegenden Stoffen in Form und Bewegungen so sehen und weiter erraten läßt, daß es stärker erotisierend wirkt, als wenn es gänzlich entblößt wäre – eine Erkenntnis, von der das Weib seit uralten Zeiten in der Form von Verschleierung, Schleiertänzen usw. dankbar Gebrauch gemacht hat.

Die wichtigsten sexuellen Eindrücke, die das Auge empfangen kann, gehen aus – vom Auge.

Man hat den Blick in den Liebesgeschichten so arg mißbraucht, daß man endlich gar keine Rücksicht mehr auf ihn nahm. Kaum wagt man jetzt zu sagen, daß zwei Wesen einander liebten, weil sie einander ansahen. Doch kommt die Liebe nur so und einzig so. Das übrige ist eben das übrige und erscheint später. Nichts ist so wahr als die gewaltigen Erschütterungen, welche zwei Seelen einander mitteilen, wenn sie diesen Funken gegeneinander austauschen[14].

Wie – das heißt durch welche Kombinationen von minimalen Muskelwirkungen – man Blicke wechselt, wie man liebäugelt, wie man »Augen macht«, läßt sich ebenso schwer analysieren, wie es leicht ist, die Bedeutung dieser Bewegungskombination und ihren Zweck zu erkennen.

Das alte »In den Augen liegt das Herz, in den Augen mußt du lesen« ist wohl am allermeisten anwendbar in Liebesangelegenheiten. Und die Eindrücke, die Augen von Augen empfangen, lassen nicht ab, ihre Rolle zu spielen vom ersten schüchternen Blick der Annähernden bis zum beseligt-dankbaren der Befriedigten.

Weit weniger wichtig für die Geschlechtsgefühle als die Eindrücke persönlicher Herkunft sind diejenigen, welche der Gesichtssinn von

---

[13] Für welche die Steatopygie (der enorme »Fettsteiß«) ein Charakteristikum ist, das von ihren männlichen Stammesgenossen als besondere Schönheit geschätzt wird.

[14] Victor Hugo, zitiert aus Rudolf Krauß »Die Frau« (Hoffmann, Stuttgart)

40

der unpersönlichen Außenwelt erhält. Was von Geschriebenem, Gedrucktem, Photographiertem, Gezeichnetem, Gemaltem, Geformtem uns Eindrücke persönlicher Art übermittelt, darf selbstverständlich nicht hierzu gerechnet werden; es wirkt nur durch Zwischenschaltung der Vorstellung des Persönlichen.

Aber das völlig Unpersönliche kann doch bestimmt auch geschlechtlich wirken. Die Zahl der gesundfühlenden Menschen, welche durch den Anblick einer schönen Landschaft sexuell erregt werden, ist nicht klein. Weniger groß ist die der Normalen, für welche derartige Reize ausgehen von Farben, von Linien. Doch sind sie zweifelsohne da.

Der *Tastsinn* ist für die Geschlechtsgefühle wohl der wichtigste aller Sinne.

Er hat seinen Sitz in der ganzen Haut und in den der Haut naheliegenden Partien der Schleimhäute, doch sind lange nicht alle Hautstellen in dieser Hinsicht gleichwertig.

Für unsere Besprechung empfiehlt es sich, die von den Nervenendigungen der Paarungsorgane aufgenommenen Reize von denen, die der eigentliche Tastsinn übermittelt, zu trennen, um erst später an sie heranzugehen, und weiter, ein aktives und ein passives Tastgefühl zu unterscheiden.

Als aktiv wollen wir dann denjenigen Gefühlssinn betrachten, welcher die Eindrücke aufnimmt, die bei Betastung eines Gegenstandes in den betastenden Körperteilen entstehen. Als solche kommen dabei nur die Hände, besonders die Finger, und von diesen wieder die Spitzen, sowie die Zungenspitze in Betracht, während den Fußsohlen und den Zehen, auch bei Barfußgehenden, nur eine ganz untergeordnete Bedeutung in dieser Hinsicht zukommt.

Den Lippen muß eine Mittelstellung eingeräumt werden, da bei ihnen aktives und passives Tastgefühl als gleich wichtig zu erachten sind und bei ihrer bedeutendsten sexuellen Funktion (von ihrer Mitwirkung beim Sprechen abgesehen) beide Arten des Fühlens zusammen und in gleichwertiger Weise zur Geltung gelangen. Von dieser Funktion aber, von dem Kusse, wollen wir in einem späteren Abschnitt reden.

Das passive Tastgefühl, das Gefühl, das die betasteten Stellen des Körpers übermitteln, hat seinen Sitz in allen übrigen Teilen der Haut und in den angrenzenden Teilen der Schleimhäute. Außerdem können in unter der Haut gelegenen Schichten und Organen bei gewisser Intensität der Betastung Gefühlseindrücke entstehen, die mit den hier besprochenen verwandt und verbunden sind.

Was die Beziehung des passiven Tastgefühls zur Sexualsphäre anbetrifft, so läßt sich sagen, daß – eine günstige psychische Einstellung vorausgesetzt – die Reize, welche die betasteten Stellen empfangen, eine sexuell erregende Wirkung ausüben können. Diese ist um so größer, je nachdem der Reiz an geeigneterem Ort, in geschickterer Weise, mit genügender Abwechslung, angewendet wird und größere körperliche und seelische Empfänglichkeit (welche durch Übung und Erfahrung gesteigert wird) besteht.

Auch über diese Reize werden wir nochmals zu sprechen haben, wenn wir das Liebesspiel behandeln (siehe 5. Kapitel). Hier mag es genügen, darauf hinzuweisen, daß zwar die ganze Körperoberfläche für sexuelle Betastungsreize empfänglich ist, daß es aber bestimmte Prädilektionsstellen (bevorzugte Körperoberflächenzonen) gibt, die als *erogene* Zonen bezeichnet werden.

Als eine Eigentümlichkeit dieser Stellen ist zu erwähnen, daß sie hauptsächlich in der Umgebung der Körperöffnungen liegen. Wenn ich auch nicht denjenigen beipflichten kann, welche wie Havelock Ellis meinen, daß diese Partien an die Übergangsstellen von Haut und Schleimhaut gebunden sind (nur der Rand der Lippen hat eine besondere Bedeutung), so ist es doch auffallend, wie nicht nur die Umgebung der Genitalien, sondern auch die des Anus und die von Mund[15] und Nase solche Gebiete darstellen. Das gilt ebenso, wenn auch in geringerem Grade, von der lateralen Umgebung der Augenhöhlen und von den um die Gehöröffnungen gelegenen Teilen. Tatsächlich bilden Ohrdeckelchen und Ohrrand bei manchen Menschen eine erogene Zone, zu welcher auch das Ohrläppchen gehört. Nur sind für diese Teile gewöhnlich stärkere Reize, vorzugsweise solche durch leichtes Saugen, nötig zur Erzielung des sexuell erregenden Effektes, der dann aber oft sehr erheblich werden kann.

Neben diesen gibt es andere Vorzugsstellen für das passive Tastgefühl, die mit den Körperöffnungen nichts zu tun haben.

Würde man von der Falte, die beiderseits Gesäß und Hinterseite des Oberschenkels voneinander abgrenzt (die Haut ist dort für *leise* Berührungen äußerst sexuell-empfindlich), und von der Innen-

---

[15] Ich meine jetzt die weitere Umgebung des Mundes – im Gegensatz zu den Lippenrändern.

seite des Oberschenkels noch behaupten können, daß sie mit den Genital- und Analzonen zusammenhängt – von den erogenen Zonen beiderseits in der Nähe der falschen Rippe, hinter dem aufsteigenden Ast des Unterkiefers, und von der an der hinteren Grenze der Kopfbehaarung kann man das doch sicher nicht sagen.

Außer diesen gibt es manche andere Hautstellen, die besondere Reizbarkeit besitzen. Doch zeigen sich da bedeutende individuelle Unterschiede.

Eine ganz eigene Stellung nimmt die Sensibilität der Brüste und namentlich die der Brustwarzen ein.

Leichtes Kneifen und Kneten der ganzen Brust mit der vollen Hand versetzt die Frau in beginnende sexuelle Erregung.

Reizung der Warze mit dem Finger oder mehr noch mit Zunge und Lippen kann nicht nur die Brustdrüse in eine gewisse Reaktion versetzen (indem sich die Blutzufuhr vermehrt, der Turgor erhöht, eventuell die Sekretion verstärkt) und die Brustwarze, sogar mit einem Teil des Warzenhofes, zum Zusammenziehen und Versteifen bringen – sie übt auch eine regelrechte Reflexwirkung auf die Geschlechtsorgane aus, die sich unter anderem durch Zusammenziehung der Gebärmutter wahrnehmbar macht[16].

Das Saugen des Kindes erzeugt bei den meisten Frauen ein angenehmes Gefühl. Es ist aber unmöglich zu sagen, ob die körperliche Befriedigung beim Stillen vor allem eine Form der sexuellen Befriedigung ist oder nicht. Frauen sind wohl vertraut mit der erotischen Wirkung der Reizung der Brustwarzen bei geschlechtlichen Beziehungen, und wir werden später Gelegenheit haben, uns mit dieser Wirkung beim Liebesspiel der Partner zu beschäftigen.

Das aktive Tastgefühl läßt deutliche, mitunter selbst große sexuelle Erregungen zustande kommen, wenn die Betastung eines mensch-

[16] Umgekehrt versetzt ein genügend starker, auf die Genitalia ausgeübter Reiz die Brustwarzen reflektorisch in Kontraktion. Auf Grund dieser Zusammenhänge, die selbstverständlich immer aufgefallen sind, nahmen die Anatomen des Mittelalters das Bestehen von direkten Verbindungsbahnen (ohne Einschaltung des Rückenmarkes) zwischen Brustwarzen und Geschlechtsorganen an. Der erste, welcher das tat, war Leonardo da Vinci, der (wie die Überlieferung lautet) auf ihre Feststellung besonderen Wert legte. Seine bekannte Federzeichnung eines den Coitus ausübenden Menschenpaares, im Sagittalschnitt, gibt die erwähnte regelrechte Verbindung bei dem weiblichen Teil deutlich wieder.

lichen Körpers mit erotischen Absichten oder wenigstens bei dafür günstiger Einstellung des Unterbewußtseins stattfindet.

Ist die Seele darauf abgestimmt, so kann die leiseste, zufällige Berührung einen Liebesschauer verursachen.

Besteht dagegen Gleichgültigkeit dem Objekt gegenüber, oder werden Assoziationen erotischer Art, sei es durch den Willen, sei es durch ablenkende Gedanken, am Aufkommen verhindert oder zurückgedrängt, so kann auch eine länger dauernde Betastung der Geschlechtsorgane selbst stattfinden, ohne daß der aktive Tastsinn dabei imstande wäre, erotische Gefühle auszulösen.

Bei mittlerer psychischer Einstellung aber sind die Vorbedingungen dafür gegeben, daß das aktive Tastgefühl um so stärker sexuell erregende Eindrücke übermittelt, als das geschlechtliche Gepräge der betasteten Körperstellen deutlicher hervortritt.

So sehen wir aus dem Gesagten, daß der Tastsinn für die Geschlechtsgefühle der wichtigste von allen Sinnen ist – daß besonders *er* aber eine geeignete psychische Einstellung als Unterlage braucht, weshalb er auch erst in Wirkung treten kann, wenn schon eine gewisse Annäherung vorhergegangen ist.

ZWEITER TEIL

Besondere Geschlechtsphysiologie und Anatomie

Drittes Kapitel: Aus der Geschlechtsphysiologie der erwachsenen Frau

1. Einleitung und Beschränkung des Gegenstandes / Die äußeren Geschlechtsorgane

Der Leser, welcher dieser Überschrift genügend Beachtung schenkt, wird sich sofort darüber im klaren sein, daß sie, anstatt eine vollständige Abhandlung über die Geschlechtsphysiologie des Weibes zu versprechen, den Gegenstand der hier folgenden Erörterungen bedeutend einschränkt.

Tatsächlich haben wir uns im Rahmen dieses Buches nur mit der verheirateten Frau zu beschäftigen, wodurch der unentwickelte Körper und die Pubertätszeit aus unseren Betrachtungen wegfallen. Auch Schwangerschaft und Wochenbett gehören nicht hierher. Wir werden sie nur gelegentlich in den Kreis unserer Darlegungen einzubeziehen haben.

Weiter hätte es keinen Sinn, an dieser Stelle eine möglichst lückenlose Darstellung der sexuellen Physiologie der erwachsenen Frau zu geben. Sie würde zu viel Raum beanspruchen, für den Laien größtenteils unverständlich sein und für den Arzt überflüssig, weil er in vielen Hand- und Lehrbüchern alles finden kann, was er braucht.

Ich werde mich also darauf beschränken, meinen Lesern die nötigen Einblicke zu verschaffen in *diejenigen Gebiete der Lehre von den normalen spezifisch-sexuellen Lebensverrichtungen der erwachsenen Frau, welche für das Verständnis von Physiologie und Technik der Ehe Vorbedingung sind.* Dazu habe ich in verschiedener Hinsicht doch wieder mehr zu geben, als sich in den Handbüchern der Physiologie und in denen der Gynäkologie finden läßt.

Daß es hier, wie überall in der Wissenschaft, manchen strittigen Punkt gibt und manche Frage, die der Klärung harrt, will ich ein für allemal betonen. Auf Kontroversen einzugehen würde nur verwirrend wirken. Ich lege deshalb den Zusammenhang der in Frage

kommenden Erscheinungen so dar, wie ich ihn nach dem jetzigen
Stand unserer Kenntnisse und auf Grund eigener Untersuchungen
und Erfahrungen sehe. Zweifelsohne werden nicht wenige unserer
Auffassungen sich im Laufe der kommenden Zeit mehr oder weniger ändern müssen. Ich glaube aber nicht, daß dadurch die praktischen Ergebnisse meiner jetzigen Betrachtungen bedeutende Einbuße
erleiden werden.

Wer etwas von der Physiologie bestimmter Organe verstehen will,
muß einen gewissen Begriff von ihren *anatomischen Verhältnissen*
haben. Ich glaube das meinen nichtärztlichen Lesern am leichtesten
zu ermöglichen, indem ich ihnen die Verhältnisse anhand von sche-
matischen Zeichnungen klarzulegen versuche, wobei ich sofort auf
die Funktion der verschiedenen Organe eingehen und die Bedeutung
einzelner Stellen für die Praxis des Lebens hervorheben werde.

Bei den Zeichnungen findet man die deutschen und *(kursiv)* die
lateinischen Namen. Sind halblateinische Fachausdrücke die gewöhnlich gebrauchten, so habe ich diese angegeben. Im Text werden
wir die verschiedenen Benennungen durcheinander anwenden, oft
aber vorzugsweise von den lateinischen Ausdrücken Gebrauch machen, weil sie in der ärztlichen Sprache die geläufigsten sind und bei
der Besprechung mancher Dinge das Gefühl am meisten schonen.

Die weiblichen Geschlechtsorgane werden in innere und äußere unterschieden.

Die äußeren Geschlechtsorgane sind diejenigen, welche man zu
Gesicht bekommt, wenn bei der liegenden Frau die Beine und die
großen Schamlippen gespreizt werden.

Sie sind in Tafel I dargestellt[17]. Ich muß dabei sogleich bemerken, daß diese Zeichnung nicht allein des besseren Verständnisses
halber schematisiert ist, sondern vor allem, weil diese Verhältnisse
ziemlich starken individuellen Schwankungen unterliegen. So besteht zum Beispiel ein großer Unterschied in Umfang und Ausdehnung der kleinen Schamlippen, in der Form des Jungfernhäutchens
usw.

Spreizt man die mehr oder weniger wulstigen, an ihren Außen-
seiten mit Haaren bekleideten *Labia maiora* (großen Schamlippen),
welche bei Frauen, die nicht geboren haben, gewöhnlich aneinander-

---

[17] Die Tafeln I bis VI befinden sich am Schluß des Buches.

46

liegen, mit den Fingern und öffnet dadurch die *Vulva* (Schamspalte), so kann man die verschiedenen übrigen Teile der äußeren Geschlechtsorgane in der Hauptsache sehen.

Dabei fällt das Auge zuerst auf die *Labia minora,* die kleinen Schamlippen, welche oft wirklich ziemlich klein sind. Sie sind in der Zeichnung dunkel schraffiert (Nr. 10), um sie von der Innenfläche der großen Schamlippen (Nr. 7), welche heller gehalten sind, abzuheben. Die kleinen Schamlippen sind im Mittel 25 bis 35 mm lang, bei 8 bis 15 mm Höhe und 3 bis 5 mm Dicke. Sie verlieren sich nach hinten oder gehen mehr oder weniger deutlich in einen schmalen Saum über, der sie hinter dem Scheideneingang miteinander verbindet. Dieser Saum, *Frenulum labiorum* (Schamlippenbändchen, Nr. 17), verschwindet durch häufigen Geschlechtsverkehr gewöhnlich. Nach vorne verschmälern sich die Labia minora und kommen an der Basis der *Clitoris* (des Kitzlers) zusammen in das *Frenulum clitoridis* (Kitzlerbändchen, Nr. 6).

Die *Clitoris* (der Kitzler, Nr. 5, dunkel schraffiert), welche das am meisten vorne in der Schamspalte gelegene Organ ist, besitzt an ihrer Spitze eine *Eichel (Glans clitoridis),* die meistens frei zwischen den oberen Teilen der großen Schamlippen liegt. Der Schaft des Organs (dunkel in der Zeichnung), noch mehr nach vorne gelegen, ist von einer hautartigen Gewebsfalte, dem *Praeputium clitoridis* (Vorhaut des Kitzlers, Nr. 4, mit fünf schwarzen Bogenlinien angegeben) verdeckt, so daß er dem Auge nur als leichter Wulst erscheint. Bei Betastung läßt er sich bequem gegen das unterliegende Schambein durchfühlen. Die Vorhaut, welche in manchen Fällen auch die Glans clitoridis bedeckt, läßt sich leicht zurückziehen, so daß dann die Eichel bloßkommt. Über den Schaft läßt sich das Praeputium wohl verschieben, aber nicht zurückziehen.

Die Clitoris, welche, wie aus Tafel II (Nr. 27, quergestreift) zu ersehen ist, ein nach unten gekrümmtes Gebilde darstellt, das an der *Symphysis* (Schambeinverbindung) festsitzt, ist ein ausschließlich der Wollust dienendes Organ. Dementsprechend ist sie besonders reich mit sensiblen Nerven ausgestattet, die dicht unter der Oberfläche der Eichel ihre überaus zahlreichen Endigungen haben. Am empfindlichsten ist die Verbindungsstelle von Glans und Frenulum. Schon die leiseste Berührung dieser Stelle – und besonders die *leise* Berührung – löst Wollustgefühle aus.

Wie das Geschlechtsglied des Mannes, dessen Homologon die

Clitoris darstellt, besteht sie aus einem Blutgefäßgewebe, das sich durch vermehrte Blutzufuhr, bei verminderter Blutabfuhr, vergrößert und versteift. Dieser Vorgang, *Erektion* genannt, welcher infolge von körperlicher oder psychischer sexueller Reizung zustande kommt, läßt die Clitoris ungefähr anderthalbmal so groß werden, als sie in nichtgeschwelltem Zustand ist. Dabei zieht sich die Vorhaut zurück und die Eichel entblößt sich etwas mehr, so daß sie mechanischen Reizen stärker ausgesetzt ist. Zu gleicher Zeit vergrößert sich der in Tafel II sichtbare Winkel ein wenig, und es findet eine kleine Erhebung und Vorwärtsstreckung des Organs statt, durch welche die Reizungsmöglichkeit noch weiter verstärkt wird. Einer wirklichen Aufrichtung, entsprechend der Erektion des Penis, ist aber die Clitoris nicht fähig. Überhaupt besitzt das männliche Organ auch relativ ein größeres Anschwellungsvermögen; dafür ist aber der Kitzler noch reichlicher mit Nervenendigungen versehen und deshalb noch leichter reizbar als der Penis.

Von Bedeutung ist, daß (wie die übrigen weiblichen Geschlechtsorgane) die Clitoris erst nach längerer Dauer des regelmäßigen Geschlechtsverkehrs zu voller Entwicklung und definitiver Größe gelangt. Immerhin kann der Kitzler auch bei einer Jungfrau schon zu vollständigem Wachstum kommen, wenn sie selbst das Organ durch Reibungen usw. reizt, mit anderen Worten, wenn sie gewohnheitsmäßig *Masturbation* (Selbstbefriedigung) treibt.

Zwischen der Eichel des Kitzlers und seiner Vorhaut befindet sich zu beiden Seiten des Frenulum (also im unteren Teil des in Tafel I weiß gelassenen Abschnitts), der *Saccus praeputialis*, das Vorhautsäckchen. In diesem Säckchen, zwischen den Falten der Vorhaut, sammelt sich das *Smegma clitoridis*, eine von den dort befindlichen Talgdrüsen abgesonderte weiche Schmiere, die sich, wenn man sie nicht entfernt, eindickt, so daß sie schließlich fast bröcklig wird. Von diesem Talg ist der spezifisch weibliche Genitalgeruch, die persönliche Nuance inbegriffen, großenteils abhängig. Man kann ihm also eine gewissermaßen wichtige, nützliche Funktion nicht absprechen, weil dieser Geruch, vorausgesetzt, daß er nicht aufdringlich ist, und daß er nicht unglücklicherweise eine unangenehme persönliche Nuance hat, die Geschlechtsgefühle des Mannes in einer für die Frau günstigen Richtung beeinflußt. Sammelt sich aber dieser Talg an (und zuviel ist schon vorhanden, wenn man ihn überhaupt sehen kann!), wird der normale Geruch dadurch zu stark – oder viel schlimmer, entwickelt sich durch die (schon sehr bald eintretende) Zersetzung ein anomaler, bestimmt häßlicher Geruch, so tritt eine sehr ausgesprochene gegenteilige Wirkung auf die Gefühle des Mannes ein: er empfindet eine abstoßende Beeinflussung seines Begehrens der Frau gegenüber.

Die Zersetzung nimmt ein noch ungünstigeres Gepräge an, wenn infolge der Unreinlichkeit eine Mischung mit Resten von Harn, Blut, Sperma oder sogar Kot auftritt, wobei die in diesem Amalgam üppig vegetierenden Fäulnisbakterien nicht unbeteiligt sind.

Nicht allein durch diese abstoßende Geruchsbildung aber wirkt der sich zersetzende Talg ungünstig ein. Die Produkte der erwähnten chemischen Umsetzungen sind auch ranzig scharf und vermögen einen Entzündungsreiz auf die Gewebe, mit denen sie in Berührung sind, auszuüben und Röte, Schwellung und wässerige Absonderung hervorzurufen. Während die letztgenannte Erscheinung zu neuer und weiterer Zersetzung Veranlassung gibt, bewirkt die Entzündung der Gewebe Jucken und Schmerzen mit allen ihren üblen Folgen, auch mit Hinsicht auf den Geschlechtsverkehr.

Die regelmäßige baldige Entfernung des Clitoris-Talges ist also unumgänglich notwendig. Gegen diese Regel wird viel gesündigt, nicht nur von unreinlichen Frauen, auch von denen, welche sonst viel auf Reinlichkeit und Toilette halten. Man würde nicht glauben, was in dieser Hinsicht der Frauenarzt unter die Augen bekommt. Zur Entschuldigung muß angeführt werden, daß derartige Unterlassungssünden oft auf Unwissenheit und auf einer Art Züchtigkeit beruht; man scheut sich, die Genitalien und besonders die Clitoris in mehr als oberflächlicher Weise zu berühren.

Die besprochene Schmiere befindet sich an der Innenseite der Vorhaut. Auch an ihren äußeren Seiten, in den beidseitigen Rinnen zwischen großen Schamlippen und Vorhaut, sondern die Talgdrüsen Smegma ab. Ebenso kann man es in der Tiefe der Falten zwischen den kleinen und großen Schamlippen finden. Es trägt dort nicht einen so spezifischen Charakter wie das erstbeschriebene, hat aber doch in jeder Hinsicht gleichartige Bedeutung. Glücklicherweise läßt es sich bequem entfernen, so daß schon arge Unreinlichkeit bestehen muß, wenn man es an diesen Stellen auffindet. Dennoch – ein Arzt wundert sich über nichts mehr!

Setzen wir unsere Betrachtung der Vulva fort, so haben wir zu erwähnen, daß derjenige Teil, welcher zwischen den Ansätzen der gespreizten kleinen Schamlippen, hinten von dem Frenulum labiorum (Schamlippenbändchen, Nr. 17) begrenzt sichtbar wird, *Vestibulum vaginae* (Scheidenvorhof) heißt. Es ist in Tafel I mit Nr. 11 angedeutet. In ihm befindet sich die eigentliche Geschlechtsöffnung, das ist der *Introitus vaginae* (Scheideneingang, leicht punktiert, Nr. 13), bei Jungfrauen teilweise durch das *Hymen* (Jungfernhäutchen, schraffiert gezeichnet, Nr. 15) abgeschlossen, und mehr nach vorne die viel kleinere Öffnung, welche die Mündung der Harnröhre bildet, das *Ostium urethrae* (der große dunkle Punkt, mit Nr. 8 bezeichnet).

Zu beiden Seiten der Harnröhrenmündung liegen die winzigen Ausführungsgänge der kleinen Vorhofschleimdrüsen (Nr. 9), die man auch als Skenesche Drüsen oder Paraurethral-Drüsen bezeichnet. Wichtiger als diese wenig ausgebildeten Organe sind die großen Vorhofschleimdrüsen, nach ihrem Entdecker Bartholinische Drüsen genannt, die in den beiden Seitenwänden des Scheideneinganges liegen (Nr. 14). Sie produzieren einen vollkommen klaren, dünnen, sehr schlüpfrigen Schleim, der in der Regel nur unter dem Einfluß sexueller (besonders auch psychischer) Reize abgesondert wird. In normalen Fällen genügt diese Schleimsekretion bei eintretender Bereitschaft zur Geschlechtsvereinigung, um zusammen mit dem Schleim, welcher unter denselben Umständen in der Urethra (Harnröhre, Peniskanal) des Mannes abgesondert wird, eine genügende Schlüpfrigkeit des Scheideneingangs zu gewährleisten, die den Coitus richtig ermöglicht.

Daß bei ungenügender Funktion dieser Drüsen bei der Geschlechtsvereinigung Schwierigkeiten entstehen können, denen auf künstliche Weise abgeholfen werden sollte, liegt auf der Hand. Weniger bekannt sind die Fälle, wo die Schwierigkeit gerade in einer zu starken Absonderung liegt, wodurch kein genügender Reibungsreiz beim Coitus eintreten kann. Doch kennen manche Fachärzte mehrere solcher Fälle.

Während wir über das *Ostium urethrae* (die Harnröhrenöffnung) nicht viel anderes zu sagen brauchen, als daß es gewöhnlich auf einem leichten Vorsprung gelegen ist und ziemlich große individuelle Unterschiede in Form und Weite aufweist, verdient der *Introitus vaginae*, der Scheideneingang, eine genauere Beachtung.

An erster Stelle kommt dabei sein Teilverschluß in Betracht: das

Jungfernhäutchen oder *Hymen,* ein Gebilde, das zwar in der Ehe normalerweise nicht mehr vorhanden ist, das aber bei der körperlichen Vollziehung der Ehe, das heißt beim ersten Coitus, eine nicht zu vernachlässigende Rolle spielt oder jedenfalls spielen kann.

Das *Hymen* bietet außerordentlich viele individuelle Verschiedenheiten in Form und Ausdehnung. In der Regel stellt es eine halbmondförmige, faltenartige, verdünnte Fortsetzung der hinteren Scheidenwand nach vorne dar, welche den Eingang der Scheide von hinten her zum großen Teil verschließt. Doch kommen nicht selten andere Formen vor: ringförmige Jungfernhäutchen, solche mit zwei Öffnungen, auch siebartig durchbohrte.

Durch die Vollziehung des ersten Beischlafs wird unter normalen Umständen das Hymen zerrissen, jedenfalls eingerissen, meistens an zwei Stellen, nach links und nach rechts hinten, wobei gewöhnlich eine leichte, mitunter auch eine bedeutendere Blutung stattfindet. Diese Zerreißung, welche fast immer mehr oder weniger große Schmerzen mit sich bringt, geht in dem einen Fall leichter vor sich als in dem anderen. Das ist (abgesehen von technischen Fehlern des Mannes und von zu großer Ängstlichkeit der Frau) abhängig von Ausdehnung, Dicke und Straffheit des Häutchens. Was die Straffheit betrifft, so ist hervorzuheben, daß die Zerreißung des Hymen bei alten Jungfrauen infolge der allgemeinen Zähigkeit der Gewebe nicht selten auf gewisse Schwierigkeiten stößt. In bezug auf die Dicke dieses Gebildes will ich nur bemerken, daß auch sie gewissen individuellen Schwankungen unterliegt, daß sie für gewöhnlich an der Basis (das heißt also dort, wo das Hymen mit der hinteren Scheidenwand verbunden ist) ein paar Millimeter beträgt und nach dem freien Rande hin ein wenig abnimmt; nie zeigt das Hymen die Papierdünne, die der Volksglaube ihm oft andichtet.

Überhaupt: Volks- und Aberglauben über das Jungfernhäutchen! Was da an Unsinn geredet wird, nicht nur bei Naturvölkern, sondern auch in unseren gebildeten Kreisen, ist einfach lächerlich. Schlimmer, es ist oft gefährlich. Auch kann es zu vollkommen falschen Schlüssen in Fragen von bestehender oder aufgehobener Jungfernschaft führen. Deshalb soll hier erwähnt werden, daß ein sogenanntes Hymen fimbriatus vorkommt, dessen Rand Einkerbungen zeigt, welche nur durch den erfahrenen Gynäkologen von den Einrissen, die bei der Entjungferung entstehen, unterschieden werden können. Viele Jungfrauen haben auch kein oder ein nur gering ausgebildetes Hymen wegen des regelmäßigen Gebrauchs von Scheidentampons zur Monatshygiene. Diese Tampons sind aber eine große Wohltat für aktive, sportliche junge Frauen von heute.

Zu Fehlschlüssen über wohl oder nicht stattgehabten Geschlechtsverkehr kann, diesmal in entgegengesetzter Richtung, auch ein Hymen Veranlassung geben, welches besonders wenig entwickelt ist, oder eines, das zwar eine annähernd normale Form hat, sich jedoch so schlaff und dehnbar zeigt, daß nicht nur der Geschlechtsverkehr ihm nichts anhaben mag (was nicht sehr selten ist), sondern sogar eine Geburt stattfinden kann, ohne daß es Einrisse erleidet. Freilich sind wir damit in das Gebiet der »seltenen Fälle« gelangt.

Weniger selten sind die anderen Extreme, ein Jungfernhäutchen mit einer so kleinen Öffnung, oder ein so dickes, fleischiges, daß die Durchbrechung ebensowenig wie bei dem erwähnten besonders zähen Hymen auf natürlichem Wege erledigt werden kann, so daß die Hilfe des Arztes herangezogen werden muß.

Ist nach der Defloration, der Entjungferung, das Hymen trotz seiner Einrisse noch immer als solches zu erkennen – bei einer Geburt geht es in der Regel völlig zugrunde; es bleiben nur noch kleine, flache oder warzenähnliche Reste am Scheideneingang bestehen.

Der *Introitus vaginae* (Scheideneingang, Nr. 13) ist in Tafel I der Deutlichkeit wegen als ein Loch dargestellt. In Wirklichkeit sieht man ihn nie als ein solches, es sei denn, man bringe die Frau in eine besondere Position, zum Beispiel in Ellenbogenlage (wobei die Eingeweide durch ihre Schwere zurücksinken und im unteren Teil der Bauchhöhle ein negativer Druck entsteht) und halte die hintere Wand der Scheide zurück. Dann kann die Luft in die Vagina eindringen, sie entfaltet sich und man vermag durch den Scheideneingang, der unter diesen Umständen zu einem richtigen Loch wird, in ihre Höhle hineinzublicken.

Sonst öffnet sich der Scheideneingang nur, wenn irgendein Gegenstand, die aneinanderliegenden Wände auseinanderdrängend, Durchgang verlangt, sei es nun, daß dieser Gegenstand, zum Beispiel ein Finger, ein männliches Geschlechtsglied oder ein ärztliches Instrument, von außen nach innen eindringt, oder daß er von innen, das heißt vom Uterus, nach außen tritt, wie zum Beispiel der kindliche Körper bei der Geburt oder die Ausscheidungen bei der Monatsblutung.

Für gewöhnlich ist also die Öffnung geschlossen, sowohl infolge der Elastizität ihrer Ränder und der Wirkung der sich dort befindenden Muskelbündel als durch das Andringen der untersten Teile der Scheidenwände.

Im allgemeinen ist dabei die Sache so, daß bei Jungfrauen und Frauen, die noch nicht lange geschlechtlichen Verkehr gepflogen haben, die beiden erstgenannten Faktoren, zusammen mit dem Hymen oder seinen Resten, für einen völligen Verschluß genügen, so daß höchstens ein ganz kleiner Teil der vorderen Scheidenwand hinzukommt und sichtbar wird (in der Zeichnung schwarz gehalten, Nr. 12). Bei länger verheirateten Frauen tritt gelegentlich ein etwas größerer Teil der vorderen Scheidenwand zutage; nach der ersten Geburt akzentuiert sich das, und nach mehreren Geburten beteiligt sich auch der unterste Teil der hinteren Vaginalwand an dem Verschluß, was einerseits mit dem Verlust an Elastizität des Vulvovaginalrings (in Tafel I als schwarze Umrandung des punktierten Feldes angedeutet) und der in Betracht kommenden Muskelbündel zusammenhängt, andererseits eine Folge der Neigung der Scheidenwände ist, tiefer zu treten.

Als Ursache dieser Veränderungen sind die zahlreichen kleineren, mitunter auch größeren Zerreißungen zu betrachten, die auch in normalen Fällen bei der Geburt auftreten; unsichtbare Zerreißungen in den Geweben, welche die Vaginalwände umgeben, sichtbare (das heißt in der Regel nur in den ersten Tagen nach stattgehabter Geburt sichtbare) nach allen Richtungen, aber vorzugsweise nach hinten verlaufende, die den Vulvovaginalring durchbrechen.

Die moderne Geburtshilfe achtet darauf, daß das Gewebe von Scheide und Damm bei der Geburt möglichst wenig beschädigt wird. Oft wird, um einen Einriß während der Geburt zu vermeiden, ein kleiner Schnitt in örtlicher Betäubung angelegt. Auf jeden Fall aber werden die Gewebe nach der Entbindung sorgfältig genäht, um die normale Struktur und Funktion wieder herzustellen.

Bevor wir zu den inneren Genitalien übergehen, sei jetzt noch erst eines paarigen Gebildes gedacht, das sich etwa in 1 bis 1,5 cm Tiefe zu beiden Seiten der Vulva und des Introitus vaginae, nahe an der Vaginalwand gelegen, befindet. Ich meine die *Vorhofzwiebeln*. Diese *Bulbi vestibuli* bestehen aus weiten, dünnwandigen, schwammartigen Blutgefäßräumen, welche sich, ähnlich wie das schon beschriebene Gewebe der Clitoris, auf Reize geschlechtlicher Art (seien sie psychischer Natur oder von örtlicher Berührung ausgehend) prall füllen. Die vorderen Enden der Bulbi verschmälern sich stark und konvergieren in der Höhe des Clitoriswinkels. Nach hinten wird der Durchmesser größer, so daß der Bulbus (in nicht geschwelltem Zustand) etwa 0,5 bis 1 cm dick und 1 bis 1,5 cm breit ist (die Länge beläuft sich auf 3 bis 5 cm). Das hintere Ende ist abgerundet; es bedeckt von der Seite und oben her gerade die Glandula Bartholini, reicht somit ungefähr bis an die hintere Scheidenwand. Sein unterer Rand liegt an der Basis der großen Schamlippe, sein innerer Rand grenzt an die kleine Schamlippe und hinten an die seitliche Scheidenwand. Beide Schwellkörper zusammen bilden somit ein den Scheidenvorhof und den Scheideneingang umfassendes Hufeisen, dessen Öffnung nach hinten gerichtet ist.

Bei eintretender Schwellung der Vorhofzwiebeln werden die großen Schamlippen praller und dicker, und ihre Innenseite kommt mehr nach außen, wobei sie zu gleicher Zeit auseinandergehen, so daß sich die Vulva etwas öffnet; man sieht es den Organen an, daß sie von Blutfüllung förmlich strotzen, und die Coitusbereitschaft ist durch diese Erscheinungen auch örtlich auffallend wahrnehmbar. Das Hufeisen bringt eine weniger sichtbare als fühlbare, polsterartige Verengung des Introitus vaginae zustande, welche beim Coitus die Reibung verstärkt und die Reize für beide Beteiligten beträchtlich erhöht.

2. Die inneren Geschlechtsorgane

Bei der Besprechung der *inneren Geschlechtsorgane* des Weibes wollen wir von der Betrachtung der Tafel II ausgehen. Sie stellt, schematisch gehalten, den unteren Teil eines Sagittaldurchschnitts in der Medianlinie des Körpers dar, das heißt einen von vorn nach hinten gehenden Durchschnitt, der vorne durch die Mitte des Rückens gelegt ist. Unten verläuft ein derartiger Sagittalschnitt gerade durch die Schamspalte, zwischen den beiden großen (Nr. 34, punktiert) und den beiden kleinen (Nr. 33, schräggestreift) Schamlippen und, weiter hinten, in der Rinne, welche die beiden Hinterbacken (Nr. 28, längsgestreift) voneinander trennt. Er teilt die *Clitoris* (Kitzler, Nr. 27, waagrecht gestrichelt), das *Ostium urethrae* (Harnröhrenmündung, Nr. 30, gestrichelt), den *Introitus vaginae* (Scheideneingang, Nr. 31, gestrichelt) und das *Hymen* (Jungfernhäutchen, Nr. 32, schwarz), schließlich auch den *Anus* (After, Nr. 29) in zwei gleiche seitliche Hälften, ebenso wie das knöcherne Becken, das vorne in der Schambeinverbindung (Nr. 22) und hinten im Kreuzbein (Nr. 12) und Steißbein (Nr. 24) der Länge nach durchschnitten dargestellt ist. Nach oben schließt sich die Wirbelsäule (Nr. 7) an. Diese knöchernen (und teilweise knorpeligen) Teile sind punktiert. Der in Wirbelsäule und Kreuzbein eingezeichnete Längsschnitt eines Kanals (Nr. 6, schräg gestrichelt) deutet den Wirbelsäulenkanal an, der in dem Kreuzbeinteil Sakralkanal heißt. Wir brauchen uns nicht weiter mit ihm zu befassen.

Was uns an dem Becken noch interessieren kann, ist der vorspringende Höcker (Nr. 8), das *Promontorium* (übersetzt Vorgebirge), die Stelle, wo Lendenwirbelsäule und Kreuzbein aneinanderstoßen. Verbindet man diesen Punkt mit der Mitte des Oben-Innenrandes der Schambeinverbindung (Nr. 22), so bildet diese Verbindung die Mittellinie einer quer durch den Körper gelegt gedachten, nach vorne geneigten Fläche. Die Umrandung dieser Fläche, am skelettierten Becken ohne Schwierigkeit erkennbar, bildet die Begrenzung des Beckeneingangs, der hauptsächlich in geburtshilflicher Hinsicht Bedeutung hat. Der Raum, welcher sich, von den inneren Flächen der Beckenknochen begrenzt, unterhalb des Beckeneingangs befindet, wird das kleine Becken genannt. In ihm liegen die *Genitalia interna,* die inneren Geschlechtsorgane, wohlgeschützt, wie man sieht, gegen äußere Gewalt. Wie die *Vulva* werden auch sie sowie die Harnblase (Nr. 20, 21, 23) mit Harnröhre (Nr. 30) und der untere Teil des Mastdarms (Nr. 25) durch unseren Medianschnitt genau halbiert. Für die Scheide (Nr. 26) und Gebärmutter (Nr. 14, 16, 18, 19) bedeutet das die Spaltung in eine rechte und eine linke Hälfte, die sich genau gleichsehen.

Anders die »innersten« Organe, die Eileiter (Nr. 11) und Eierstöcke (Nr. 10). Diese Teile sind paarig und liegen ungefähr symmetrisch zu beiden Seiten der Gebärmutter. Wo man in dieser Zeichnung auf die Durchschnittsfläche der rechten Körperhälfte und weiter in die rechte Hälfte der Körperhöhlen hineinblickt, ist also der rechte Eierstock mit der dazu gehörenden Tube (Eileiter) abgebildet, die aber nicht in, sondern *hinter* der abgebildeten Durchschnittsfläche, der rechten Beckenhälfte, und nicht selbst mitdurchschnitten, gedacht werden müssen.

In der Zeichnung sind die durchschnittenen Muskel- und Bindegewebsschichten, die sich in den weiß gelassenen Partien befinden, nicht angegeben, weil sie uns augenblicklich nicht beschäftigen, und die Lage der Organe sowie ihre gegenseitigen Verhältnisse um so klarer zutage treten, je einfacher ihre Darstellung gehalten wird.

Vier Hohlräume sind es, welche in Tafel II unsere Aufmerksamkeit erregen: die Bauchhöhle (schräg schraffiert, Nr. 5); die Scheide (gestrichelt, Nr. 26) mit ihrer Fortsetzung in die Uterushöhle und weiter in den Eileiterkanal (gestrichelt, Nr. 11); die Harnblase (gestrichelt, Nr. 21) mit ihrem Ausführungsgang (Nr. 30); der Mastdarm (gestrichelt, Nr. 25) mit dem After (Nr. 29).

Besprechen wir erst die vorn und hinten an die inneren Genitalien grenzenden Organe, die durch diese Nachbarschaft für uns wichtig sind.

Das *Rectum* (der Mastdarm) ist der unterste Teil des Dickdarms, der von oben und links herkommend, die Mittellinie des Körpers erreicht, sich leicht nach vorne biegt und am tiefsten Punkt dieser Biegung eine Ausbuchtung nach vorne bildet *(Ampulla recti)*. Mit der Außenwelt steht es durch ein viel engeres, von einem starken Schließmuskel umgebendes Endstück, den kurzen Analkanal, in Verbindung. Der Mastdarm hat eine bedeutende Weite und dazu eine sehr dehnbare Wand, so daß er große Mengen Kot enthalten kann, die sich dann besonders in der genannten Ausbuchtung ansammeln. Wird diese Masse nicht ausgetrieben, so dickt sie sich mehr und mehr ein, und die mit harten Kotballen angefüllte Ampulla recti übt einen Druck auf die hintere Scheidenwand aus, welcher Schmerzhaftigkeit und Schwierigkeiten beim Geschlechtsverkehr zur Folge haben kann.

Noch in anderer Hinsicht hat die Nachbarschaft von Mastdarm und Anus Bedeutung für die Geschlechtsorgane: es droht diesen immer wieder die Beschmutzung mit dem an Fäulnisstoffen und Infektionserregern überreichen Darminhalt. Wie dringend deshalb die Forderung der denkbar größten Reinlichkeit ist, läßt sich verstehen.

Die *Harnblase* ist in unserer Zeichnung, geradeso wie das Rectum, in halbgefülltem Zustand dargestellt. Entleert sich die Blase, so geschieht dies, indem sich ihre muskulöse Wand zusammenzieht, so daß das ganze Organ kleiner wird. Zu gleicher Zeit legt sich der hinten und oben gelegene Wandteil auf den unteren und vorderen. Füllt sich dagegen die Blase mehr und mehr an, so erhält sie ungefähr eine Kugelform, sie steigt mit ihrer Kuppe hinter der Symphyse empor bis unter die vordere Bauchwand, während sie nach hinten die ihr anliegenden Geschlechtsorgane zurückdrängt.

Von geschäftstüchtigen Leuten wird immer wieder darauf hingewiesen, daß es höchst schädlich sei, mit dem Urinieren einmal fünf Minuten zuzuwarten oder die tägliche Darmentleerung einmal auszulassen. Jede Frau kennt ihre eigenen Grenzen in dieser Hinsicht und ist sich klar darüber, daß es besser und bequemer ist, die natürlichen Körperfunktionen zu regelmäßigen Zeiten zu befriedigen, als auf später zu verschieben, was besser sogleich getan würde. Es kann aber keine Rede davon sein, daß bei einer gesunden Frau gelegentliche Unregelmäßigkeiten in der Darm- oder Blasentätigkeit irgendwelche Auswirkungen auf andere Organe haben könnten. Nur wenn in den Gewohnheiten einer Frau plötzlich starke Unregelmäßigkeiten auftreten, sollte der Arzt aufgesucht werden.

Es verdient schließlich noch Erwähnung, daß die Blase nicht direkt mit der Außenwelt in Verbindung steht, sondern durch einen 4 bis 5 cm langen, nach vorn leicht gebogenen Kanal, die *Urethra* (Harnröhre). Der Verschluß dieses Kanals ist oben gelegen, das heißt der Inhalt der Blase erhält erst dann Zugang zu der Urethra, wenn der im Blasenhals befindliche Schließmuskel nachläßt. Der Ausgang des Kanals, den wir als Ostium urethrae (Harnröhrenmündung), in der Vulva liegend, kennengelernt haben, hat keine Abschlußvorrichtung.

Die Lage von Geschlechtsöffnung (Introitus vaginae) und Ausmündung der Harnorgane, so nahe beieinander im Scheidenvorhof, kann für jedes der in Betracht kommenden Organsysteme sehr nachteilige Folgen haben, indem zum Beispiel im Falle einer bestehenden Infektion des einen das andere stark der Ansteckung ausgesetzt wird. Auch daraus ergibt sich wieder die Forderung einer auf die Spitze getriebenen Reinlichkeit.

Wenden wir nun den Blick dem mittleren, mit Nr. 26 bezeichneten Hohlraum, der *Vagina* (Scheide), zu.

Sie ist das *Kopulationsorgan* (Paarungsorgan) des Weibes und dient weiter als Durchgangskanal für den Inhalt der Gebärmutter nach außen, insbesondere während Menstruation, Geburt und Wochenbett.

Die Scheide stellt einen etwa 7,5 bis 10 cm langen Schlauch dar, welcher ungefähr in der Achse des kleinen Beckens verläuft; das bedeutet, daß sie keine gerade Richtung hat, sondern leicht nach vorne gebogen ist. Nur an dem untersten Teile ist (bei unbeschädigtem Organ) eine gewisse Krümmung in entgegengesetzter Richtung vorhanden.

Die Muskeln der Scheide (s. Tafel III) sind während der ganzen Zeit der Fortpflanzungsfähigkeit von großer Bedeutung; vor allem ist es wichtig, daß die Grundspannung, die Elastizität und die willentliche Entspannung trainiert werden, nicht nur wegen der Befriedigung beim Geschlechtsverkehr, sondern auch, weil eine gute Beherrschung der Vaginalmuskulatur eine große Hilfe bei der Verarbeitung der Wehen während der Geburt ist.

Die willkürliche Beherrschung der Muskeln des Beckenbodens ist wenigstens ebenso wichtig wie die der übrigen Körpermuskulatur; denn nur durch sie ist es möglich, auf Wiederherstellung eines vollwertigen Beckenbodens nach der ungeheuren Dehnung und Erschlaffung dieser Teile durch die Geburt hinzuarbeiten und damit dauerndem Schaden vorzubeugen. Nichtsdestoweniger wird die Gymnastik des Beckenbodens durch die Frauen fast ausnahmslos völlig vernachlässigt. Daß sie aber wirksam ist, läßt sich mit Bestimmtheit behaupten. Die Frauen, welche ich, besonders in Schwangerschaft und Wochenbett, dazu angehalten habe, diese Muskeln in regelmäßiger Weise zweimal täglich zu üben, haben auffallend Gutes erreicht. Zur Erwerbung einer vollständigen Beherrschung dieser Muskeln ist aber eine Übung mit der Gesamtmuskulatur des Beckenbodens, wie sie bestenfalls den Wöchnerinnen verschrieben wird, ungenügend. Es muß gerade darauf hingearbeitet werden, daß die Frau lernt, die verschiedenen Muskeln einzeln in Aktion zu versetzen und sie sowohl gesondert als in Zusammenarbeit mit den anderen Muskeln zu üben. Dazu braucht es anfangs meistens Anleitung. Man erhält sie bei Frauenärzten, bei an diesen Fragen interessierten Allgemeinpraktikern und bei den geburtshilflichen Abteilungen unserer Spitäler.

Im Gegensatz zu den oben erwähnten, unter der Herrschaft des Willens stehenden (oder jedenfalls zu bringenden) Muskeln, welche aus Fasern bestehen, die in der Wissenschaft als »quergestreifte« Muskelfasern bekannt sind, werden wir bei unseren weiteren Besprechungen der weiblichen Geschlechtsorgane nur noch einem Muskelgewebe begegnen, welches aus sogenannten »glatten« Fasern zusammengesetzt ist und als »unwillkürlich« bezeichnet wird, weil seine Funktion dem Einfluß des Willens nicht untersteht. Ein derartiges Muskelgewebe zieht sich unter Einwirkung der verschiedensten Reize zusammen, von mechanischen und chemischen, von direkten oder indirekten, durch Nervengewebe vermittelten. Seine Kontraktion kann gewiß dem Einfluß von psychischen Einwirkungen unterworfen sein, aber nur auf Umwegen. Eine regelrechte Beeinflussung durch die höheren psychischen Zentren, eine Aktion eines Willenimpulses, ist unmöglich. Damit soll nicht gesagt sein, daß die Funktion dieses Muskelgewebes als weniger wichtig zu betrachten sei; wer das meinte, würde den wirklichen Sachverhalt gewaltig verkennen. Gerade in den inneren weiblichen Geschlechtsorganen ist seine Rolle eine der allerbedeutendsten. Wir finden die Wände des ganzen Genitalkanals mit glattem Muskelgewebe ausgestattet, auch die der Scheide, welche allerdings einen starken Einschlag von elastischen Bindegewebsfasern besitzen.

Nach diesem, zum guten Verständnis der Dinge unvermeidlichen Abstecher ins Gebiet der Muskulatur zu unserer Beschreibung der *Vagina* zurückkehrend, haben wir zu erwähnen, daß dieser muskulöse, innen von einer rosafarbenen, ziemlich derben und widerstandsfähigen Schleimhaut ausgekleidete Schlauch eine Wanddicke von nur 4 mm besitzt. Die Wand muß also als ziemlich dünn bezeichnet werden; glücklicherweise ist sie dagegen sehr elastisch. Bei den großen Anforderungen, die an sie bezüglich Dehnungsfähigkeit gestellt werden, kommt ihr das besonders gut zustatten. Dennoch kann man es nicht verhindern, daß nach einer Überdehnung, wie sie bei der Geburt stattfindet, die Scheidenwände für gewöhnlich an Elastizität verlieren und der Schlauch weiter bleibt als vorher.

Die unteren zwei Drittel der vorderen und hinteren Scheidenwände tragen je einen, aus einer Reihe von Querfalten bestehenden Längswulst. Der vordere ist am deutlichsten ausgeprägt, verstärkt sich noch nach unten zu und bildet gerade oberhalb des Scheideneingangs eine Verdickung, die teilweise in diese Öffnung hervorragt (Tafel I, Nr. 12, schwarz gezeichnet; auch in Tafel II ist er mit Schwarz angedeutet). Diese wulstartige Verdickung trägt dazu bei, die Scheide im untersten Abschnitt etwas nach hinten gekrümmt erscheinen zu lassen. Eine übermäßige Entwicklung dieses Wulstes, wie sie unter anderem während der Schwangerschaft oft eintritt, kann einen Vorfall der vorderen Vaginalwand vortäuschen. Der ganze Apparat von Wülsten und Querleisten (wozu auch noch die Hymenreste kommen), verstärkt durch die Wirkung der beiden oben ausführlich beschriebenen Muskeln und durch die Verengung am Scheideneingang (durch die geschwollenen Bulbi vestibuli), ist aufzufassen als eine Umfassungs- und Reibevorrichtung, geeignet, das männliche Geschlechtsglied bei und nach seiner Einführung in die Scheide zu reizen und dadurch die Samenentleerung zu erwirken, während sie durch die Reibung zu gleicher Zeit so gereizt wird, daß bei der Frau ebenfalls Orgasmus (Höhepunkt der Wollust und Befriedigung) eintritt.

Die Vagina ist kein offener Hohlraum, wie sie der Deutlichkeit halber in Tafel II dargestellt ist. Sie öffnet sich nur, wenn irgendein Gegenstand, unter Umständen auch die Luft, in sie eindringt. Sonst liegen vordere und hintere Scheidenwände aneinander oder, deutlicher gesagt, die vordere liegt der hinteren Vaginalwand auf, so daß ein Querdurchschnitt des Organs eine)-(-Form zeigt.

In das obere Ende der Scheide ist der untere, zapfenförmig vorragende Teil der Gebärmutter hineingestülpt. Dieser Scheidenteil der Gebärmutter, die *Portio vaginalis (uteri),* bildet also den Abschluß der Scheide. Der obere ausgeweitete Teil der Vagina umschließt die Portio vaginalis und geht in sie über; er bildet das ringförmige Scheidengewölbe, die *Fornix vaginae.* Da die Achse der Gebärmutter schräg zu der Richtung der Vagina steht, wodurch die Portio vaginalis gegen die hintere Scheidenwand gerichtet ist, und weil dazu diese hintere Wand bedeutend länger ist als die vordere, so läßt sich an dem Scheidengewölbe deutlich ein flacher, vor der Portio vaginalis gelegener Teil, das vordere Scheidengewölbe, unterscheiden und ein viel tieferer, hinter der Portio befindlicher, das hintere Scheidengewölbe (in Tafel II mit Nr. 17 bezeichnet). Das hintere Scheidengewölbe bildet bei der auf dem Rücken liegenden Frau die tiefste Stelle der Vagina; in ihm wird der männliche Samen deponiert oder jedenfalls angesammelt.

Wie aus der Tafel II ersichtlich, grenzt diese Ausbuchtung der Vagina hinten und oben an eine tiefe, taschenförmige Ausbuchtung der Bauchhöhle (schräg schraffiert, Nr. 5). Diese Tatsache wird nach dem Autor, der sie zum erstenmal beschrieben hat, *Cavum Douglasii* (Douglasraum, Nr. 15) genannt. Sie reicht mehr oder weniger tief (das hängt von individuellen Variationen ab) zwischen der Vorderwand des Mastdarms und dem hinteren Scheidengewölbe hinunter. Die Tatsache, daß nur eine sehr dünne Gewebeschicht die beiden Ausbuchtungen trennt, daß das Bauchfell *(Peritoneum)* nur aus einem ganz dünnen Häutchen besteht und daß die Vaginalwand an dieser Stelle auch dünner ist als irgendwo sonst, entbehrt nicht der praktischen Bedeutung; denn eine Zerreißung und Durchbohrung dieser Stelle bei der Paarung, im Falle eines wüsten Vorgehens bei bestehendem Mißverhältnis in der Länge von Penis und Vagina, ist dadurch möglich, und wegen der Empfindlichkeit des Bauchfells Infektionen gegenüber (der Scheideninhalt enthält gewöhnlich zahlreiche Bakterien, die das Peritoneum infizieren können) gefährlich.

Obschon die Vagina keine Drüsen hat, sondert sich doch ein wenig Flüssigkeit ab, welche einen gewissen Gehalt an Milchsäure besitzt. Dieser Gehalt zeigt regelmäßige Schwankungen, die in Verbindung stehen mit den in regelmäßigen Zeitabschnitten sich wiederholenden Prozessen der Eireifung und Menstruation, auf welche wir später ausführlich zurückkommen. Ungefähr in der Mitte zwischen zwei Menstruationen, ein Zeitpunkt, der zusammenfällt mit der Ovulation (Loslösung eines Eies aus dem Eierstock), ist der Milchsäuregehalt des Vaginalsekrets am geringsten, was seine besondere Bedeutung hat angesichts der Tatsache, daß die männlichen Samenfäden in einer schwachen Lösung von Milchsäure am besten und längsten lebensfrisch bleiben, während sie in stärkerer Lösung verhältnismäßig schnell absterben.

Die Anwesenheit der Milchsäure in der Scheidenabsonderung hat noch eine andere beschützende Bedeutung: sie schafft gute Lebensbedingungen für gewisse unschädliche oder gar nützliche Bakterien in der Vagina und bildet andererseits ein ungünstiges Milieu für das Weiterleben und Sichweiterentwickeln von eingedrungenen schädlichen Keimen.

Der von den Scheidenwänden abgesonderten Flüssigkeit mischen sich abgestoßene Epithelzellen und einige Leukozyten (weiße Blutkörperchen) bei, so daß man bei völlig gesunden Geschlechtsorganen in der Scheide eine geringe Menge einer dünnen, milchweißen Flüssigkeit vorfindet. Ist dieser Ausfluß, abgesehen von der Monatsblutung, sehr stark, so sollte ärztlicher Rat eingeholt werden.

Neben der Fähigkeit der Absonderung besitzen die Vaginalwände in einem gewissen Grad auch die der Aufsaugung (Resorption), es gibt aber keinen wissenschaftlichen Beweis dafür, daß dies irgendeinen Einfluß auf die Ausscheidung anderer Organe hätte.

Während der Schwangerschaft ist die Resorptionsfähigkeit wegen der stärkeren Durchblutung und Durchfeuchtung der Scheidenwände erhöht. Aus demselben Grunde sind diese Wände dann geschwollen, weich und leicht zerreißbar und können schon bei leichter Verletzung stark bluten. Ihre Farbe ändert sich von Rosa allmählich in Dunkelblaurot um. Ähnliche Veränderungen zeigen sich an den äußeren Geschlechtsorganen, wobei infolge der Schwellung der Gewebe die Labia maiora sich gewöhnlich etwas voneinander entfernen, so daß die Vulva mehr oder weniger offen steht.

Die Scheide wird in der Schwangerschaft nicht nur dehnbarer, sondern auch weiter und länger, das heißt, ihre Wand vergrößert sich. An diesem Effekt beteiligt sich das ganze Scheidengewebe. Die Absicht der Natur ist klar: es soll für den Durchtritt des Kindes Platz geschaffen werden, ohne daß es dabei, wenigstens nach Möglichkeit, durch das Geburtstrauma zu einer Gewebsschädigung kommt.

Wir dürfen schließlich nicht die Veränderungen von Vagina und Vulva vergessen, welche im Alter eintreten. Meistens zeigen sie sich (besonders bei noch immer geschlechtlich aktiven Frauen) erst spät, nachdem sich allerdings infolge von wiederholten Geburten schon gewisse Abnutzungserscheinungen bemerkbar gemacht haben. Diese bestehen in Abflachung der Scheidenwülste und in Ausweitung und Erschlaffung des Rohres, denen aber durch die früher genannten Vorsorgen (genaue Vernähung von entstandenen, auch kleinen Rissen sowie kräftigende Übungen für die Beckenmuskulatur) in wirksamer Weise entgegengearbeitet werden kann.

Die typischen Altersveränderungen bestehen in Verminderung der Elastizität, Abflachung des Scheidengewölbes, endlich in Rückbildung und Schrumpfung der Scheidenwände, die vollkommen glatt und sehr dünn, mitunter auch rissig werden können, während die Vagina sich wieder bedeutend verengt.

Daß derartigen Veränderungen, sowohl den in der Schwangerschaft auftretenden wie den senilen, beim Geschlechtsverkehr Rechnung zu tragen ist, muß als selbstverständlich betrachtet werden.

Der *Uterus,* die Gebärmutter, hat als Organ eine weit wichtigere Funktion zu erfüllen als die äußeren Geschlechtsorgane und die Scheide. Dennoch werden wir uns nicht so lange mit ihm aufzuhalten brauchen wie mit den schon besprochenen Teilen. Denn seine Aufgabe ist es in der Hauptsache, das befruchtete Ei aus dem Eileiter aufzunehmen, es in seine Schleimhaut einzubetten, es zu ernähren und zu schützen und schließlich das Produkt der Schwangerschaft ans Tageslicht zu befördern. Er ist also ein Brut- und Geburtsorgan, und die Beschreibung seiner Funktionen gehört in ein Werk über Geburtshilfe und nicht in den Rahmen dieses Buches.

Die Gebärmutter stellt einen abgeplatteten birnenförmigen Hohlmuskel dar, der aus glattem (unwillkürlichem) Muskelgewebe, durchsetzt von zahlreichen elastischen Fasern, besteht, an der Innenseite von einer Schleimhaut ausgekleidet und an der Außenseite größtenteil vom Bauchfell überdeckt ist. Sein oberer, breiterer Teil heißt *Corpus uteri* (Gebärmutterkörper, in der Tafel II mit Nr. 14 bezeichnet), der verschmälerte untere Abschnitt ist die *Cervix* (uteri) (Hals der Gebärmutter, Nr. 16).

Das untere Drittel der Cervix haben wir schon als *Portio vaginalis* (uteri), die zapfenförmig in die Vagina hineinragt und diese nach oben abschließt, kennengelernt. Hier müssen wir sie noch etwas näher betrachten, besonders auch, weil sie beim Geschlechtsakt eine wichtige Rolle spielt. Besser aber als viele Worte gibt eine Abbildung einen Eindruck von der Portio vaginalis, wie man sie in der Tiefe der Scheide zu sehen bekommt, wenn man die Scheidenwände mit irgendeinem geeigneten Instrument, eventuell auch mit den Fingern, auseinanderhält. In der Tafel IV ist links die Portio einer Nullipara, das heißt einer Frau, die nie geboren hat, rechts eine solche von einer Frau, die mehrere Kinder zur Welt brachte, einer Multipara also, in natürlicher Größe dargestellt. Der Unterschied ist deutlich: bei der Nullipara ist die Portio schlank, der *Muttermund* (das *Ostium uteri)* mehr rundlich, während die Portio bei der Multipara größer, massiver ist und das Ostium einen mehr oder weniger breiten, etwas klaffenden Querspalt darstellt, von welchem gewöhnlich nach beiden Seiten narbige Einrisse ausgehen. Nur in diesem Falle hat also das Ostium eine Form, die wirklich einem Munde etwas ähnlich sieht. Und eigentlich könnte man nur hier mit einigem Recht von Muttermundslippen reden. Man tut das aber immer und nennt den vor dem Ostium gelegenen Portioteil die vordere, den hinter ihm gelegenen hintere Muttermundslippe.

In dem Ostium ist meistens ein glasheller Schleimpfropf sichtbar, der aus zähem, alkalisch reagierendem Schleim besteht, welcher von den Drüsen der Cervixschleimhaut abgesondert wird. Er heißt nach seinem Beschreiber der *Kristellersche* Schleimpfropf, wird aber im ärztlichen Jargon kurzweg der »Kristeller« genannt. Er dient gewissermaßen als Verschluß der Gebärmutterhöhle. Andererseits hat er bei oder sofort nach der Kopulation (Geschlechtsvereinigung) die Aufgabe, den Samenfäden den Aufstieg in die Gebärmutter zu erleichtern; in welcher Weise, das werden wir später sehen. Der Schleimpfropf haftet meistens den Rändern des Muttermundes und des Halskanals so fest und zäh an, daß es sehr schwierig oder unmöglich ist, ihn wegzuwischen.

Nun wenden wir uns wieder der Tafel II zu, um uns die Verhältnisse der Gebärmutter genauer anzusehen.

Ich muß dabei zuallererst bemerken, daß die abgebildete Lage des Organs nicht genau den gewöhnlich bestehenden Verhältnissen entspricht. Hier in der Zeichnung liegt der Uterus etwas zu hoch im Körper, sein oberer Teil reicht über den Beckeneingang hinaus, während er in natura für gewöhnlich im kleinen Becken, also unterhalb der Beckeneingangsebene, bleibt. Diese Ungenauigkeit der Abbildung ist teilweise, jedoch nicht allein, von der schematisierenden Verdeutlichung der Verhältnisse abhängig. Sie liegt in der Hauptsache daran, daß Gebärmutter und Scheide zusammen hier ungefähr in der Lage und Ausdehnung wiedergegeben sind, in welche die Einführung des erigierten Penis sie bringt: die Vagina in die Länge gedehnt, mit auseinandergehaltenen Wänden; die Portio vaginalis, und mit ihr der ganze Uterus, in die Höhe gedrückt.

Weiter würde in Wirklichkeit bei dem angegebenen Grade der Blasenfüllung und bei leerer Scheide das Corpus uteri (der Gebärmutterkörper) stärker nach vorne geknickt der Harnblase aufliegen, der Winkel zwischen Gebärmutterkörper und -hals also schärfer sein und die Anteflexion, wie diese normale Lage der Gebärmutter genannt wird, ausgeprägter. Und schließlich wird die Portio, sobald sie nicht mehr hinaufgedrückt und nicht mehr von der vorderen Vaginalwand nach vorne gezogen wird, das heißt also, sobald der Penis die Scheide verlassen hat, ihre stärker nach hinten gerichtete Stellung wieder einnehmen, der Muttermund wird mehr nach hinten stehen und dem hinteren Scheidengewölbe (dem Receptaculum seminis) näher sein. Die nicht mehr gedehnte Scheide selbst neigt sich dabei auch wieder etwas stärker nach hinten und ihre Vorderwand legt sich der hinteren Wand wieder auf.

Das sind die zu beachtenden Unterschiede zwischen Lage und Haltung von Uterus und Vagina im leeren Zustand und in der

Coitusstellung. Ich habe die Organe ungefähr in Coitusstellung abgebildet, nicht nur, weil uns diese Position in einer »Physiologie der
Ehe« selbstverständlich speziell zu interessieren hat, sondern auch,
weil man auf diese Weise ein mehr übersichtliches und deutliches
Bild erhält und dadurch das Verständnis erleichtert wird.

Aus dem Gesagten ist ersichtlich, daß dem Uterus (und mit ihm
den anderen inneren Geschlechtsorganen) eine beträchtliche Beweglichkeit zukommt. Er kann durch Einwirkung verschiedener Art
aus seiner Gleichgewichtsstellung gebracht werden. Wir lernten
schon eine Einwirkung kennen, die ihn nach oben stößt. So gibt es
auch solche, die ihn nach unten drücken (die Bauchpresse, die der
Mensch beim gewöhnlichen »Drücken« betätigt), solche, die ihn nach
vorne drängen (zum Beispiel ein stark gefüllter Darm), und andere,
die ihn nach hinten dislozieren (die stark gefüllte Blase vor allem).
Auch der Wirkung der Schwerkraft ist die Gebärmutter bei verschiedenen Lagen der Frau in verschiedener Weise ausgesetzt. Und
bei alledem geht es nicht allein um eine Beweglichkeit des Organs
als Ganzes, sondern auch um Drehungen um seine verschiedenen
Achsen und um Veränderungen von Corpus und Cervix in ihrer Beziehung zueinander. Diese große Anzahl von verschiedenen, aber
ganz normalen Stellungen so wichtiger Organe macht es uns deutlich, in wie labilem Gleichgewicht sich die Lage der inneren Geschlechtsorgane befindet.

Und dennoch kommen die Organe immer wieder in ihre Normallage zurück. Wie geht das vor sich?

Dies geschieht durch die Wirkung der elastischen Beckenmuskulatur
(Tafel III) und des unelastischen Bandapparats, der die Beckenorgane hält und stützt. Dieser Bandapparat besteht aus den beiden
Ligamenta lata, den Breiten Bändern, die vor allem eine Aufhänge-
funktion haben. Sie enthalten etwas Muskelgewebe und bestehen aus
einer Falte des faserig-muskulösen Bauchfells, die über den Uterus
zur Seitenwand der Beckenhöhle zieht und auf beiden Seiten den
Eierstock und den Eileiter einschließt. Stützfunktion haben hauptsächlich die Ligamenta cardinalia (die Hauptbänder), die utero-
sacralen Bänder und die pubo-cervicale Faszie. Diese letztgenannten
Bänder bilden einen Teil des zusammenhängenden Bindegewebes,
das sich im ganzen Becken ausdehnt und die dortigen lebenswichti-
gen Organe stützt. Der Uterus wird zusätzlich noch durch sein Ei-

gengewicht und durch die Runden Bänder, die ihn nach vorne ziehen, in Position gehalten.

Die Elastizität des Gewebes kann leicht geschädigt werden, wenn nach Überschreiten der Elastizitätsgrenze der Aufhängeapparat überdehnt wird. Daher ist es von besonderer Wichtigkeit, daß einem Überschreiten dieser Grenze entgegengearbeitet wird. Das geschieht durch das Widerlager des Beckenbodens, gegen den die Beckeneingeweide bei Erhöhung des Druckes gedrängt werden. Zweierlei ist also notwendig, um die Beckenorgane in ihrer Normallage zu erhalten: ein in seiner Elastizität nicht geschwächter Haftapparat und ein intakter, fester Stützapparat (das heißt eine unversehrte, starke Beckenbodenmuskulatur). Beide müssen zusammenwirken, wenn die Befestigung der Beckeneingeweide nicht Schaden leiden soll.

Die *Uterushöhle* (das *Cavum uteri,* in Tafel II gestrichelt), welche bei Nulliparen ungefähr 7 cm, bei Frauen, die geboren haben, etwa 8 cm lang ist, hat in sagittaler Richtung (also unserem Durchschnittsbild entsprechend) nur geringe Weite. In querverlaufendem Durchschnitt aber zeigt sie im Bereich des Gebärmutterkörpers einen dreieckigen Raum, dessen Basis der Wand des Uterusbodens (Fundus) entspricht. Die Spitze dieses Dreiecks ist nach unten gerichtet, liegt in der Höhle des Knickungswinkels zwischen Corpus und Cervix und bildet dort einen sehr engen (höchstens 3 mm) Durchgang zum Halskanal (Zervikalkanal), welcher mit dem *Ostium uteri externum (äußerer Muttermund),* kurzweg als *Muttermund* oder als *Ostium* bekannt in die Scheide mündet. Im Gegensatz zu diesem heißt jene Stelle der *innere Muttermund (Ostium uteri internum).* An den Ecken der Dreiecksbasis, die als Tubenwinkel bezeichnet werden, geht die Uterushöhle, mit ganz engen Öffnungen, jederseits in die Lichtung des Eileiters über.

Die Uterushöhle ist ausgekleidet mit einer drüsenreichen Schleimhaut, welche in bezug auf die Einbettung und Ernährung des befruchteten Eies große Aufgaben zu erfüllen hat, denen sie nur durch entsprechende Umbildung ihrer Struktur gerecht zu werden vermag.

Auf diese Aufgaben bereitet sie sich jeden Monat (alle vier Wochen) vor, wobei die Strukturveränderungen schon einen erheblichen Grad erreichen. Erweist sich diese Vorbereitung als unnütz, weil kein befruchtetes Ei sich zur Ansiedlung meldet, so wird sie in kürzester Zeit rückgängig gemacht, die gewucherte Schleimhaut geht allergrößtenteils zugrunde und wird abgestoßen, wobei sich der Vorgang nach außen durch Abgang von Blut und blutigen Absonderungsprodukten, das ist durch die Menstrualblutung, bemerkbar macht.

Von der Schleimhaut bleibt nur die unterste Schicht zurück. Sie bleibt einige Zeit im Ruhestadium, bis ein neuer Anstoß zur Vorbereitung für den Eiempfang sie wieder in Wucherung versetzt. Stellt sich diese wieder als vergeblich heraus, weil keine Befruchtung zustande kam, so findet eine neue Abstoßung statt und die Menstrualblutung tritt wieder in Erscheinung. So wiederholen sich die Vorgänge, solange ihre Reihenfolge nicht durch Schwangerschaft unterbrochen wird, während des ganzen geschlechtsreifen Alters, in regelmäßigen vierwöchentlichen Intervallen den Menstruationszyklus bildend.

Wir werden im nächsten Kapitel ausführlich auf sie zurückkommen, wenn wir die Menstruation in ihrem Zusammenhang mit den übrigen regelmäßig zurückkehrenden Schwankungen in den Lebensprozessen der Frau und in ihrer Abhängigkeit von der Tätigkeit des Eierstocks zu behandeln haben.

Die Muskelwand des Uterus hat eine Dicke von etwa 1 bis 1,5 cm; im Corpusteil ist ihre Stärke am größten.

Der Uterusmuskel besitzt eine große Kraft, die sich am deutlichsten zeigt, wenn er die ungeheure Arbeit der Geburt zu leisten hat.

Allerdings hat er sich tüchtig darauf vorbereitet, indem sich die Muskelelemente während der Schwangerschaft in solchem Maße vermehrt und vergrößert haben, daß das Gewicht der Gebärmutter von 50 bis 70 g (50 bei Nulliparen, 60 bis 70 bei Multiparen) auf 900 bis 1200 g, sofort nach der Geburt gerechnet, gestiegen ist.

Eine Eigentümlichkeit der Uteruskontraktionen ist, daß sie verhältnismäßig schwach anfangen, ansteigen, eine kurze Zeit auf der Höhe ihrer Intensität bleiben und dann allmählich wieder abklingen. Dann folgt eine Pause; erst nach dieser setzt eine neue Kontraktion ein. Diese Eigentümlichkeit ist selbstverständlich am besten während der Geburt wahrnehmbar, doch zeigt sie sich im allgemeinen auch außerhalb der Schwangerschaft.

Starke Zusammenziehungen der Gebärmutter können auch von einem eigenartigen, ganz bestimmten Schmerzgefühl begleitet werden. Dieser »Wehen«-Schmerz wird heute aber nicht mehr unbedingt als normal betrachtet: Die Methode der »schmerzlosen Geburt«

hat gezeigt, daß dieser Schmerz auf psychologischem Wege durch Krämpfe infolge von Furcht entsteht; fällt die Furcht weg, so verschwinden die Schmerzen.

Kontraktionen von geringerer Intensität, besonders solche, die keinen Widerstand zu besiegen haben, können schmerzlos und sogar völlig unbemerkt verlaufen. Glücklicherweise ist das zum Beispiel der Fall bei der Uteruskontraktion auf der Höhe der Geschlechtsvereinigung.

Die Gebärmutter ist an ihrer Außenseite mit *Peritoneum* (Bauchfell) bekleidet. Nur die schmalen Seitenstreifen, wo die Breiten Bänder vom Organ abgehen, und der untere Teil des Uterus tragen diese Bekleidung nicht.

In der Tafel II ist deutlich sichtbar, daß das Bauchfell an der Vorderseite weniger tief auf die Muskelwand herabreicht als an der Hinterseite und auch, daß es vorne nicht bis zur Vaginalwand geht wie hinten.

Das Bauchfell ist mit der unterliegenden Muskulatur der Gebärmutter fest verbunden; nur an der vorderen Umschlagstelle, dort also, wo es von dem Uterus auf die Blase übergeht, ist die Verbindung locker. Das Peritoneum läßt sich dort leicht auf der Unterlage verschieben[18]. Diese Stelle bildet die Blasen-Uterus-Falte. Von da aus nach vorne überzieht es einen großen Teil der oberen hinteren Blasenwand und setzt sich dann, etwas oberhalb der Symphyse, auf der vorderen Bauchwand fort. Die hintere Umschlagsfalte, an der tiefsten Stelle des Cavum Douglasii, haben wir vorhin schon erwähnt. Von dort aus überzieht das Bauchfell die Vorderseite der Wirbelsäule und die seitlichen Partien der inneren Bauchwand.

Kurz gesagt: das Peritoneum, eine sehr dünne, glänzende Haut, kleidet die ganze Bauchhöhle aus und überzieht ebenso die Baucheingeweide. Und die inneren Geschlechtsorgane, die Vagina ausgenommen, liegen fast ganz in dem Peritonealraum, von einer quer durch das Becken verlaufenden Duplikatur des Bauchfells festgehalten und größtenteils überdeckt. In der Figur II habe ich versucht, die Situation so deutlich, wie es bei diesen nicht leicht zu verstehenden Verhältnissen in einfacher Weise möglich ist, wiederzugeben.

---

[18] Der weiße Streifen, der in der Zeichnung zwischen der Uteruswand und der Peritoneumlinie offengelassen ist, bedeutet also nicht das Zwischenliegen einer deutlichen Bindegewebeschicht, sondern ist nur aus Deutlichkeitsrücksichten offengelassen.

Man hat sich dabei den (in der Zeichnung gestrichelten) Peritoneal-raum (das heißt seinen unteren Teil, der hier allein in Betracht kommt) als völlig mit Därmen gefüllt vorzustellen, die den Geschlechtsorganen überall anliegen.

Die nahen Beziehungen zwischen Geschlechtsorganen und Peritoneum sind von besonderer Wichtigkeit, weil die Genitalien infolge ihrer regen Verbindung mit der Außenwelt und ihrer starken Inanspruchnahme leicht die Vermittler werden können für das Eindringen von Entzündung erregenden Agentien in die Bauchhöhle.

Die *Eileiter (Tuben,* Tafel II, Nr. 11) schließen sich jederseits der Uterusecke an. Sie stellen 10 bis 15 cm lange, geschlängelte Röhren dar, die in der Richtung der seitlichen Beckenwände verlaufen. Die Tuben sind in ihren Anfangsstücken, die von den Tubenwinkeln der Uterushöhle ausgehen und die Uteruswand durchsetzen, sehr eng; ein Stückchen weiter nach auswärts erweitern sie sich allmählich. Doch bleibt ein Eileiter immer eine ziemlich enge, dünne, zarte, biegsame Röhre.

Das Organ ist in dem oberen freien Rand des Ligamentum latum eingeschlossen. Sein lateraler, nach hinten umbiegender, trichterförmig erweiterter Teil liegt frei in der Bauchhöhle. Mit seinen vielen, tiefrot gefärbten Fransen und den zarten, in der Längsrichtung verlaufenden Schleimhautfalten sieht es einer gefüllten Nelke ähnlich.

Wie aus dem früher Gesagten hervorgeht und auch auf der Tafel deutlich angegeben ist, besteht eine direkte Verbindung zwischen der äußeren Öffnung der Geschlechtsorgane und der Bauchhöhle. Die Bedeutung dieser Tatsache ist groß. Doch hat man sich selbstverständlich die Sache nicht so zu denken, daß es sich um einen wirklich offenen Durchgang handelt; ein gewisser Verschluß wird durch das Aneinanderliegen der Wände, durch den *Kristellerschen* Schleimpfropf, durch kleine Flüssigkeitsmengen in den engen Tubenstücken erreicht. Wird aber zum Beispiel Flüssigkeit in die Gebärmutterhöhle eingespritzt, so vermag sie in die Tuben vorzudringen und durch diese in die freie Bauchhöhle zu gelangen, was (bei der großen Resorptionsfähigkeit des Peritoneums) zu Vergiftung oder auch zu örtlichen und sogar allgemeinen Bauchfellentzündungen Veranlassung geben kann.

Die Innenseite der Tube trägt zahlreiche Längsfalten und Leisten und ist mit einer Zellenschicht ausgestattet, die mikroskopisch kleine, zarteste Härchen trägt, welche immer in Bewegung sind und nach einer bestimmten Richtung hin flimmern. Die Richtung ist die nach dem Uterus zu, und da das Flimmerepithel während des ganzen Lebens unaufhaltsam arbeitet, erzeugt es eine immer anhaltende kapillare Flüssigkeitsströmung, die aus der Bauchhöhle nach dem Uterus hin führt. Die Strömung trägt viel dazu bei, den Eileiter seine Zwecke erfüllen zu lassen. Diese bestehen in dem Zusammenbringen von männlicher und weiblicher Keimzelle und dem Transport des befruchteten Eies in die Gebärmutter. In zweierlei Hinsicht ist dabei die von dem Flimmerepithel der Tube erzeugte Flüssigkeitsströmung nützlich. Es gelingt ihr, das aus dem Eierstock losgelöste Eichen durch eine gewisse Saugwirkung des Stromes zu erfassen, in die abdominale Tubenöffnung hineinzuschwemmen und es (nachdem es inzwischen befruchtet ist) weiter zum Uterus zu befördern. Und andererseits reizt die zur Gebärmutter hin gerichtete Strömung die Samenfäden (Spermatozoen), die gerade in entgegengesetzter Richtung, also stromaufwärts, schwimmen müssen, um das Ei zu erreichen, zu erhöhter Bewegungsleistung; denn es ist eine Eigentümlichkeit dieser mit kräftiger Eigenbewegung ausgestatteten Keimzellen, daß sie vorzugsweise gegen den Strom schwimmen. So bringt denn dieser Strom die beiden verschieden gearteten Zellen, die sich suchen, um sich in Verschmelzung zu ergänzen, zusammen. In der Regel geschieht diese Verschmelzung, die Befruchtung (auch Konzeption genannt), im seitlichen, gebogenen Teil des Eileiters. Das befruchtete Ei beginnt seine Entwicklung, während es durch den Eileiter zum Uterus transportiert wird. Eine Woche nach der Befruchtung nistet es sich im Uterus ein. Daß die Muskelschicht des Eileiters, mit ihren peristaltischen, hin- und hergehenden, aber wesentlich nach dem Uterus hin gerichteten Bewegungen an diesem Transport sowie auch bei der Entstehung der obengenannten Saugwirkung besonders beteiligt ist, wollen wir hier nicht unerwähnt lassen.

Der *Eierstock (Ovarium)*, wie der Eileiter ein paariges Organ, ist ein länglich-rundliches Gebilde, an dem der eine Längsrand einen geradlinigen Verlauf zeigt. Es ist etwa 3 bis 5 cm lang, 1,5 bis 3 cm breit, 0,5 bis 1,5 cm dick, hat eine derb-elastische Konsistenz und infolge der sich entwickelnden und der gesprungenen Eibläschen eine unregelmäßige Oberfläche.

Der gebogene Rand des Ovariums und die beiden Flächen liegen frei in der Bauchhöhle. Mit dem geraden Längsrand ist es an der

Rückwand des Breiten Bandes angeheftet. Außerdem ist es durch ein eigenes Band an den Seitenrand des Uterus und durch ein anderes (das Aufhängeband des Eierstocks, in der Tafel II als Nr. 9 angegeben) an der Beckenwand befestigt, wodurch seine Lage (obwohl sie wechselnd ist) bestimmt wird. Der Tubentrichter liegt in der unmittelbaren Nähe des freien hinteren Randes und der medialen Fläche des Eierstockes.

In den Ovarien sind die Anlagen für ungezählte Eier enthalten. Es findet da eine fortwährende Ausbildung und auch Rückbildung statt. Bei der Ausbildung entstehen mit Flüssigkeit gefüllte Bläschen, die in einem Teile ihrer Wand das Eichen beherbergen. In Zwischenräumen von vier Wochen gelangt so ein (Follikel genanntes) Bläschen zur Reife, das eine Mal in dem einen Eierstock, das andere Mal im andern (wobei aber ein fester Turnus nicht nachgewiesen werden kann). Es bildet sich zu einer Endstufe, dem reifen sprungfertigen Follikel aus, der nach seinem Entdecker Reinier de Graaf (†1673 in Delft) *de Graafsches* Bläschen oder *de Graafscher* Follikel genannt wird. So ein sprungfertiger Follikel, der die Größe einer kleinen Kirsche bekommen kann, hat bei seinem Wachstum immer die Oberfläche des Eierstocks erreicht, so daß diese buckelartig vorgewölbt wird, wobei sich schließlich die Wand des Bläschens an seiner Kuppe derartig verdünnt, daß der Follikel platzt. Die ausströmende Flüssigkeit reißt das Ei (das nur einen Durchmesser von 0,2 mm hat) mit sich fort. Es gelangt dadurch in die freie Bauchhöhle, in die Nähe des Tubentrichters, und wird auf die oben beschriebene Weise in den Eileiter befördert.

Der geplatzte Follikel hat damit aber seine Aufgabe nicht beendet. Es treten in seiner Wand starke Wucherungserscheinungen auf, und er bildet sich schnell zu einem drüsenartigen Körper um, der seiner Farbe nach »Gelbkörper«, *Corpus luteum*, genannt wird.

Das Corpus luteum sondert Stoffe ab, die, in das Blut gelangend, einen großen Einfluß auf den Gesamtorganismus sowohl wie auf die Gebärmutterschleimhaut ausüben. Ist Schwangerschaft eingetreten, so geht das Wachstum des Gelbkörpers weiter; er bleibt während einiger Monate in Funktion. Findet dagegen keine Befruchtung statt, so bildet sich das Corpus luteum nach einer kurzen Blütezeit zurück, und es bleibt nur eine kleine Narbe in der Oberfläche des Eierstocks bestehen.

Da nur alle vier Wochen ein Follikel zur Reife kommt, vermögen die allermeisten dieser sehr zahlreichen Gebilde, die schon einen Teil, aber doch nur einen Teil, ihrer Entwicklung durchlaufen haben, es nicht, die volle Entwicklung zu erreichen. Sie werden zurückgebildet und haben keine Funktion mehr.

Die Eierstöcke stellen somit Organe dar, welche eine äußere und eine innere Absonderung vollbringen.

Die äußere Absonderung ist intermittierend. Die innere teilweise auch; zum anderen Teile aber muß sie als unausgesetzt betrachtet werden.

Der Bedeutung der Ovarialfunktion für die Geschlechtsgefühle ist im zweiten Kapitel schon gedacht. Wir haben sie im nächsten Abschnitt in ihren Beziehungen zur Menstruation und in ihrer Beeinflussung des Gesamtorganismus der geschlechtsreifen Frau zu betrachten.

3. Eierstocktätigkeit / Wellenbewegung der Lebenserscheinungen im weiblichen Organismus und Menstruation

Die Fragen, die wir jetzt zu besprechen uns anschicken, sind äußerst schwierig, nicht allein, weil sie in hohem Maße kompliziert sind, sondern vor allem, weil sie vieles enthalten, was sich außerordentlich schwer verstehen läßt, und manches, sehr Wichtiges, was noch unbekannt ist.

Trotzdem müssen wir versuchen, uns nach Möglichkeit über sie klar zu werden; denn das Wesentliche im körperlichen und gutteils auch im seelischen Leben der Frau wird nicht nur von ihnen berührt, sondern beherrscht.

Die Eierstöcke (die wir, weil sie in ihrer Funktion zusammen ein Ganzes bilden, nach altem Beispiel gewöhnlich »das Ovarium« oder »das Ovar« nennen werden, wenn es auch normalerweise ihrer zwei gibt) haben eine doppelte Aufgabe: das Ei, die weibliche Keimzelle, zu *produzieren* und es bei seiner weiteren Entwicklung zu *schützen*.

Von der Art und Weise, in welcher das Ovar die erstgenannte Aufgabe erfüllt, wissen wir schon vieles, wozu uns insbesondere die mikroskopischen Untersuchungsmethoden verholfen haben.

Aber dennoch – hier fängt die Schwierigkeit schon an. Wann wird ein Ei ausgestoßen? Geschieht das in regelmäßigen Zwischenräumen? Und wie verhält sich der Zeitpunkt der Eiausstoßung (Ovulation)

zu dem Blutabgang, der alle vier Wochen aus dem Uterus stattfindet?

Daß wir diesen Blutabgang vorzugsweise und nachdrücklich in
unsere Betrachtung mit hineinbeziehen, ist die Folge seiner Sinn-
fälligkeit, seines regelmäßigen Erscheinens und seiner Bedeutung als
Zeichen von nichteingetretener Schwangerschaft. Überall und immer
hat die Menstruation für die Frauen und für die Ärzte die Rolle
eines Kontrollapparates gespielt, welcher die wichtigsten Vorgänge
in den Geschlechtsorganen anzeigt. Auch wir wollen diesen Apparat
als Zeitmesser gebrauchen und die zeitliche Folge der Phasen verschiedener Funktionen der Geschlechtsorgane und vieler Verrichtun-
gen des übrigen Körpers nach ihm andeuten. So teilen denn auch
wir die vierwöchigen Perioden, in denen das Leben der normalen,
nichtschwangeren Frau verläuft, so ein, daß sie von dem ersten Tage
der Menstruation bis zum 28., der dem Anfang der Blutung folgt,
gerechnet werden.

An welchem Tage findet also die Ovulation statt? So lautet kurz
die Frage, die wir uns oben stellten. Ihre Beantwortung hat nicht
allein theoretischen Wert. Denn da der Tag nach dem Freiwerden
des Eies offensichtlich am meisten geeignet ist für einen befruchtenden Coitus, hat man immer viel auf seine Ermittlung gehalten. In
den letzten Jahren ist es uns durch zahlreiche Wahrnehmungen
während Operationen und durch genaue Beobachtungen an Frauen,
bei denen der Follikelsprung auf andere Weise deutlich zu erkennen
war, gelungen, Einsicht in diese Frage zu erhalten.

Zu Beginn jedes Zyklus beginnen in beiden Eierstöcken mehrere
Eier zu reifen. Eines unter ihnen reift dann aber schneller als die andern, die durch bestimmte Drüsenausscheidungen gehemmt werden,
so daß normalerweise jeden Monat nur ein einziges Ei völlig ausreift. Dieser Reifevorgang geht kontinuierlich vor sich bis zu einem
bestimmten Zeitpunkt in der Mitte zwischen zwei Menstruationen,
wo der Graafsche Follikel platzt und das Ei in den Eileiter ausge-
schwemmt wird. Im Eileiter bleibt es – wenn es nicht befruchtet
wird – nur 24 Stunden; dann löst es sich auf und verschwindet.

Die genaue Zeit der Ovulation ist von Frau zu Frau und von
Zyklus zu Zyklus verschieden. Das einzig Konstante daran ist, daß
sie 14 Tage vor dem Beginn der nächsten Menstruation eintritt. Wir
können sagen, daß sie sich normalerweise zwischen dem 11. und 15.
Tag des Zyklus ereignet, daß sie aber durch äußere Umstände be-

einflußt werden kann, durch Krankheiten und Aufregungen zum Beispiel; vielleicht kann auch der Reiz des Coitus eine verfrühte Ovulation bewirken.

Obwohl ein Zyklus im Durchschnitt 28 Tage dauert, haben viele Frauen kürzere oder längere Perioden. Bei Frauen mit einem Zyklus von weniger als 28 Tagen tritt die Ovulation verhältnismäßig früher im Zyklus auf und umgekehrt. Alle diese Aussagen wurden nicht nur durch die Beobachtung von Graafschen Follikeln bei chirurgischen Operationen bestätigt, sondern auch durch die regelmäßigen Veränderungen der Körpertemperatur in den verschiedenen Phasen des Zyklus. Dies werden wir später in diesem Kapitel noch besprechen.

Vergegenwärtigt man sich nun die schon vorhin gestreifte Möglichkeit, daß die um diese Zeit stattfindende Geschlechtsvereinigung die Follikelberstung direkt verursachen kann; denkt man weiter an die im vorigen Abschnitt besprochenen, gerade dann bestehenden günstigen Lebensbedingungen für die Spermatozoen in der Scheide (geringer Säuregehalt, der der Lebenstätigkeit der Samenzellen genau entspricht); und zieht man schließlich in Betracht, wie sich an die Ovulation sofort diejenigen Veränderungen in den Geschlechtsorganen sowohl wie im Gesamtorganismus anschließen, welche darauf abzielen, dem befruchteten Ei die bestmöglichen Vorbedingungen zu einer ungestörten Entwicklung zu bieten; dann ist es klar, in wie vollendeter Weise die Natur diese Vorgänge ineinandergreifen läßt, um ihren Zweck, die Fortpflanzung und damit die Erhaltung der Art, zu erreichen.

Zwei Gruppen von Hormonen sind am Ovarialzyklus beteiligt: die Östrogene und das Progesteron. Unter dem Einfluß der Hypophyse produziert das Ovar ein östrogenes Hormon, das Östradiol. Unter seiner Wirkung reift und wächst das Ei, bis es die Oberfläche des Ovars durchbricht und – bereit zur Befruchtung – seinen Weg in den Eileiter findet. Das Progesteron macht den Uterus dazu fähig, das befruchtete Ei aufzunehmen und zu behalten. Wie wir schon erwähnt haben, geschehen diese Ereignisse in der Mitte zwischen zwei Menstruationen; wir kennen sie als Eisprung (Ovulation). Zwei Tage vor und zwei Tage nach der Ovulation ist die fruchtbarste Zeit in der Periode zwischen zwei Menstruationen. Eine Woche vor und eine Woche nach der Menstruation dagegen befinden wir uns in der sogenannten »sicheren Periode«. Dies ist eine falsche Benennung, denn eine Ovulation kann sich – gelegentlich – zu jeder Zeit des Monats ereignen. Findet eine Ovulation statt, so tritt das andere Hormon, das Progesteron, in Aktion. Es wird durch den »Gelbkörper«, das Corpus luteum, produziert, den wir schon auf S. 71 erwähnt haben. Der Gelbkörper entwickelt sich im Graafschen Follikel, dieser kleinen Höhle, die das Ei zurückläßt, wenn es aus dem Ovar austritt. Wird das Ei befruchtet, so nimmt der Gelbkörper an Größe zu und bleibt während der ersten drei Schwangerschaftsmonate aktiv: er beschützt so lange das Wachstum des Embryos und hilft mit, eine Fehlgeburt zu vermeiden. Nach dieser Zeit beginnt der Gelbkörper zu schwinden, und die Produktion des noch immer notwendigen Progesterons wird für den Rest der Schwangerschaft in steigender Menge von der Plazenta (der »Nachgeburt«) übernommen. Wenn das Ei hingegen nicht befruchtet wird, dann degeneriert der Gelbkörper, wird kleiner und kleiner, und seine hemmende Wirkung hört auf. Sogleich beginnt wieder mit der Menstruation der ganze Zyklus von Eireifung, Ovulation und Befruchtung – oder Nichtbefruchtung, bis eine Schwangerschaft oder die nächste Periode eintritt.

Die Ovarien sollen ungefähr 100 000 Eianlagen enthalten. Jedes reife Ei ist ein winziges Kügelchen von 5 mm Durchmesser, und im Leben einer Frau geht jeden Monat während ungefähr 30 Jahren ein reifes Ei durch den Eileiter in den Uterus. Wird das reife Ei dabei befruchtet, so beginnt eine Schwangerschaft, wie wir auf S. 70 erwähnt haben. Wird es nicht befruchtet, so löst es sich vor der nächsten Menstruation auf. Die Natur scheint also außergewöhnlich verschwenderisch zu sein, reifen doch mehr als 98 000 Eier gar nicht aus, von den restlichen gelangen nur ungefähr 400 vollständig zur Reife, und davon werden im allgemeinen weniger als sechs befruchtet. Beim Mann jedoch finden wir ein noch größeres Mißverhältnis: Bei einer einzigen Ejakulation werden 200 bis 300 Millionen Samenzellen ausgeschieden, von denen nur eine einzige für die Befruchtung nötig ist. Dieses Verhältnis ist keine Besonderheit des Menschen: es ist das in der Natur allgemein übliche.

Viel Forschungsarbeit war nötig, um hinter alle diese komplexen Vorgänge zu kommen. Wir können die Schlußfolgerungen dieser Forschung folgendermaßen vereinfachen und zusammenfassen: Am Ursprung der regelmäßigen Umstellungen im weiblichen Organismus stehen chemische Reize, die vom Hypothalamus, einem bestimmten Hirnteil, ausgehen. Diese aktivieren eine Hormondrüse, die Hypophyse, die in einer Nische der Schädelbasis gelegen ist. Die Hypophyse ihrerseits stimuliert oder bremst, je nach Bedarf, die Hormonproduktion der Ovarien.

Der Gelbkörper erfüllt in nicht weniger kräftiger, um nicht zu sagen noch kräftigerer Weise seine Aufgabe, indem er durch Einwirkung seiner Absonderungsprodukte die Uterusschleimhaut veranlaßt, sich auf die Einbettung und Ernährung des zu befruchtenden Eies vorzubereiten.

Unter seinem Einfluß fängt diese Schleimhaut, aus dem Stadium des geringen Umfanges und der geringen Tätigkeit heraustretend, eine Entwicklung an, welche die erste Stufe der Schwangerschafts-Uterusschleimhaut bildet und einer regelrechten Wucherung gleichkommt. Nachdem Hitschmann und Adler (Wien) 1907 die Phasen dieser Wucherung beschrieben und in ihrer Bedeutung gewürdigt haben, ist es den zahlreichen und genauen mikroskopischen Untersuchungen F. Driessens (Amsterdam) vorbehalten gewesen, hier vollständige Klarheit zu schaffen.

Vor dieser Wucherung aber findet eine Regeneration statt. Diese beginnt noch während der eigentlichen Menstruation und dauert über die ganze erste Hälfte des Zyklus, dann geht sie über in die Phase der Wucherung und endlich in die der Sekretion (Ausscheidung), die während der zweiten Hälfte des Zyklus im Gange ist und erst aufhört, wenn die Menstruation beginnt.

Diese wird örtlich gekennzeichnet durch Zugrundegehen und Abstoßung eines großen Teiles der gewucherten Schleimhaut und durch Absonderung von blutiger Flüssigkeit, die sich bis zum Abgang von fast reinem Blute steigern kann. Für den Gesamtorganismus bedeutet sie mehr – wie sie denn auch als ein Teil einer allgemeinen Reaktion des Körpers aufgefaßt werden muß. Wir werden uns nachher ausführlich mit ihr befassen.

Glykogen ist eines der Ausscheidungsprodukte der Uterusschleimhaut, ein Stoff, der als Zwischenstufe zwischen Kohlehydraten und Zucker die Bedeutung eines wichtigen Reservenährmaterials hat, so daß seine Aufspeicherung in dem Boden, der dazu bestimmt ist, das befruchtete Ei aufzunehmen und zu ernähren, als eine Vorbereitung für diese Aufgabe betrachtet werden kann. Seine Produktion nimmt zwei Tage nach Anfang der Gelbkörperbildung stark zu, folgt weiter der Funktionskurve des Corpus luteum und fällt steil ab, sobald dieses seine Rückbildung begonnen hat.

Die entfernt gelegenen Sexualorgane, die Brüste, *folgen* ebenfalls den drei Stadien der Corpus-luteum-Welle, ihrem Ansteigen, ihrer Höhe und ihrem Abklingen. A. Rosenburg hat das durch seine mikroskopisch-anatomischen Untersuchungen von Brüsten, aus verschiedenen Abschnitten des Menstruationszyklus stammend, bewiesen. Wie die Veränderungen in der Gebärmutterschleimhaut, die sich an die Tätigkeit des Corpus luteum anschließen, so sind auch die von Rosenburg beschriebenen Vergrößerungen der Drüsenelemente in den Brüsten als Anfangsstadium von Schwangerschaftsveränderungen aufzufassen.

Für jedes Ei, das den Eierstock verläßt, erwartet also die Natur die Befruchtung. Jedesmal bereitet sie alles vor, was dieser Befruchtung zu folgen hätte. Und jedesmal baut sie alle Vorbereitungen wieder ab, wenn sie ihre Erwartung enttäuscht sieht.

Daß die Brüste vor der Menstruation anschwellen, sich praller anfühlen und sich ihren Besitzerinnen sogar unangenehm bemerkbar machen können, ist eine allgemein bekannte Erscheinung. Man soll sich aber hüten, diese Schwellung für identisch mit dem von Rosenburg beschriebenen prämenstruellen Wachstum zu halten. Das ist sie sicher nicht. Erstens fallen die beiden Erscheinungen nicht zeitlich zusammen. Und dann kann die fühlbare Schwellung viel zu rasch kommen, als daß sie von einem Wachstum abhängig sein könnte.

Ob das Rosenburgsche Wachstum zu *fühlen* ist, möchte ich dahingestellt sein lassen. Vielleicht bei der einen Frau wohl, bei der anderen nicht. Die gewöhnlich fühlbare Schwellung der Brüste aber mag wohl abhängig sein von einer vermehrten Blutfüllung, welche meistens durch eine Erweiterung der kleinen Blutgefäße bedingt ist. Diese kann aber nicht nur infolge der chemischen (zum Beispiel innersekretorischen) Einflüsse zustandekommen, sondern ebenfalls auf reflektorischem Wege entstehen.

Ein gutes Beispiel für das Gesagte und zu gleicher Zeit einen sehr interessanten Beitrag zur Beantwortung der Fragen, die uns hier beschäftigen, liefert die rasch vorübergehende Schwellung der Brüste, die bei manchen Frauen gerade in der Zeit zwischen zwei Menstruationen, genauer gesagt kurz vor der Follikelberstung, zu beobachten ist.

In diesen Fällen ist ein Wachstum des Drüsengewebes mit Sicherheit ausgeschlossen. Dennoch zeigt sich die Schwellung. Sie wird

verursacht durch einen reflektorischen Blutandrang, einer Kongestion, die sich nicht selten auch im Uterus bemerkbar macht.

Der Einfluß der Ovarialtätigkeit auf die Geschlechtsorgane ist stark
und bedeutsam. Nicht weniger stark und nicht weniger bedeutsam
ist dieser Einfluß auf den Gesamtorganismus des Weibes.

Seit den Beobachtungen von Mary Putman Jacobi (1875) und
der Studie von Goodman[19], die später durch eine große Zahl von
Untersuchern bestätigt und erweitert wurden, ist es bekannt, daß
die wichtigsten Lebensprozesse bei der normalen Frau im geschlechtsreifen Alter gesetzmäßige Intensitätsschwankungen aufweisen. Einer Phase mit größerer Stärke, in die prämenstruelle Zeit
fallend, folgt eine Phase mit geringerer Intensität, welche dem
Menstruationsintervall entspricht. Diese geht wieder in eine aufsteigende Bewegung über, welche ein neues Höhenstadium einleitet.
Und so geht es, wenn keine Schwangerschaft eintritt, ununterbro-
chen weiter, gewöhnlich mit großer Regelmäßigkeit in Perioden von
vierwöchiger Dauer.

Diese Wellenbewegung ist nachgewiesen für die Körpertemperatur, die Herztätigkeit, den Blutdruck, die Muskelkraft, die Harn-
ausscheidung, den Stoffwechsel und (wie wir oben gesehen haben)
gerade in den letzten Jahren für das wichtige Gebiet der Geschlechtsorgane selbst. Und immer noch mehren sich die Zeichen,
daß in den Lebensverrichtungen der Frau noch auf manch anderem
Gebiet der gleiche Intensitätswechsel ermittelt werden kann.

Ich habe in meiner 1904 erschienenen Monographie »Über den
Zusammenhang zwischen Ovarialfunktion, Wellenbewegung und
Menstrualblutung«[20] darauf hingewiesen, daß die besprochene
Periodizität am einfachsten zu beobachten ist an dem Verlauf der
Körpertemperatur, deren Kurve deutlich zu uns spricht und paral-
lel mit derjenigen geht, welche die anderen Lebensverrichtungen
darstellen, so daß sie mit gutem Fug als Repräsentantin der ande-
ren betrachtet werden kann.

Ich habe dort weiter gezeigt, daß man den Gang der Körpertemperatur am leichtesten und am besten erkennt an der Kurve der
Morgentemperatur, weil bei dem Aufnehmen *dieser* Temperatur,
jedesmal zur selben Stunde, gleich nach dem Erwachen, die größte

[19] American Journal of Obstetrics, 1878
[20] Haarlem, de Erven F. Bohn

Wahrscheinlichkeit besteht, daß man »reine« Temperaturen beobachten wird, unbeeinflußt von Nebenumständen, von Nahrungsaufnahme, Bewegung usw. Wenn man dann die aus diesen Aufnahmen zusammengestellte Kurve noch nach der Methode von Bloxam bearbeitet, das heißt als den Wert (Temperatur) eines Tages denjenigen annimmt, welchen man als Durchschnitt des vorhergehenden, des folgenden und des betreffenden Tages selbst ermittelt, so verringert man noch den Einfluß, den zufällige Umstände auf die Form der Kurve ausüben können. Ich habe in der genannten Arbeit solche Kurven veröffentlicht.

Hier das praktische Vorgehen: Jeden Morgen vor dem Aufstehen nimmt die Frau nüchtern 5 Minuten ein Fieberthermometer unter ihre Zunge. Die gemessene Temperatur trägt sie in eine spezielle Tabelle ein. Wir beginnen diese Körpertemperaturtabelle am ersten Tag jeder Periode und sehen dann am Ende einer Periode jeweils zwei Phasen: Vom Tage an, an dem die Menstruation beginnt, bis zur Mitte des Zyklus bleibt die Temperatur auf einer bestimmten Höhe, dann aber steigt sie nach einer vorübergehenden kurzen Senkung an und bleibt auf einem höheren Niveau bis zum ersten Tag der nächsten Menstruation, mit dem sie wieder auf das erste, niedrigere Niveau zurückfällt. Man nimmt an, daß die Temperatursenkung in der Mitte des Zyklus den Tag der Ovulation angibt, und daß der folgende plötzliche Temperaturanstieg durch die funktionelle Aktivität des Corpus luteum verursacht wird. Wird während eines Zyklus das Ei befruchtet, tritt also keine Menstruation mehr ein, so bleibt die Temperatur bis zum Ende des vierten Schwangerschaftsmonats auf dem höheren Niveau und sinkt erst dann allmählich ab.

Mit der Methode der Körpertemperaturmessung kann man also feststellen, wann und ob überhaupt eine Ovulation eintritt: Tritt sie nicht ein, so fehlt auch die typische Temperaturänderung in der Mitte des Zyklus[21].

[21] Genaue Angaben für die Aufnahme solcher Temperaturkurven und der dabei zu berücksichtigenden Faktoren, welche die Körpertemperatur beeinflussen können, findet der Leser in dem Buche von Dr. H. J. Gerster, »Kinderzahl nach Wunsch und Willen« (erschienen im Albert Müller Verlag wie »Die vollkommene Ehe« und durch jede Buchhandlung zu beziehen). Da Dr. Gerster das Thema der »fruchtbaren und unfruchtbaren Tage« sehr ausführlich bespricht, stellt sein Buch auch in dieser Beziehung eine wertvolle Ergänzung des vorliegenden Werkes dar.   [Anmerkung des Verlags]

Zum Beweis, daß dieser Wechsel der Körpertemperatur durch die innere Sekretion des Gelbkörpers und nicht durch nervöse Reize verursacht wird, könnte ich die zahlreichen Argumente – Ergebnisse bei Überpflanzung der Organe, Kastration usw. – zitieren, welche in der gynäkologischen Literatur niedergelegt sind. Das würde aber viel zu weit führen.

Ich beschränke mich deshalb darauf, zwei neue Belege zu geben, welche zeigen, daß die Temperatur-(= allgemeine Lebensvorgänge) Kurve tatsächlich durch die Funktion des Corpus luteum beherrscht wird.

Der erste ist: Wenn man gelegentlich einer Operation das Corpus luteum entfernt, dann tritt nicht nur die Menstruation ein, sondern auch die Temperaturkurve fällt sofort ab; die Welle bricht unzeitig zusammen. (Die Schwierigkeit der Beurteilung liegt in den gelegentlichen Temperatursteigerungen infolge der Operation als solcher.)

Die zweite Beweisführung verläuft in umgekehrter Richtung: Bleibt das Corpus luteum bestehen, anstatt sich infolge des Eitodes zurückzubilden, dann geht die Temperaturkurve auf ihrer Höhe weiter; sie fällt nicht ab. Das ist der Fall bei eingetretener Schwangerschaft.

Daß in der Schwangerschaft der Gelbkörper weiterbesteht, sich sogar während der ersten Monate noch weiterentwickelt, ist längst bekannt. Daß die Menstruation ausbleibt, weiß jedermann. Die fortschreitende Wucherung der Uterusschleimhaut hat man in ihrer Art und Bedeutung immer besser kennengelernt. Die ausgiebige Glykogenproduktion der Schleimhaut in den ersten Schwangerschaftsmonaten kennen wir durch Driessen. Die weitergehende Schwellung der Brüste ist uns geläufig, und daß sie durch fortschreitende Wucherung des Drüsengewebes verursacht wird, haben wir durch die Anatomie gelernt.

Wir wissen also, daß die uns als prämenstruelle Höhen in der Entwicklung und Funktion des Corpus luteum, der Brüste und Uterusschleimhaut bekannten Erscheinungen sich bei eingetretener Befruchtung fortsetzen und daß sie sich bei Schwangerschaft – anstatt am sechzehnten Tage nach der Ovulation steil abzufallen –, auf Gipfelhöhe halten oder sogar noch langsam weiter steigen.

Ich bin nun in der Lage, die Temperaturkurve einer gesunden, jungen, alle 28 Tage menstruierenden Frau zu zeigen, die während ihrer regelmäßigen Temperaturaufnahmen zum erstenmal schwan-

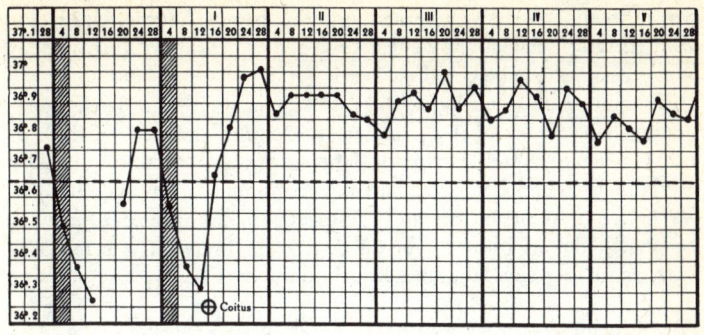

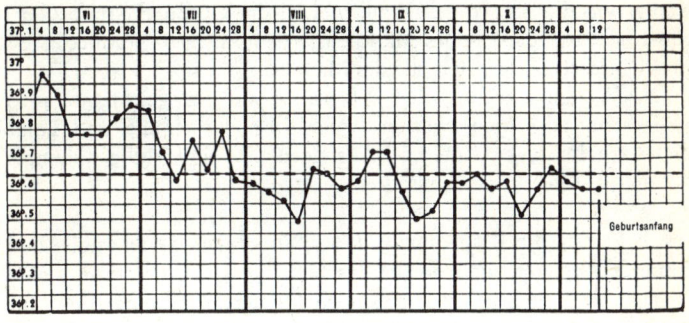

Verkürzte Übersicht der Temperaturkurve einer bei
zum ersten Mal geschwängerten Frau

ger wurde und dann auf meine Bitte hin die Aufnahmen bis zum
Eintritt der Geburtswehen weiterführte. Vor der Schwangerschaft,
und auch in späterer Zeit wieder, zeigte sich eine regelmäßige Wellenbewegung. Nach dem Eintreten der Schwangerschaft ist nicht
nur die Menstruation, sondern auch der Abfall der Wellenhöhe aus-
geblieben. Die Temperatur hält sich bis zum Ende des vierten
Schwangerschaftsmonats (ein Schwangerschaftsmonat zählt 28 Tage,
wie eine Menstruationsperiode) merkwürdigerweise auf derselben
mittleren Höhe, fällt im Laufe des fünften und sechsten langsam
und gleichmäßig und im siebten schneller. Mit Anfang des achten
Monats kommt dann ein neues Niveau zustande, das der *mittleren*
Temperatur während einer Menstruationsperiode (also außerhalb

81

der Schwangerschaft) entspricht und 12 bis 14 Wochen lang, bis zum Anfang der Geburtswehen – wieder in besonders auffallender Weise beständig – beibehalten wird.

Ich muß es mir versagen, die fast 1,5 m lange Kurve hier wiederzugeben. Sie ist aber dermaßen interessant, daß ich sie doch in zusammengedrängter Form als Übersichtskurve zeigen will. Der Verlauf dieser Schwangerschaftskurve stimmt überein mit dem Verhalten des Corpus luteum graviditatis (Gelbkörper der Schwangerschaft), das in Blüte bleibt bis etwa zum Ende des vierten Monats, dann aber eine langsame Rückbildung antritt.

Die Schwangerschaftskurve zeigt keine Wellenbewegung, ebensowenig wie die Kurve der Frau, welche die Geschlechtsreife überschritten hat, oder die des Mädchens, das noch nicht geschlechtsreif ist; ebensowenig auch wie die des Mannes.

Die Wellenbewegung der Lebensprozesse des geschlechtsreifen Weibes und die Menstruation (welche Teilerscheinung und Folge dieses regelmäßigen Auf- und Absteigens ist) sind völlig abhängig von der Tätigkeit der Eierstöcke.

Ich habe auf die Besprechung dieser Vorgänge so viel Mühe und Raum verwendet, weil sie für das tägliche Leben der Frau – und deshalb auch für die sie umgebenden Menschen, in erster Linie für ihren Gatten – von größter Wichtigkeit sind.

Denn die Abwechslung in der Intensität und Art der verschiedenen Prozesse ist weit davon entfernt, sich abzuspielen, ohne daß die Frau etwas davon spürt. Im Gegenteil, ihr körperliches und seelisches Wohlbefinden, ihre Widerstandskraft auf beiden Gebieten, werden stark dadurch beeinflußt. Zeiten mit gehobener Stimmung, voll Tatendrang und Kraft, wechseln ab mit solchen, in denen ein Manko sich geltend macht.

Die ersten zeigen sich während des Anstiegs und des Höhestands der Welle, die letzten vorzugsweise dann, wenn die Welle schnell abfällt, so besonders in den der Menstruation vorangehenden ein bis zwei Tagen und während des Anfangs der Menstrualblutung; außerdem nicht selten in den Tagen des Wellentals, besonders dann, wenn dies ein ausgesprochen tiefes ist.

Was das Körperliche betrifft, so bestehen in diesen Zeiten eine verringerte Leistungsfähigkeit, eine leichtere Ermüdung und ein allgemeines Mißgefühl. Auf psychischem Gebiet gibt sich die diesen Tagen eigene Depression bei mancher Frau noch stärker kund. Viele, die sonst geistig und körperlich völlig gesund und munter sind, zeigen sich dann bedrückt und mißmutig, andere sind nervös und eregt. Reizbarkeit, Empfindlichkeit, Launenhaftigkeit, Verstimmung und rascher Stimmungswechsel, Neigung zu Streit und Unverträglichkeit sind Erscheinungen, die in den erwähnten Zeiten bei manchen Frauen, die sonst nicht daran leiden, vorkommen.

Es ist selbstverständlich, daß die Frau, der Gatte und der Arzt diesen Depressionen auf körperlichem und seelischem Gebiet Rechnung zu tragen haben, wobei sie oft all ihren Takt, all ihre Selbstbeherrschung und die Gatten all ihre Liebe brauchen.

Besonders die Frau hat in dem Kampf mit sich selbst, den sie an solchen Tagen auszufechten hat, sich den Grundsatz vor Augen zu halten, daß sie sich zwar körperlich gewissermaßen schonen muß und sich also keinen unnötigen Anstrengungen aussetzen soll, daß sie aber gut tut, der Neigung, sich gehen zu lassen, mit festem Willen entgegenzuarbeiten, weil ihr aus dieser heraus große Lebensschwierigkeiten drohen.

Und weiter handelt sie richtig, wenn sie sich den körperlichen Grund ihrer seelischen Verstimmung dieser Tage in jedem schwierigen Augenblick vergegenwärtigt. Kann sie sich, wenn ihr die Welt schrecklich, das Leben unerträglich, ihre Mitmenschen scheußlich vorkommen – oder wenn sie sich schwer zurückgesetzt glaubt und im Begriff ist, Streitigkeiten mit ihr sonst lieben Menschen zu machen – die Phase ihrer Wellenkurve vor das Geistesauge stellen, so wird sie mit einem leisen inneren Lächeln die trüben oder gereizten Gedanken zurückdrängen und sich sagen: »Bald sehe ich es wieder ganz anders.«

In diesen Tagen hat die Frau es gewiß nicht leicht, weil sie sich durch »nichts« verstimmt fühlen kann. Gerade in diesen Tagen jedoch kann sie durch Selbstbeherrschung ihre Würde zeigen.

Und der Mann? – Für den gibt es (Schwangerschaft und abnormale Umstände außer Betracht gelassen) zwei Zeiten, in denen er sich durch Takt und Selbstbeherrschung als ein kluger Gatte und ein guter Führer zu zeigen hat: in den ersten Tagen der Ehe und in den ersten Tagen des Wellenabfalls. Das zweite ist weitaus schwieriger – auch weil es sich immer wiederholt –, aber nicht weniger notwendig als das erste.

Die *Menstruation* tut sich als eine bei der gesunden, geschlechts-reifen Frau in regelmäßigen Zeitabständen wiederkehrende Blut-absonderung aus der Scheide kund, welche nur während der Schwangerschaft aussetzt. Ungefähr die Hälfte der Frauen men-struiert auch nicht während der Stillzeit.

Die gewöhnliche Frist zwischen zwei Menstruationen (Regel, Periode) ist die vierwöchige, von Anfang zu Anfang gerechnet. Es gibt aber auch Frauen, die regelmäßig ihre Regel alle 26 bis 27 Tage bekommen (auch ein dreiwöchiger Turnus kommt vor) oder solche, bei denen sie alle 29 bis 31 Tage wiederkehrt. Auch kann der Zeitraum bei derselben Frau um einige Tage wechseln. In die-ser Hinsicht bestehen bedeutende individuelle Unterschiede; es gibt Frauen, die immer »genau auf Zeit« sind, es gibt andere, die weni-ger bestimmt mit dem Eintritt ihrer Periode rechnen können. Außer Konstitutions-Eigentümlichkeiten und erblicher Veranlagung spie-len da Lebensweise, klimatische Einflüsse usw. mit.

Wenn auch, wie im Vorhergehenden auseinandergesetzt wurde, die Menstruation von der Eierstockfunktion beherrscht wird, so kann das Eintreten der menstruellen Blutung doch nicht nur durch krankhafte Veränderungen im Körper, sondern auch durch aller-hand andere Einwirkungen im Sinne einer Verfrühung oder Ver-spätung, sogar in Form eines Aussetzens, beeinflußt werden. Als Beispiel derartiger Beeinflussung möge der Klimawechsel dienen und die Einwirkung von seiten der Psyche, welche wohl besonders geeignet ist, den geregelten Gang der monatlichen Blutungen zu unterbrechen. So kann ein Schrecken – oder auch ein unerwartetes freudiges Ereignis – die Regel verfrüht eintreten lassen oder eher noch ihr Erscheinen verhindern; er kann sogar eine bestehende Menstruation plötzlich völlig zum Aufhören bringen. Doch kann auch ein einfacher, direkt von den Nerven übertragener Reiz, der die kleinsten Blutgefäße des Genitalgebiets zu maximalem Zusam-menziehen oder umgekehrt zur Lähmung bringt, die beschriebenen Folgen haben. Es sind uns ja derartige Einwirkungen von psychi-schen Reizen auf andere Gefäßgebiete sehr geläufig; ich erinnere an das Erröten und andererseits an die durch plötzliche Gefäß-kontraktion eintretende extreme Blässe infolge eines Schreckens. Daß auch lang andauernde psychische Einwirkungen die Menstrua-tion im Sinne einer Behinderung beeinflussen können, sehen wir nicht so selten an ihrem Ausbleiben infolge von Angst vor oder Hoffnung auf Schwangerschaft. Erwähnen wir schließlich das verfrühte Eintreten der Regel am Hochzeitstag, das so bekannt ist, daß kluge Mütter, um diesem besonders unangenehmen Ereignis nach Möglichkeit vorzubeugen, die Eheschließung ihrer Töchter auf einen Termin verlegen, der nicht allzu lange nach der Menstruation fällt.

Die normale Dauer einer Menstrualblutung beträgt 3 bis 5 Tage. Es gibt beträchtliche physiologische Schwankungen, nicht nur zwischen verschiedenen Frauen, sondern auch bei demselben Individuum. Manchmal hängt die Dauer und die Menge der Absonderung zum Teil vom Verhalten der Menstruierenden ab. So behaupten viele Frauen, auch Ärztinnen, daß ihre Blutung bei ermüdender Berufstätigkeit, sogar auch bei sportlichen Leistungen, geringer ist als bei Ruhelage. Im allgemeinen kann man sagen, daß Menstruationen von ein bis zwei Tagen als kurz, solche von sieben und mehr Tagen als lang und stark gelten. Auf jeden Fall ist es angebracht, daß eine Frau ihren Arzt aufsucht, wenn sich die gewohnte Dauer oder Stärke ihrer Blutung verändert.

Gewöhnlich fängt die Menstruation mit einer vermehrten Schleimabsonderung an, die bald einen mehr wässerigen Charakter annimmt und sich erst leicht, bald aber immer stärker blutig färbt. Die Blutung ist gewöhnlich während der beiden ersten Tage am stärksten, nimmt dann langsam ab und geht schließlich wieder in eine mehr blutig-wässerige Absonderung über, welche allmählich versiegt. Nicht selten setzt die Regel zum Schluß, zum Beispiel nach drei Tagen, für einen halben oder ganzen Tag aus.

Was die Menge des abgeschiedenen Blutes anbetrifft, ist zu sagen, daß sie gewöhnlich stark überschätzt wird. Nach den genauen Untersuchungen von Hoppe-Seiler und anderen wissen wir, daß sie normalerweise nicht mehr als 30 bis 50 Gramm im ganzen beträgt und pro Tag jedenfalls nicht über 12 bis 20 Gramm hinausgeht. Die meisten Frauen, soweit sie nicht eine verhältnismäßig geringe Menstruation haben, zeigen immer Neigung, die verlorene Blutmenge für beträchtlich größer zu halten, als der Wirklichkeit entspricht, was wohl in der Hauptsache darauf zurückzuführen ist, daß schon eine geringe Quantität Blut andere Flüssigkeiten, zum Beispiel Waschwasser und besonders den Harn, stark färbt und sich in der Wäsche, in den Vorlagen usw. stark ausbreitet, wodurch Trugschlüsse über »einen halben Topf voll Blut« und derartiges leicht vorkommen.

Ein gutes Kennzeichen für ein »Zuviel« an Blutmenge ist die

Anwesenheit von »Stücken«, das heißt Blutgerinnsel in der Absonderung, besonders wenn es größere Klumpen gibt. Eine Eigentümlichkeit der menstruellen Absonderung ist es nämlich, daß das Blut durch Beimischung von Schleim und speziell von gerinnungsverhindernden Stoffen des Uterussekrets flüssig bleibt. Ist die Blutung aber zu stark, so genügen diese Stoffe nicht, um das Blut flüssig zu halten, und es tritt Gerinnung, Klumpenbildung, ein.

Die menstruelle Absonderung hat einen charakteristischen Geruch, der noch verstärkt wird durch die zu dieser Zeit in erhöhter Menge ausgeschiedenen Produkte der verschiedenartigen, in die Vulva mündenden Drüsen. Es versteht sich, daß die leichteste Versündigung gegen die Reinlichkeit infolge des großen Bakteriengehalts des Menstrualsekrets sich durch eine Zersetzung mit Bildung eines wirklich schlechten Geruchs rächt. Auch wird dann dem Entstehen von Entzündungserscheinungen in der Vulva und in der Umgebung Vorschub geleistet, was um so bedenklicher ist, als die fortwährende Benetzung dieser Stelle mit den ausfließenden Sekreten und die Reibung der nassen Binden oder Scheidentampons sowieso zu örtlichen Irritationen Veranlassung geben und die äußeren Geschlechtsorgane durch den verstärkten Blutreichtum ihrer Gewebe doch schon zu Entzündungen neigen.

Dieser verstärkte Blutreichtum ist den Organen während der Periode auch anzusehen. Die Vulva ist mehr gerötet, die großen Schamlippen zeigen eine leichte Schwellung und sind etwas auswärts gewendet, wie es bei gewissen Graden der sexuellen Erregung der Fall ist. Die Scheide ist oft leicht bläulich verfärbt. Die Gebärmutter fühlt sich etwas größer, weicher an. Äußere sowohl wie innere Geschlechtsorgane sind leicht verwundbar.

Auch die Anhänge der Gebärmutter sowie die Bänder und die umgebenden Gewebe sind dieser Vollblütigkeit ausgesetzt, wodurch ein Gefühl von Schwere und Fülle im Unterbauch entsteht, ein Drang auf Blase und Darm, ein Ziehen in den Oberschenkeln. Sie sind mehr oder weniger normale Erscheinungen.

Das läßt sich ebenfalls von den leichten Schmerzen sagen, die mit den Uteruszusammenziehungen verbunden sind. Sie treten meistens im Anfangsstadium anfallsweise auf und lassen nach, wenn das Blut reichlich fließt und besonders, wenn kleine Stückchen Schleimhaut und Blutklümpchen, die den inneren Muttermund verlegten, ausgestoßen sind. Sie werden von Frauen, die Geburtswehen kennen, als gleichartig mit den bei diesen auftretenden Kreuz- und

Leibschmerzen beschrieben. Die Intensität derartiger Schmerzen wechselt bei den verschiedenen Individuen und übrigens oft auch bei derselben Frau in verschiedenen Abschnitten ihres Lebens in beträchtlichem Maße, von Null bis zu solchen Graden, daß man sie als krankhaft bezeichnen muß.

Alle diese Erscheinungen zusammen sind, auch wenn sie durchaus »normal« bleiben, unangenehm genug, um uns verstehen zu lassen, daß die Frauen die Menstruation als »Unwohlsein« andeuten – wenn es auch manche Frau gibt, die das eigentliche Unwohlsein nicht kennt, weil sie bei der Periode ohne jede Beschwerde bleibt und erst an der Blutung bemerkt, daß die Menstruation eingetreten ist.

Das Unwohlsein ist übrigens nicht allein ein örtliches Empfinden, sondern auch ein allgemeines, mögen auch manche der Allgemeinempfindungen einfach als Ausstrahlungen von und als Reaktionen auf die örtlichen Störungen des Wohlbefindens zu deuten sein.

Der psychischen Erscheinungen vor und während der Menstruation haben wir schon gedacht. Das Gefühl von Unbehagen und Müdigkeit ist ein sehr verbreitetes. Kopfweh und Migräne machen sich bei dazu neigenden Personen vorzugsweise in dieser Zeit geltend. Die Speichelabsonderung ist oft verstärkt; Heißhunger, Appetitlosigkeit, Magenstörungen treten auf; Neigung zum Erbrechen, schlechter Geruch aus dem Munde, vermehrte Produktion von Darmgasen, Neigung zu häufigen und reichlichen Darmentleerungen und Durchfällen, die am Schluß der Periode meist in das Gegenteil umschlagen, sind ziemlich häufig. In der Blutverteilung und am Zirkulationsapparat zeigen sich Störungen: unregelmäßiger Puls, Herzklopfen, vermehrte Schweißabsonderung, Anschwellen von Krampfadern, kalte Füße, Schwellung der Gelenke, Kongestion der Nasenschleimhaut. Die Schilddrüse schwillt häufig sichtbar an, ebenso die Stimmbänder. Die Schlußfähigkeit der Stimmritze ist durch Schwellung der gefäß- und drüsenreichen hinteren Wand des Kehlkopfs verringert, und es tritt bei Frauen, die ihr Organ viel gebrauchen, wie Lehrerinnen, schnellere Ermüdung der Stimmritzenverengerer ein, so daß die Stimme, am deutlichsten beim Singen, hörbar verändert ist; daher Neigung zum Detonieren beim Gesang, verminderte Klangfülle, der Umfang der Bruststimme ist nach oben hin verkürzt. In den Augen treten leicht entzündliche Erscheinungen auf, ebenso funktionelle Störungen: Flimmern, deutliche Einschränkung des Gesichtsfeldes, auch für Farben. Ebensowenig fehlen Hörstörungen.

In den Körpergeweben zeigt sich, sofern sie nicht durch die Spannung einer Blutüberfüllung verdeckt wird, eine allgemeine Erschlaffung. Eine auffallende Blässe des Gesichts (wobei erhöhte Neigung zum Erröten besteht) und blaue Ringe unter den Augen vervollständigen häufig das Bild.

Ich habe diese Symptome zwar sehr ausführlich geschildert, möchte aber betonen, daß sie heutzutage selten wirklich krankhafte Ausmaße annehmen. Keine Frau sollte sich während ihrer Menstruation mit einem Bein in der Krankheit stehen fühlen oder sich irgendwie kränklich vorkommen! Glücklicherweise leidet *eine* Frau nicht unter *allen* erwähnten Unannehmlichkeiten: Die eine hat dies, die andere das. Und glücklicherweise gibt es – ich wiederhole es – viele, die weder das eine noch das andere haben.

Daß die allgemeinen Störungen während der Menstruation (im Gegensatz zu den örtlichen, die Beckenorgane selbst betreffenden) nicht von ihr abhängig sind, sondern mit ihr zusammen von einer gemeinsamen Ursache herrühren, habe ich vorhin ausführlich dargelegt. Die Frage ist nur, ob alle Gruppen von Störungen des Wohlbefindens – des normalen Gleichgewichtszustands also – durch die akut einsetzende und schnell fortschreitende Verminderung der Lebensprozesse, die wir als Wellenabfall in der Kurve so deutlich ausgeprägt sehen, erklärt werden können. Ein Teil ist direkt davon abhängig, das ist wohl sicher. Ein anderer Teil indirekt. Denn eine bedeutende Gruppe von Erscheinungen beruht auf der (wieder dem Wellenabfall zugehörigen) nicht allein in den Beckenorganen, sondern im ganzen Körper auftretenden Erschlaffung der kleinen Gefäße und auf ihrer in den Vordergrund tretenden Veränderlichkeit, in anderen Worten, auf Zuständen der Blutüberfüllung (Kongestion) in verschiedenen Organen und auf Abwechslung von Kongestion mit verminderter Blutzufuhr, mit örtlicher Anämie.

Es bleiben aber immerhin Erscheinungen übrig, die sich nur gezwungen in diese Gruppen einreihen und in der genannten Weise auslegen lassen. Sie machen auch viel mehr den Eindruck von Vergiftungserscheinungen und werden von einigen Autoren deshalb auch einer (physiologischen) Selbstvergiftung zugeschrieben, deren Art und Wesen allerdings noch höchst fragwürdig sind.

Ich bin mir deshalb vollständig klar darüber, daß wir hier ein Gebiet betreten würden, in dem viele Fußeisen und Fallen liegen, und will diesmal nicht versuchen, darin einzudringen, aber ich meine, es doch nicht gänzlich umgehen zu dürfen.

Denn die merkwürdige Tatsache, daß ernsthafte Untersucher der neueren Zeit, wie Aschner[22], in der Menstruation einen entgiftenden, blutreinigenden Vorgang sehen und somit den uralten Gedanken (den die Frauen nie haben aufgeben wollen) von der »monatlichen Reinigung« wieder zu Ehren bringen, läßt sich nicht leugnen, um so weniger, als es überhaupt nicht mehr anzuzweifeln ist, daß die menstruelle Flüssigkeit ein wirkliches Ausscheidungsprodukt der Gebärmutterschleimhaut ist, welches mit Blut gemischt den Uterus verläßt.

Ob sich auch die alte Auffassung von der »Unreinheit« der Menstruierenden durch die exakte Prüfung der Wissenschaft bestätigen lassen wird? Daß man sie bei so vielen Völkern, in so vielen Religionen, von den ältesten Zeiten bis auf den heutigen Tag erhalten, antrifft, gibt zu denken. Und daß die Frauenwelt sich nimmer ganz von der Ansicht hat losmachen können, ein von einer Menstruierenden gebackener Kuchen gehe nicht auf, das von ihr eingelegte Kompott verderbe, ebenso wie die von ihr bereiteten Konserven, sollte doch auch zur Vorsicht im verwerfenden Urteil mahnen.

Als Ärzte sind wir Skeptiker, und wir haben wahrscheinlich eine übertriebene Neigung zu glauben, daß Vorgänge, die wir nicht erklären können, nicht existieren. Deshalb wohl haben wir diese Überlieferungen als »Ammenmärchen« beiseite getan.

In neuerer Zeit aber werden wieder Stimmen von Ärzten laut, welche auf Grund systematischer Versuche behaupten, daß diese volkstümliche Auffassung doch nicht so völlig unbegründet sei, weil die mit den Menstrualsekreten zur Ausscheidung gelangenden Gifte nicht allein auf diesem Wege den Körper verlassen, sondern auch in anderer Weise, zum Beispiel durch die Schweißdrüsen. Die Frage ist noch weit von der Lösung entfernt, und es ist sehr schwierig, den vielleicht vorhandenen Wahrheitskern aus der mehr oder weniger phantastischen Umhüllung des Volks- und Aberglaubens herauszu-

---

[22] B. Aschner, Über die exkretorische (blutreinigende) Bedeutung des Uterus und der Menstruation und ihre praktischen Folgen. Verhandlungen der Deutschen Gesellschaft für Gynäkologie, Innsbruck, 1922

schälen, weil die Fehlerquellen bei den diesbezüglichen Versuchen zahlreich sind, so daß auch die bis jetzt erhaltenen Resultate noch nicht als einwandfrei betrachtet werden können. Erst fortgesetzte und auf viele Arten variierte und systematisch auf Fehlerquellen kontrollierte Versuche können hier Klarheit schaffen.

Die Geschlechtsreife dauert bei einer Frau länger als bei der anderen, durchschnittlich etwa 30 bis 35 Jahre. Ihr Ende fällt bei 40% der Frauen in das Alter von 46 bis 50 Jahren, bei ungefähr 26% zwischen 41 bis 45 und bei 15% zwischen 51 bis 55 Jahren. In den übrigen Fällen hört die Regel noch später oder, was mehr vorkommt, noch eher, das heißt vor der Vollendung des 40. Lebensjahres, auf. Im Laufe unseres Jahrhunderts hat sich jedoch allgemein die Dauer der sexuellen Reife verlängert: Die Frauen beginnen durchschnittlich früher zu menstruieren und hören später damit auf.

Im allgemeinen wird die Geschlechtsreife eher beendet bei Frauen, die nie Kinder gehabt haben; andererseits schiebt eine noch in verhältnismäßig hohem Alter, sagen wir also nach dem 40. Lebensjahr, erfolgte Geburt das Ende der geschlechtsreifen Zeit weiter als sonst hinaus. Gewöhnlich tritt dieses um so eher ein, als der Anfang der Geschlechtsreife später erfolgt ist. Eine Frau, die als Mädchen spät zu menstruieren anfing, hört um so früher damit auf. Das Umgekehrte ist nur für die Frauen der gemäßigten Breiten und nördlichen Länder gültig; da sagt ein frühes Anfangen der Regel mit Wahrscheinlichkeit ein spätes Aufhören vorher. Bei Südländerinnen ist ein frühzeitiges Ende der Geschlechtsreife ebenso gang und gäbe wie ein früher Eintritt in diese wichtigste Zeit des Lebens.

Der große Einfluß von Klima und Rasse läßt sich somit nicht verkennen. Auch die Erblichkeit tritt oft deutlich hervor; der Tochter ergeht es meistens wie der Mutter, in dieser Hinsicht sowohl wie auf andern Gebieten der geschlechtlichen Funktionen (zum Beispiel Fruchtbarkeit, Gebärfähigkeit, Neigung zu Blutungen im Anschluß an die Geburt).

Die Lebensweise und die Lebensumstände zeigen ebenfalls ihre Auswirkung: Frauen aus sozial bessergestellten Schichten bleiben länger im Besitz ihrer Reife als solche, die in ärmlichen und ungünstigen Verhältnissen leben. Doch darf nicht vergessen werden, daß sich dabei in der erstgenannten Kategorie auch die Bedeutung der alten, auf Rasse gezüchteten Familien geltend macht.

Wenn die sich regelmäßig in den inneren Geschlechtsorganen abspielenden Vorgänge aufzuhören beginnen, tritt die Frau in die sogenannten *Wechseljahre* ein (das *Klimakterium*, auch das klimakterische Alter genannt), welche bei der einen kurz, bei der anderen länger dauern und sich sogar ein bis drei Jahre hinziehen können, bis schließlich die *Menopause*, das endgültige Ausbleiben der *Regel*, erreicht und die Frau zur Matrone geworden ist.

Auch hier sieht man wieder, wie bei den übrigen mit der Menstruation zusammenhängenden Vorgängen, daß der Nachdruck auf das Erscheinen oder Nichtmehrerscheinen der blutigen Absonderung aus den Geschlechtsorganen gelegt wird. Wir wissen aber aus unseren vorhergehenden Auseinandersetzungen und müssen uns dessen stets eingedenk bleiben, daß die Menstruation nicht das Primäre bei diesen Vorgängen ist, sondern das Sekundäre, von der Tätigkeit der Eierstöcke Abhängige. So ist auch das Aussetzen der Menstruation im Klimakterium die Folge von der Einstellung der Ovarialfunktion, nach der Grundregel, welche die Natur für diese Beziehungen aufgestellt hat: ohne Ovarialfunktion keine Menstruation[23].

Die Art der Einstellung der Menstruation ist nicht immer dieselbe. Manchmal ist der Blutverlust zeitweise stärker und dauert länger. Auch können die Blutungen allmählich geringer werden, schließlich einmal aussetzen und dann noch wiederkommen. Bei nicht wenigen Frauen tritt die Menopause plötzlich ein. Andere sehen nach längerer Zeit auf einmal wieder eine Blutung auftreten. Ich muß hier aber sofort darauf hinweisen, daß in solchen Fällen immer große Vorsicht in der Beurteilung geboten ist. Denn was man für eine Wiederkehr der Menstruation hält, kann eine Blutung sein infolge einer ernsten Erkrankung. Man lasse sich in solchen Fällen also lieber sofort von einem Frauenarzt untersuchen. Es gibt heute einen sehr einfachen Test, den Cervicalabstrich, der nach dem Forscher, der ihn ausgearbeitet hat, auch »Papanikolaou« genannt wird. Mit Hilfe dieser Untersuchung ist es möglich, einen Krebs der Cervix (des Gebärmutterhalses) in frühesten, noch ungefährlichen Stadien zu entdecken und dann zu heilen. Ein Cervicalabstrich ist so wertvoll und wichtig, daß man diese einfache und schmerzlose Untersuchung nicht nur in der Menopause vornehmen sollte, sondern alle 3 bis 5 Jahre routinemäßig bei allen über 30jährigen Frauen.

---

[23] Ovarialfunktion ohne Menstruation ist aber wohl möglich, wenn sie auch auf die Dauer darunter leidet.

Da wir wissen, wie sehr die Ovarialtätigkeit den allgemeinen Zustand der Frau, ihren Stoffwechsel und ihre Psyche, beeinflußt, wundert es uns gewiß nicht, wenn wir sehen, daß die Einstellung dieser Tätigkeit nicht erfolgt, ohne sich auf allen Gebieten zu bekunden. Die Wellenbewegung der Lebensprozesse bleibt aus, sie halten sich ungefähr auf der gleichen Höhe, die *unterhalb des Durchschnittswerts von früher* liegt.

Als Zeichen des verringerten Stoffwechsels sehen wir manchmal eine Neigung zu vermehrtem Fettansatz am ganzen Körper. Dies ist bedingt durch eine Abnahme der körperlichen Aktivität und durch zu viel Essen (eine psychologische Kompensation für den Verlust der Fortpflanzungsfähigkeit). Die aus den Tagen des Wellenabfalls und des Menstruationsanfangs bekannten allgemeinen Erscheinungen treten in mehr chronischer Form auf und sind in gleicher Weise wie dort zu erklären.

Sehr hinderlich sind meistens die Störungen, welche auf der Veränderlichkeit der kleinen Gefäße beruhen: anfallsweise auftretende fliegende Hitzen und Wallungen, wobei man deutlich sehen kann, wie auf einmal das Gesicht rot wird; vermehrtes Schwitzen und auch plötzlicher Schweißausbruch, Herzklopfen, Schwindel, Ohrensausen, Flimmern vor den Augen usw.

Aber auch die Erscheinungen seitens der Psyche können für das Wohlbefinden sehr störend werden, weil ihre Ursache länger anhält und auch intensiver sein mag als bei den kurzdauernden Störungen dieser Art vor und bei der Menstruation. Launenhaftigkeit, Reizbarkeit, gesteigerte Triebhaftigkeit mit verringertem Überlegungsvermögen, Niedergeschlagenheit und Schwermut ohne entsprechenden Grund lassen sich sehr oft wahrnehmen, bleiben aber meistens innerhalb der Grenzen des Erträglichen. Bei Frauen aber, die schon von vornherein kein seelisches Gleichgewicht besitzen, können sie Grade erreichen, die in mehreren Hinsichten wirklich bedenklich genannt werden müssen.

Besonders stark scheinen die klimakterischen Störungen, die Ausfallerscheinungen, wie man sie auch nennt, sich zu zeigen, wenn der Ausfall von Ovarialfunktion und Menstruation plötzlich einsetzt. Verläuft das Klimakterium dagegen so, daß die Menstruation allmählich schwächer und die Zwischenzeiten immer länger werden (was also ein langsames Abklingen der Eierstocktätigkeit bedeutet), so sind gewöhnlich die Ausfallerscheinungen, speziell auch die von seiten der Psyche, viel weniger ausgeprägt und leicht zu überstehen.

In diese Kategorie gehören meist die Frauen, welche im Klimakterium ausgeglichen und heiter sind.

Sind die Wechseljahre glücklich überstanden, ist die Menopause endgültig erreicht, so bricht auch bei den Frauen, denen unliebsame Erscheinungen in dieser Zeit nicht erspart wurden, eine Ära des seelischen Wohlbefindens an, die zusammen mit einem stationären Zustand der körperlichen Gesundheit – der im allgemeinen für die Matrone charakteristisch ist – eine wohlverdiente Entschädigung der Natur bildet für die sehr hohen Anforderungen, welche sie an die Frau während der Geschlechtsreife gestellt hat. Dieses geistige und körperliche Wohlbefinden erlaubt es der Frau, der Gattin, der Mutter, mehr denn je im Hause der ruhende Pol in der Erscheinungen Flucht zu sein, die Kluge, die Liebevolle, die Gute, die Weise, die das Leben kennt, weil sie seine Schwere erfahren hat – die Matrone im schönsten Sinne des Wortes. Sie weiß, was den Kindern zukommt und was ihnen bevorsteht, sie kann sie verstehen und kann sie beraten, weil sie die Erinnerung der Jugend und die Erfahrung der Reife besitzt. Aber sie kennt jetzt auch den Mann genug, um ihren Gatten völlig zu verstehen, ihn zu stärken bei seinen Schwierigkeiten, ihm seine Schwächen zu verzeihen und ihm entgegenzukommen in seinen Wünschen. So vergilt sie ihm reichlich die Nachsicht, die er als kluger Gatte ihr gegenüber geübt, und die Hilfe, die er ihr geboten hat in den für beide manchmal nicht leichten Tagen während der Wechseljahre.

Den sexuellen Wünschen des Gatten auch in der klimakterischen Zeit und nach dem völligen Aufhören der Menstruation zu entsprechen, braucht übrigens der Frau nicht schwerzufallen. Im Gegenteil, ihre Wünsche kommen den seinigen entgegen. Denn die Frau von fünfzig Jahren, die an einen geregelten Geschlechtsverkehr gewohnt ist und ihren Mann liebt, hat – ihrem funktionellen Ovarialtod zum Trotz[24] – sicher keine geringere Neigung zur geschlechtlichen

[24] Wenn auch, wie ich im ersten Teil auseinandergesetzt habe, der Geschlechtstrieb in seinen beiden Komponenten von der Tätigkeit der Geschlechtsdrüsen beherrscht wird, so kann er doch – speziell beim Weibe, wo die Verkehrsfähigkeit nicht wie beim Manne an die Ausstoßung (Ejakulation) des Produkts dieser Drüsen gebunden ist – nach Einstellung dieser Tätigkeit unvermindert fortbestehen, wenn sich die Psyche genügend an die Reize dieser Art gewöhnt hat, und die Lustgefühle, die mit der geschlechtlichen Betätigung verbunden sind, einen so wichtigen Platz erobert haben, daß sie nicht mehr entbehrt werden können.

Vereinigung als ihr Gatte in den entsprechenden Jahren, eine Neigung, welche noch erhöht werden kann, weil sie nicht mehr mit der Möglichkeit einer Schwangerschaft zu rechnen braucht[25].

In der präklimakterischen (der den Wechseljahren vorangehenden) Zeit sind übrigens das Verlangen nach Geschlechtsverkehr und der Genuß bei dem Akt gewöhnlich verstärkt. Oft bleibt das so auch in den Wechseljahren selbst, und in seltneren Fällen besteht die Steigerung der sexuellen Gefühle noch weit über diese Zeit hinaus. Meistens aber ist diese Steigerung nur vorübergehend, und die Gefühle kehren zur Norm zurück. Werden sie weiter gepflegt, so bleiben sie noch lange erhalten, und auch die bei dem Coitus tätigen Organe bleiben aktionsfähig, wenn auch das fortschreitende Alter nicht völlig unbemerkt an ihnen vorübergeht (Verschwinden der Scheidenfalten, Erschlaffen der großen Schamlippen). Bleiben aber sexuelle Reize aus, so werden die Geschlechtsgefühle in der Menopause geringer und verschwinden bald ganz. Die Genitalien unterliegen dann der Atrophie (Schrumpfung).

Wiederholen wir kurz, was wir in diesem Kapitel über den Zusammenhang der Dinge gesagt haben:

Das Wesen der geschlechtsreifen Frau wird hauptsächlich durch die Wellenbewegung ihrer Lebensprozesse charakterisiert.

[25] Die Furcht vor Schwangerschaft ist gerade in den Wechseljahren bei mancher Frau, die früher mit Freuden Kinder zur Welt gebracht hat, groß. Sie wird aber gewöhnlich verursacht durch die Scheu, welche die Mutter bei dem Gedanken empfindet, ihre fast erwachsenen Kinder würden es bemerken, daß die Eltern noch Geschlechtsverkehr pflegen. Diese Scheu ist zu begreifen, weil sie sich deckt mit dem peinlichen Gefühl, das die Kinder in dem Alter überfällt, wenn sie die Möglichkeit dieses Verkehrs der Eltern in Betracht ziehen. (Es ist psychologisch merkwürdig, wenn auch leicht erklärlich, wie junge Leute, auch wenn sie selbst schon in dem aktiven Geschlechtsleben stehen und dessen Tragweite zu verstehen anfangen, einfach den Gedanken nicht aufkommen lassen, daß ihre Eltern noch dasselbe fühlen wie sie. Erst später, wenn ihr Leben schon weiter fortgeschritten ist, machen sie sich das völlig klar.)

Die Furcht vor Schwangerschaft kann, bei dem in dieser Zeit bestehenden labilen seelischen Gleichgewicht und bei dem wiederholten Ausbleiben der Regel ernste Folgen zeitigen, wovon jeder Gynäkologe und jeder Seelenarzt aus Erfahrung mitzureden weiß.

Das Gegenstück zu diesem Bilde liefern diejenigen Frauen, welche, erst spät verheiratet, ihren heißen Wunsch nach Kindersegen nicht erfüllt sahen, und nun beim Aussetzen der Menstruation zu gleicher Zeit hoffen und das fatale »zu spät« fürchten. Wenn sich diese seelische Verwundung einige Male wiederholt, gibt es auch ein Drama.

Die Wellenbewegung, die allgemeine sowohl wie die örtliche, in den Geschlechtsorganen sich abspielende, wird beherrscht von der abwechselnden Tätigkeit der Gelbkörper im Eierstock.

Das Wachsen, Blühen und Verblühen des Corpus luteum aber ist abhängig von der Geburt (Ausstoßung aus dem de Graafschen Follikel), dem Leben und dem Tode des Eies.

Die Ovarien produzieren zwei verschiedene Hormongruppen: das Gelbkörperhormon, das Progesteron und die Östrogene; diese wirken während des ganzen Zyklus, das Progesteron dagegen nur während der zweiten Zyklushälfte.

Heute nun gibt es verschiedene, als Medikamente brauchbare Kombinationen von Östrogenen und Progesteron, mit denen man die Dauer des Zyklus verlängern oder abkürzen kann. Diese synthetischen Hormone leisten Hervorragendes bei der Behandlung von Unregelmäßigkeiten und anderen Menstruationsstörungen. Im Laufe einer solchen Hormonkur entdeckte man, daß dabei kein einziges Ei ausreift oder aus dem Ovar austritt, so daß also auch keine Befruchtung eintreten kann; die Empfängnisfähigkeit tritt aber unmittelbar nach Beendigung der Kur wieder ein, manchmal sogar für kurze Zeit in verstärktem Maße. Das heißt also, daß wir heute die Ovulation unter unserer Kontrolle haben: Regelmäßige, intermittierende Verabreichung von synthetischen Östrogen-Progesteron-Kombinationen ruft eine regelmäßige, zyklische Blutung hervor, sehr ähnlich einer normalen Menstruation. Gleichzeitig ist aber die Ovulation unterdrückt, und damit eine Schwangerschaft für die Dauer der Behandlung ausgeschlossen.

Der rhythmische Wechsel von Ebbe und Flut im weiblichen Körper kann also künstlich hervorgerufen werden oder auf natürliche Weise entstehen: immer aber beruht er auf der lokalen Wirkung der Eierstockhormone Progesteron und Östrogen.

Damit ist die Sache noch nicht zu Ende. Denn bis jetzt haben wir den Eierstock als autonomes (selbständiges) Organ betrachtet. Das ist er auch in weitgehendem Maße. Jedoch gewiß nicht völlig. Kein Organ im Körper kann eine selbstherrliche Existenz führen. Und so wird auch die Eierstockfunktion beeinflußt von der Tätigkeit anderer Organe, wobei außer der Schilddrüse in erster Linie die Hypophyse[26] und das Zwischenhirn in Betracht kommen.

[26] Die Hypophyse (Gehirnanhang) ist eine an der Basis des Gehirns befindliche Drüse mit innerer Absonderung, deren Produkte große Wirksamkeit, besonders auf die inneren weiblichen Geschlechtsorgane, ausüben.

Und dann schließlich: Warum dauert der Zyklus 28 Tage? Weshalb stellt der Eierstock nach einer gewissen Zeit seine Funktionen ein? So fragt man sich weiter – und die Wissenschaft wird nie auf alle Fragen eine Antwort geben können.

Um so mehr Grund, aus dem, was wir *wohl* wissen, Nutzen zu ziehen. Das können die Eheleute aus allem, was ich hier auseinandergesetzt habe.

Deshalb sollen sie – soll jedenfalls der Führer der Ehe, der Gatte – sich die Mühe geben, es zu verstehen.

Viertes Kapitel: Zur Anatomie und Physiologie der männlichen Geschlechtsorgane

Wie die Physiologie der weiblichen Genitalien, so werde ich auch die der männlichen Geschlechtsorgane zusammen mit der Anatomie besprechen.

Die Besprechung des Mannes wird viel weniger Raum in Anspruch nehmen, als es die des Weibes getan hat, weil im Leben des Mannes die geschlechtlichen Funktionen nicht die alles beherrschende Rolle spielen, welche der Tätigkeit der weiblichen Genitalorgane eigen ist.

Die Aufgabe, welche die Natur der Frau zugewiesen hat, ist, ganz der Erhaltung der Art zu leben. Der Mann dagegen hat in erster Linie für die Erhaltung der ihm anvertrauten Individuen Sorge zu tragen. Für die Erhaltung der Art ist seine Aufgabe darauf beschränkt, der Frau das befruchtende Element zuzuführen. Deshalb ist die Frau *nur* Geschlechtswesen, der Mann *auch* Geschlechtswesen.

Das drückt sich auch symbolisch in den Geschlechtsorganen aus; beim Weibe befinden sie sich im Zentrum des Körpers, beim Mann bilden sie nicht mehr als einen Anhang.

Von inneren Geschlechtsorganen kann beim Manne nicht wie bei der Frau geredet werden. Zwar befinden sich innerhalb der Beckenhöhle einige kleinere, gewiß nicht unwichtige Gebilde. Sie spielen aber doch nicht mehr als eine sekundäre Rolle und werden also am besten zusammen mit und in Anschluß an die äußeren Geschlechtsorgane besprochen. Dagegen werden wir uns mit dem Produkt der männlichen Geschlechtsdrüsen, den Spermatozoen, ausführlicher zu befassen haben.

Auf Tafel V sind die Genitalien mit den anliegenden Organen schematisch im Sagittalschnitt dargestellt. Die paarigen Organe sind schräg schraffiert und nicht durchschnitten gezeichnet[27]. Die übrigen Organe und Gewebe sind mit andern Schraffuren oder in Schwarz und Weiß angedeutet und in der Mitte längsdurchschnitten abgebildet.

[27] Es sind also die in der rechten Seite des Körpers gelegenen Organe, welche in diesem Bilde nach vorne von der Durchschnittsfläche zu denken sind.

Paarig sind die Hoden (*Testes,* Testikel, Nr. 18) mit Nebenhoden, an welchem man Kopf (Nr. 17) und Schwanz (Nr. 22) unterscheidet; die Samenleiter (Nr. 15), auf deren verschiedene Abschnitte
wir noch zu sprechen kommen; die Samenbläschen (Nr. 8); die
Cowperschen Drüsen (Nr. 12) mit ihren Ausführungsgängen. Un-
paarig sind der *Penis* (das männliche Glied, die Rute), der Hodensack (*Scrotum,* Nr. 23) und die Vorsteherdrüse (*Prostata,* Nr. 9).
Von kleinen Gebilden, die für die Praxis des Lebens keinen Wert
haben, sehen wir ab, wie wir sie auch bei den weiblichen Organen
nicht in Betracht gezogen haben.

Von den nichtgeschlechtlichen Teilen sind die Schambeinverbindung *(Symphysis)* und die Harnblase im Durchschnitt dargestellt.

Das letztgenannte Organ (Nr. 3) geht am Blasenhals (Nr. 7), wo
es, wie die weibliche Blase, einen kräftigen Schließmuskel (nicht abgebildet) besitzt, in die Harnröhre (*Urethra,* Nr. 11) über. Die
Blasenhöhle (Nr. 4) ist als einzige in Betracht kommende Körper-
höhle mit ihrem Ausführungsgang punktiert angegeben. Daß dieser,
also die Harnröhre, viel länger ist als beim Weibe und sowohl als
Ausfuhrweg für den Harn wie für den Samen dient, sei hier gleich
vorweggenommen.

Der *Penis,* dessen vorderer, 9 bis 10 cm langer Teil frei hervorragt
oder, besser gesagt, hängt, besitzt – außer diesem sichtbaren Teil –
ein hinteres Stück, die Wurzel, die unter der Haut des Dammes
und dem Ansatz des Hodensacks, dem Auge verborgen, aber für
den fühlenden Finger deutlich erkennbar, verläuft. Die nach oben
gekehrte Seite dieses Teils des Penisschaftes liegt unterhalb der
Symphyse in dem Schambeinbogen und ist mit den Beckenknochen
fest und breit verbunden, wodurch das Organ seinen Halt bekommt.

Die Körpermasse des Penis besteht so gut wie ausschließlich aus
kavernösem[28] Gewebe, das heißt aus schwammigen Blutgefäßge-
bilden, die sich bei starkem Blutandrang ausdehnen und prall füllen. Schwellkörper *(corpora cavernosa)* nennt man sie. Alles was in
der Tafel V waagrecht und kreuzweise schraffiert ist (Nr. 16 und
Nr. 20), gehört zu ihnen.

Das männliche Glied besteht aus einem Harnröhrenschwellkörper und zwei Penisschwellkörpern. Diese sind paarig angelegt, je-

[28] Caverna heißt Hohlraum.

doch innig verbunden, so daß man sie als ein Ganzes betrachten kann, das den größten Teil des freihängenden Gliedes, und zwar seinen dorsalen Teil (Rückenteil, das ist bei dem hängenden Penis den nach vorne sehenden, vom Hodensack abgewendeten Teil) bildet. In Tafel V ist der Durchschnitt der Penisschwellkörper kreuzweise schraffiert (Nr. 20) dargestellt. Der hintere Teil dient der Befestigung am Schambeinbogen.

Der Harnröhrenschwellkörper ist in seinem längsten, mittleren Stück ein verhältnismäßig dünner Schaft, der die Harnröhre umschließt. Er bildet den Teil, welcher beim hängenden Gliede der Vorderwand des Scrotum (Hodensack) zugewendet ist (waagrecht schraffiert, Nr. 16). Nach hinten zu wird er viel stärker und bildet dort den schon erwähnten, unterhalb der Basis des Scrotum fühlbaren Teil des Penis, der als *Harnröhrenzwiebel (Bulbusurethrae)* bekannt ist. Nach der Spitze des Penis zu wird das Corpus cavernosum urethrale plötzlich breiter und bildet die *Eichel* (die *Glans penis,* ebenfalls waagrecht schraffiert, Nr. 26), welche die Penisschwellkörper überragt und damit die ganze Spitze des Organs einnimmt. Der Schwellkörper der Eichel wird absonderlich benannt: *Corpus cavernosum glandis.* Harnröhrenschwellkörper mit Eichelschwellkörper und Penisschwellkörper sind fest untereinander verbunden, so daß sie praktisch ein Ganzes ausmachen, das auch als Ganzes auf Reize antwortet.

Mögen nun diese Reize direkt vom Zentralnervensystem ausgehen oder örtlich einwirken – das Ergebnis ist das gleiche: die *Erektion,* die Vergrößerung, Steifung und Aufrichtung des Gliedes durch verstärkte und schließlich maximale Blutfüllung seines Schwellkörperkomplexes.

Die Corpora cavernosa sind in kräftigen Faserhüllen eingeschlossen, welche so viel Elastizität und Dehnungsfähigkeit besitzen, daß eine bedeutende Vergrößerung und Spannung möglich ist, die aber andererseits der Gewebsmasse Halt und Festigkeit verleihen und einer Überdehnung vorbeugen.

Die Haut des Penis ist fast haarlos, dünn, zart, elastisch und dehnbar.

Sie liegt den von ihr bedeckten Teilen unmittelbar, ohne nennenswerte Fettschicht an, bleibt aber von ihnen getrennt, so daß sie sich leicht verschieben läßt. An der Spitze des Organs bildet sie ringsum eine Doppelfalte derart, daß sie nicht an der Spitze der Eichel festgeheftet ist, sondern weiter rückwärts, 2 bis 3 mm hinter ihrem Rande, an der oberen vorderen Kante des eigentlichen Peniskörpers. Die so gebildete Hautduplikatur ist die *Vorhaut*, das *Praeputium* (Nr. 28). Im Knabenalter überragt sie die Glans penis rüsselartig. Bei Erwachsenen dagegen wird gewöhnlich die Eichel, in der Vorhautöffnung leicht hervortretend, gerade sichtbar. Die Vorhautöffnung ist normalerweise genügend weit, und das Praeputium selbst so elastisch und verschiebbar, daß es sich leicht zurückschieben läßt. Erst dann wird die Gestalt der Glans penis, die sich vorher durch die Bedeckung hin nur leicht abzeichnete, deutlich erkennbar in der Form eines stumpf-kegelförmigen Körpers, der an der Rückseite des Penis umfangreicher und länger ist als an der Scrotalseite des Organs. Demzufolge verläuft auch der hervortretende hintere Rand der Eichel, die *Corona glandis*, nicht *ringförmig*, sondern in der Gestalt eines Ovals, dessen Ebene schief zur Achse des Penis liegt.

Infolgedessen ist der Vorhautsack, auch Praeputialsack genannt (das ist also der Raum, der sich zwischen Eichel und innerem Vorhautblatt befindet und in der Figur tiefschwarz [Nr. 27] gezeichnet ist), an der Rückseite des Penis bedeutend tiefer und geräumiger als an der entgegengesetzten Seite. An dieser Stelle besteht in der Mittellinie eine bändchenartige Verbindung zwischen Eichel und Praeputium, die sich beim Zurückziehen der Vorhaut anspannt und ein zu weites Zurückziehen verhindert. Dieses Bändchen heißt das *Vorhautbändchen, Frenulum praeputii* (Nr. 24). Es hat sein Analogon in dem Kitzlerbändchen, das wir bei den weiblichen Organen kennengelernt haben, wie übrigens auch die andern zur Clitoris gehörenden Gebilde (Eichel, Schaft, Schwellkörper, Vorhaut, Vorhautsack) dieselben sind wie beim Penis. Die Clitoris ist denn auch, sowohl entwicklungsgeschichtlich als in ihrer Zusammensetzung, als eine verkleinerte Art des Penis (ohne dessen Durchbohrung durch die Harnröhre) zu betrachten.

Da wir bei der Besprechung des Praeputialraumes der Clitoris ausführlich der Ausscheidungsprodukte der Talgdrüsen und der Notwendigkeit einer genauen Entfernung dieses Talges gedacht haben, brauchen wir das hier nicht zu wiederholen. Zwar ist die Produktion und Ansammlung von Talg in der Rinne hinter der Corona glandis (Eichelrand) gewöhnlich nicht so ausgiebig wie bei manchen Frauen und die Absonderung von Riechstoffen nicht so hervortretend wie beim Weibe und wie bei vielen Tierarten in der Brunstzeit bei den Männchen – aber im großen und ganzen gilt doch für den Mann in dieser Hinsicht dasselbe wie für die Frau. Ich muß denn auch – schon in Hinsicht auf die Vorbeugung von Entzündungen – die dringende Forderung einer regelmäßigen Reinigung des Praeputialsacks, besonders der erwähnten Rinne, betonen.

Nach allgemeinem Dafürhalten beruht die religiöse Vorschrift der Beschneidung bei orientalischen Völkern größtenteils auf der Absicht, dieser Forderung der Hygiene zu entsprechen. Denn die Abtragung der Vorhaut, welche bei bestehender Enge ihrer Öffnung auch durch die modernen Chirurgen vielfach vorgenommen wird, arbeitet der Ansammlung von Vorhauttalg (Smegma praeputii) wirksam entgegen, verhindert das Zurückbleiben von Stoffen, welche bei dem Coitus in diesen Raum gelangen können, und erleichtert die Reinigung.

Die Glans penis ist von einer Fortsetzung des inneren Blattes der Vorhaut, also von einer hautartigen Bedeckung, die aber nicht wie Haut aussieht, überzogen. Am Rande der Harnröhrenmündung geht diese in die Schleimhaut der Urethra über. Die Haut der Eichel besitzt sehr zahlreiche Nervenendigungen verschiedener Gattung, welche durch viele Nervenfäden untereinander verbunden sind, so daß ein dichtes Netz von feinsten nervösen Apparaten vorhanden ist, welches sich besonders dazu eignet, alle mechanischen Reize, auch die geringsten, aufzunehmen und durch weitere Nervenbahnen dem Gehirn zu übermitteln, das sie – soweit es sich nicht um starke, bedeutenden Schmerz verursachende Reize handelt – als Wollustgefühle empfindet.

Als Stelle, welche für die Auslösung dieser Gefühle am allerempfindlichsten ist, zeigt sich, stärker noch als der Eichelrand, welcher auch eine Vorzugsstellung in dieser Hinsicht einnimmt, die untere Seite der Eichel, insbesondere die Gegend des Vorhautbändchens. Auch hier finden wir also die Gleichartigkeit mit der Clitoris, bei welcher wir auch das Clitorisbändchen und die Unterseite des Kitzlers, wo es festsitzt, als die empfindlichste Stelle für Wollustreize kennengelernt haben.

Die Vorhaut besitzt gleichfalls viele Nervenendigungen, welche demselben Zwecke dienen, und ebenso ist die übrige Penishaut, sei es auch in weniger ausgiebigem Maße, mit Wahrnehmungsorganen versehen, deren Reizung einen derartigen, wenn auch weniger intensiven Effekt hervorruft.

Die mechanische Reizung dieser Nervenendigungen hat, wie wir schon gesehen haben, auf reflektorischem Wege einen Blutandrang zu den Corpora cavernosa, und damit die *Erektion* des Gliedes zur Folge, welche auch direkt vom Gehirn aus durch Einwirkung psychischer Vorstellungen zustande gebracht werden kann. Diese Art des Zustandekommens der Erektion durch Vorstellungen, der Sexualsphäre entstammend, ist wohl die gewöhnlichste; die mechanischen Reize treten meistens erst nachher in Aktion.

Außerhalb dieser Reize können auch solche, welche von den Beckeneingeweiden ausgehen, eine Erektion zur Folge haben; ich erinnere an die morgendliche Steifung des Gliedes, welche häufig beim Erwachen beobachtet wird und reflektorisch durch die starke Füllung der Harnblase während des Schlafes verursacht wird. In Krankheitsfällen kann direkt vom Rückenmark aus eine Erektion, mitunter in schmerzhaftem Grade und von langer Dauer, entstehen.

Dennoch hält die in Laienkreisen beliebte Meinung, daß das Erektionszentrum im Rückenmark gelegen sei, den neueren Untersuchungen nicht stand. Das Reflexzentrum für die Erektion ist, wenn auch die Reflexbahn das untere Ende des Rückenmarks passieren muß, eher in dem »sympathischen Nervensystem« des Beckens zu suchen.

Durch die Erektion wird der vorher schlaffe und zum Geschlechtsakt vollständig ungeeignete Penis zu einem elastisch-steifen Organ, das sich besonders dazu eignet, den aus ihm sich ergießenden Samen tief in die Scheide zu deponieren, weil es, sich gegen den Bauch des Mannes erhebend, eine Richtung annimmt, und leichte Krümmung nach hinten darbietet, welche der Richtung und Krümmung der Vagina nach vorne genau entsprechen. Auch ist, normale Verhältnisse vorausgesetzt, die Größe des erigierten Gliedes (dabei angenommen, daß es meistens nicht ganz bis zu seiner Wurzel in die Vagina eindringt, und daß diese eine beträchtliche Dehnbarkeit auch der Länge nach besitzt) den Abmessungen der Scheide ungefähr entsprechend. Jedoch bestehen bedeutende individuelle Unterschiede, auf welche wir später, wenn wir den Geschlechtsverkehr ausführlicher behandeln werden, zurückkommen. Die Länge des freien Teiles des Penis im Erektionszustand beträgt nach Waldeyer 14 bis 16 cm, sein Umfang in der Mitte gemessen 12 cm.

Die Erektion endet, nachdem die Reize, welche sie verursachten, sich ausgewirkt haben, durch Abschwellung der Corpora cavernosa infolge verringerter Blutzufuhr.

Harnröhre (Urethra) nennt man den langen, gebogenen Ausfuhr-
kanal der Blase, welcher den Penis exzentrisch durchsetzt. Sein aller-
oberster, das heißt der Harnblase zunächst gelegener Teil dient ausschließlich dem Abfluß des Harnes. Von da an, wo die Samenleiter
in ihn münden (in Tafel V ist die Stelle mit Nr. 11 angegeben),
dient er außerdem als Ausfuhrweg für die Samenflüssigkeit.

Die Urethra läßt sich nach den von ihr durchlaufenen Körper-
gegenden in drei Teile gliedern. Der erste, innerhalb des Beckens
verlaufende, geht bei dem aufrecht stehenden Manne ungefähr senkrecht nach abwärts (was Tafel V richtig anzeigt). Er wird größtenteils von der Vorsteherdrüse (schwarz gezeichnet, Nr. 9) umschlossen. Von der Blase wird er durch den kräftigen Blasenmuskel getrennt.

Unterhalb des Schambeinbogens (in dem Teil, welcher in der Tafel V weiß gelassen ist), zwischen Vorsteherdrüse und waagrecht
schraffiertem Schwellkörper, durchsetzt die Harnröhre, die Richtung ändernd, den muskulösen Beckenboden und geht in ihren
Dammteil über. Dieser Teil, der also unterhalb des Dammes liegt,
verläuft in der Peniswurzel und hat deren fast horizontale, aber
auch ein wenig aufsteigende Verlaufsrichtung. Bei der zweiten, diesmal nach unten gerichteten Krümmung, dort also, wo der freihän-
gende Penis beginnt, fängt der Penisteil der Harnröhre im engeren
Sinne des Wortes an.

Der zweite und dritte Teil zusammen verlaufen, wie Tafel V
zeigt, innerhalb der Schwellkörper. Sie werden in der praktischen
Medizin als *»vordere Harnröhre«* bezeichnet, während der kleine,
senkrecht verlaufende Beckenteil als *»hintere Harnröhre«* angedeutet wird. Die vordere Harnröhre hat bei schlaffem Penis eine Länge
von ungefähr 15 cm. Ihre nach unten gerichtete Krümmung kann
durch Aufhebung des Gliedes gegen die Bauchdecken leicht ausgeglichen werden. Sie wird von selbst aufgehoben, wenn Erektion
eintritt. Bei erigiertem Penis verläuft also die (mit den Schwellkörpern sich verlängernde) vordere Urethra in sanftem Bogen steil auf-
wärts. In der Eichel erweitert sich die Harnröhre, verengert sich an
ihrer Mündung auf der Spitze der Glans penis wieder und bildet in
Form eines vertikalen Spaltes dort überhaupt die engste Stelle
während ihres ganzen Verlaufs.

In der vorderen Urethra finden sich ziemlich viele kleine Schleim-
drüsen, welche zusammen mit den beiden erbsengroßen *Cowper-*

schen Drüsen, deren Lage und Ausfuhrgänge aus der Zeichnung ersichtlich sind (Nr. 12), unter Einfluß sexueller Erregung eine geringe Menge eines alkalischen, klaren, dünnen, sehr schlüpfrigen Schleimes absondern. Diese Absonderung, die der Schleimsekretion der Vorhofschleimdrüsen des Weibes an die Seite zu stellen ist, entbehrt nicht der praktischen Bedeutung. Sie dient dazu, die Glans penis schlüpfrig zu machen und dadurch die Einführung des Gliedes in die Scheide zu erleichtern. Und weiter kann sie den Zweck erfüllen, die Urethra – welche durch den Durchgang des verhältnismäßig stark sauer reagierenden Harns mit einer Flüssigkeit benetzt ist, deren Reaktion den Samenzellen ungünstig ist – für die Passage des Samens geeigneter zu machen, indem sie das Milieu durch ihre eigene alkalische Reaktion umstimmt. Ich halte aber die erstgenannte Wirkung dieser Schleimsekretion deshalb für wichtiger, weil die geringe Menge Urin, die in der Harnröhre verbleiben kann, gegenüber der relativ viel größeren Menge Samen, welche nachher durchtritt (und dabei sehr rasch durchtritt), nur wenig zu bedeuten hat.

Die Schleimabsonderung von der wir hier reden, kann der Erektion des Penis und seiner örtlichen Reizung folgen, also eine zweite örtliche Phase der sexuellen Erregung darstellen. Öfter bildet sie die erste örtliche Phase dieser Erregung und zeigt sich schon bei noch schlaffem, jedenfalls nicht vollständig erigiertem Gliede.

Das ist besonders dann der Fall, wenn die geschlechtliche Erregung durch rein psychische Vorstellungen erfolgt, sei es nun, daß diese Vorstellungen durch Gedanken, Lektüre, Bilder, also ohne *direkte* Beteiligung einer Frau, erweckt werden, sei es, daß sie durch psychischen Kontakt mit einem begehrten weiblichen Wesen, also bei dem Vorspiel der geschlechtlichen Vereinigung, entstehen.

Diese Absonderung ist (und wird noch immer) oft von ängstlichen und unerfahrenen, um ihre Gemütsruhe oder ihre Gesundheit allzusehr besorgten Jünglingen für Entleerung von Samen gehalten. Sie hat damit nichts anderes zu tun, als daß sie eine Vorbereitung für diese Entleerung darstellt und einen Wunschzustand der Psyche in dieser Richtung verrät.

Über die Schleimabsonderung ist schließlich noch zu bemerken, daß sie, besonders in Fällen, wo die Erektion in Hauptsache durch mechanische Reizung zustande kommt und die psychische Beteiligung nur eine bedingte ist, oft ausbleibt. Fehlt dann auch die Schleimabsonderung der Vorhofdrüsen bei der Frau infolge der mangelnden psychischen Vorbereitung zum Geschlechtsakt, so kann dieser erschwert und für beide Parteien schmerzhaft werden.

Die *Hoden (Testes, Testikel)* liegen als eiförmige Körper im *Hodensack (Scrotum)*. Der linke hängt meistens etwas tiefer herab, wodurch das Scrotum einen leicht asymmetrischen Aspekt bekommt. Es ist das normale Verhältnis, wenn die Mitte des Scrotum etwas weiter als die Spitze des hängenden Penis herabreicht. Die Haut des Hodensacks hat eine dunkle Farbe; sie ist mit vielen Haaren besetzt; eine Fettschicht fehlt völlig. Unter der Haut liegen dichte Züge glatter (unwillkürlicher) Muskelfasern, welche sich infolge verschiedenartiger Reize (z. B. durch Kälte) zusammenziehen und aus dem schlaffen Sack einen runzeligen Beutel machen, der seinen Inhalt straff umschließt.

Das Scrotum ist durch eine Zwischenwand, auf die die Muskelfasern übergehen, in zwei Fächer geteilt, deren jedes einen Hoden mit Nebenhoden enthält. Der Zwischenwand entspricht außen eine über den Sack verlaufende Naht, die sich nach hinten auf den Damm, nach vorne auf die untere Seite des Penis fortsetzt.

Hoden und Penis sind sehr nahe beieinander gelegen. In jenen werden die Samenzellen gebildet, durch diesen verlassen sie den Körper. Um von der einen Stelle zur andern zu kommen, müssen sie aber einen langen Umweg durch das Innere des Körpers machen. Das erklärt sich entwicklungsgeschichtlich aus der Tatsache, daß die Testes ursprünglich ihren Sitz in der Bauchhöhle hatten und erst sekundär in den Hodensack abgestiegen sind. Bei verschiedenen Tierarten wird dieser Vorgang noch immer wiederholt, indem die Hoden für gewöhnlich in der Bauchhöhle verbleiben und nur in der Brunstperiode in das Scrotum gelangen. Auch bei gewissen krankhaften Zuständen des Mannes, so bei Bruchbildung, werden wir an diese Entwicklung erinnert.

Auch sehen wir den Weg, den der Hoden bei seinem Abstieg aus der Bauchhöhle in das Scrotum nahm, immer wieder vor uns in dem Verlauf des Samenstranges. Dieser besteht aus dem Samenleiter sowie aus Gefäßen und Nerven und zieht durch den oberhalb des Schambeins gelegenen Leistenkanal hinab zum hinteren Rand des Hodens.

Testikel, Nebenhoden und Samenstrang sind (an jeder Seite für sich) umgeben von Hüllen, welche den verschiedenen Schichten der Bauchwand entsprechen. Zusammen damit verlaufen Muskelbündel, die den Hoden etwas hinaufziehen können. Dieses Hinaufziehen findet zusammen mit der Kontraktion der Hautmuskeln des Hodensacks statt. Das gleiche geschieht in Form einer typischen Reflexwirkung, durch welche der Hoden der einen Seite in sichtbarer Weise in die Höhe geht, wenn die Innenfläche des gleichseitigen Oberschenkels mit kräftigen und kurzen Reibungen gereizt wird.

Der vollentwickelte Hoden hat eine Länge von 4 bis 4,5 cm, höchstens 5 cm, und eine Breite und Dicke von 2 bis 2,8 cm. Er ist 15 bis 26 g schwer. Der linke Hoden ist der größere. Die Lage ist so, daß man im Stehen an dem Hoden einen oberen und einen unteren Pol zu unterscheiden hat. Die Gefäße und Nerven treten an der hinteren Seite des Organs ein. Neben den Gefäßen liegt der Nebenhoden dem Hoden an und umgreift ihn von hinten als länglicher Wulst. Der Kopf des Nebenhodens (Nr. 17) sitzt dem oberen Pol des Hodens (Nr. 18) auf. Die beiden stehen dort in inniger Verbindung, indem die Kanäle des Testikels sich in den Nebenhoden fortsetzen. Der Schwanz des Nebenhodens (Nr. 22) setzt sich am unteren Hodenpol in den sofort nach hinten umbiegenden Samenleiter fort.

Der Hoden wird durch verschiedene, regelmäßig angeordnete Zwischenwände in pyramidenförmige Läppchen verteilt. In jedem Läppchen befindet sich ein Knäuel von feinen, stark gewundenen, innig durcheinandergeschlungenen Kanälchen, in denen die Bildung der Samenfäden vor sich geht. Diese Kanälchen sind so eng, daß nur noch etwa ein dickes Haar passieren würde. Nach der Stelle zu, wo die Spitzen der Läppchen zueinander kommen, werden die gewundenen Kanälchen gerade, gehen ineinander über, und schließlich geht aus jedem Hodenläppchen nur ein Kanälchen hervor. Sie münden dann in einem Netzwerk von feinen Röhrchen, das noch in dem Testikel selbst gelegen ist, sich jedoch, wie oben schon bemerkt, in dem Röhrensystem des Kopfes des Nebenhodens fortsetzt. Die Röhrchen dieses Systems verlaufen wieder stark gewunden. Sie kommen oben in einem einzelnen Kanal zusammen, der in starken Schlängelungen, den Körper des Nebenhodens bildend, zu seinem Schwanz abwärts steigt und dort in den Samenleiter, der auch anfangs noch Schlängelungen (aber nicht so ausgesprochene) zeigt, übergeht. Eine schematische Wiedergabe der Verhältnisse zeigt Tafel VI, Figur A.

Die Samenbildung findet beim Menschen kontinuierlich statt, mit der Mannbarkeit anfangend bis ins hohe Greisenalter hinein. Man findet in den gewundenen Hodenkanälchen die verschiedensten Entwicklungsstufen der Samenzellen nebeneinander, deren Entstehung langsam vor sich zu gehen scheint. Meinem Standpunkte, im allgemeinen in diesem Buche keine mikroskopischen Verhältnisse zu beschreiben, getreu, wollen wir über die Art und Weise, in der sich die Samenzellen aus den Zellen dieser Kanälchen bilden, nicht sprechen. Dagegen ist es wichtig, über die fertigen männlichen Fortpflanzungszellen, wenn sie auch mikroskopisch klein sind, Näheres mitzuteilen.

Diese Zellen, *Samenfäden*, *Spermien* oder *Spermatozoen* (das Wort bedeutet: lebende Wesen der Samenflüssigkeit) oder *Spermatozoiden* geheißen, früher auch Samentierchen genannt, gehören zu den kleinen Spermienformen, das heißt die Spermien vieler (auch kleinerer) Tiere sind größer als die des Menschen, die 50 bis 60 Tausendstel eines Millimeters lang sind. Sie bestehen nach Tafel VI, Figur B, aus dem Kopf, dem Halsstück und dem Schwanz. Der Kopf hat eine platt-birnförmige Gestalt und ist nach dem freien Rande zu kantig verdünnt. Er bildet den Hauptteil der Zelle, das eigentliche befruchtende Element, an das die Eigenschaften von Art und Individuum gebunden sind. Seine Maße sind: 4,2 Tausendstel eines Millimeters lang; 3,1 breit; 2 dick (nach der Kante zu nur 0,2 dick). Das Halsstück bildet die Verbindung zwischen Kopf und Schwanz. Letzterer ist verhältnismäßig sehr lang und dient als Bewegungsapparat. Mit ihm führen die Spermien lebhaft schlängelnde Bewegungen aus, die stark an die Schwimmbewegung eines Aales, manchmal auch an die Schläge einer Geißel erinnern. Die Beweglichkeit setzt aber erst ein, wenn die Spermatozoen in Berührung kommen mit den Absonderungsprodukten der Samenblasen und der Vorsteherdrüse. Solange sie sich dagegen im Hoden und im Kopf des Nebenhodens befinden, sind die Spermatozoiden völlig unbeweglich und größtenteils noch unreif. Erst während des Vorrückens in den Ausfuhrgängen des Hodens und des Nebenhodens kommen sie zur vollen Reife. In den zahlreichen Windungen des Nebenhodenganges, der als ein umfangreicher Speicher für die Spermien betrachtet werden kann, wird ihnen wahrscheinlich ein flüssiges Absonderungsprodukt der Wände beigemischt, wodurch schon eine mehr spermaähnliche Flüssigkeit entsteht. (Man muß das wohl annehmen, weil die Spermatozoiden in dem Sekret, welches dem Schwanz des Nebenhodens entnommen wird, nicht mehr in dichten Ballen zusammenliegend, wie das anfangs der Fall ist, sondern freischwebend gefunden werden.)

Wenn also die Eigenbewegung der Spermien für ihre Weiterbeförderung in den männlichen Geschlechtsorganen nicht in Betracht kommt, ist es als wahrscheinlich zu erachten, daß diese Weiterbeförderung in den Hoden selbst einfach durch allmähliches Nachrücken des Sekrets stattfindet, wobei der abwechselnde Druck der muskulösen Nebenapparate helfend einwirkt. In den Nebenhoden mag dieses Nachrücken auch noch seinen Einfluß ausüben. Die Weiterbewegung wird dort aber unterstützt von der ununterbrochenen Tätigkeit der Flimmerhärchen, welche die Wände der Nebenhodenkanäle auskleiden und eine Kapillarströmung in der Richtung nach dem Samenleiter unterhalten.

Im Samenleiter besorgt dann seine eigene Wandmuskulatur, besonders die kräftige Ringmuskelschicht, den Transport, indem sie den Inhalt des Kanals durch eine nach oben fortschreitende Kontraktion seiner Wand immer weiter hinaufpreßt. Wahrscheinlich übt dabei die Wiederausdehnung des Samenleiters, welcher der Kontraktionswelle folgt, eine Saugwirkung auf die hinteren Abschnitte aus, die sich bis in das Kanalsystem des Nebenhodens fortpflanzt.

Die letzte Strecke, den Weg durch die Urethra, legt das Sperma mit größter Schnelligkeit bei der Ejakulation zurück.

Die hier angerührten Fragen haben nicht allein wissenschaftliche Bedeutung. Sie sind sogar von großer praktischer Wichtigkeit, weil ihre richtige Beantwortung von fehlerhaften Gedankengängen zurückhält. So wird zum Beispiel durch das oben Gesagte erklärt, weshalb bei schnell einander folgenden Ejakulationen, sagen wir also bei oft in kurzer Frist wiederholtem Coitus, das Sperma nicht nur in Menge abnimmt, sondern immer weniger normal bewegliche Spermatozoen und mehr anomale und unbewegliche Samenfäden enthält.

Die Bewegung der Spermatozoiden findet in der Spermaflüssigkeit und in den normalen Sekreten der weiblichen Geschlechtsorgane automatisch statt. Offen ist die Frage, ob sie sich während ihres Lebens in den weiblichen Organen immerfort bewegen oder zeitweilig ruhen, und ob sie aus den weiblichen Absonderungsprodukten, inmitten deren sie sich befinden, oder aus der Spermaflüssigkeit selbst Stoffe aufnehmen können, welche dazu dienen würden, die bei den verhältnismäßig sehr großen Bewegungsanstrengungen verlorengegangenen Spannkräfte zu ersetzen. Die Möglichkeit einer solchen Ernährung durch die Umgebung ist nicht von der Hand zu weisen. Und auch das zeitweise Aufhören der Bewegung, also eine Ruhepause, ist nicht als unmöglich zu betrachten, weil wir doch gesehen haben, wie die Bewegung nach Beimischung bestimmter Stoffe erst einsetzt, während die Bewegungsfähigkeit schon vorher vorhanden war. Wir wissen, daß bei Tieren, zum Beispiel Fledermäusen, wo die Begattung im Herbst stattfindet, die Spermien den ganzen Winter über bewegungslos im Uterus liegen bleiben können und erst im Frühling die dann gereiften Eier befruchten. Wenn wir aber sehen, wie die Spermien in Sperma, das im Brutschrank bei Körpertemperatur unter Vermeidung von Austrocknung aufbewahrt wird, über acht Tage am Leben bleiben und während dieser Zeit sich immer bewegen, wann man sie auch beobachtet, so ist es denn doch nicht unmöglich, daß sie von Anfang bis Ende in Bewegung bleiben, wenn sie sich im weiblichen Milieu befinden.

Die Lebensdauer der Spermien in den weiblichen Organen wird sehr verschieden angegeben. Die einen nehmen 24 bis 36 Stunden an, die andern 8 oder gar 14 Tage. Ich glaube mit Rücksicht auf die Analogie bei vielen Tieren und auf Grund von praktischen Erfahrungen, im Gegensatz zu den experimentellen Untersuchungen, eher an eine verhältnismäßig lange Lebensdauer. Moderne Forscher allerdings halten eher die kürzere Periode für wahrscheinlich; sie nehmen an, daß die Spermien nur wenige Stunden lang befruchtungsfähig sind.

Die Geschwindigkeit der Fortbewegung ist unter dem Mikroskop etwa 3 mm in der Minute, was darauf hinauskommt, daß ein Spermium in der Sekunde einen Abstand zurücklegt, der ungefähr seiner Länge gleich ist. Die Bewegung geschieht mit verhältnismäßig großer Kraft, so daß Hindernisse zur Seite gestoßen werden, und immer gegen den Strom. Da nun, wie ich schon früher erwähnt habe, in den weiblichen Geschlechtsorganen von den Flimmerhaaren ein nach außen gerichteter Strom erzeugt wird, müssen die Spermien immer nach oben, das heißt in der Richtung der Eierstöcke, schwimmen. Es ist nicht unwahrscheinlich, daß dabei der Kapillarstrom doch die Geschwindigkeit der Vorwärtsbewegung beeinträchtigt. Jedenfalls nimmt man an, daß im Uterus die Spermien innerhalb dreier Minuten 1 bis 15 mm vorwärts kommen, so daß sie, aus der

Spermamasse in den äußeren Muttermund eindringend, in 1,5 bis 3 Stunden in der Höhle des Gebärmutterkörpers angekommen sein werden. Einige Stunden später können sie dann in dem Eileiter sein, wo sie in der lateralen Hälfte dieses Organs dem Ei begegnen. Wahrscheinlich sind mehrere Spermien daran beteiligt, die äußeren Schichten des Eies aufzulösen; eine einzige Spermie aber bohrt sich dann in das Ei ein und verschmilzt mit dem Eikern, wodurch die eigentliche Befruchtung erfolgt. Diese kann also, wie wir auf Grund der genannten Berechnungen annehmen müssen, frühestens etwa acht Stunden nach dem Coitus stattfinden.

Und nach wieviel Zeit spätestens (wohlverstanden, wenn inzwischen nicht ein neuer Coitus stattgefunden hat!)? Das läßt sich schwer bestimmen, und obwohl diese Frage von großer Wichtigkeit ist, hat man noch keine genaue Antwort gefunden. Vielleicht handelt es sich um eine Zeit von einem oder zwei Tage. Es wurde auch schon angegeben, daß Spermien, die in der Scheide bleiben, höchstens eine Stunde überleben, daß sie aber, wenn sie beweglich genug sind, den Uterus zu erreichen, dort für 25 bis 40 Stunden ihre Aktivität behalten.

Es bleibt uns noch zu erörtern, was mit den Spermatozoen geschieht, die nicht zur Verschmelzung mit dem Ei gelangen. Es sind das *alle,* minus eines, das befruchtende; denn das Ei nimmt nur eines zur Befruchtung an, dann verschließt es sich sofort allen andern. Und da bei jedem Coitus (sofern er nicht zu rasch dem vorhergehenden folgt) etwa 200 bis 500 Millionen Spermien in die Scheide gebracht werden, müssen jedesmal ungeheure Mengen zugrunde gehen.

Ein großer Teil verläßt die Scheide mit dem wieder ausfließenden Sperma. Ein zweiter, ebenfalls sehr bedeutender Teil geht in der Vagina ziemlich rasch zugrunde, weil die Spermien die zu saure Reaktion des Scheideninhalts nicht vertragen.

Die abgestorbenen Samenfäden zerfallen und werden aufgelöst. Ihre Überreste werden mit der normalen örtlichen Ausscheidung wegtransportiert. – Früher nahm man an, daß die Samenflüssigkeit durch die Schleimhaut der Scheide und des Uterus resorbiert werde und eine stärkere Wirkung auf den Allgemeinzustand der Frau ausübe. Die heutige Forschung lehnt diesen Gedanken ab; der erfrischende und stärkende Effekt des Geschlechtsverkehrs wird auf psychische Faktoren zurückgeführt und auf die physiologische Wirkung einer gesteigerten Hormonausschüttung im weiblichen Organismus selbst.

Ein kleiner Teil der Spermien gelangt in den Uterus. Auf dem Wege zur Tube gehen wieder die meisten von ihnen zugrunde; es vollziehen sich mit ihnen ähnliche Vorgänge wie die soeben erwähnten. Nur sehr wenige der ejakulierten Spermatozoen gelangen in die Eileiter. Dort wartet ihrer (mit Ausnahme bestenfalls des einen – welches dazu bestimmt wird, das Leben fortzusetzen) dasselbe Los, dem alle andern anheimfielen. Wahrscheinlich werden die Reste der abgestorbenen Spermien durch die Flimmerbewegung zum Uterus zurückbefördert.

Ganz wenige, welche am längsten ausgehalten und am kräftigsten sich fortbewegt haben, erreichen schließlich die freie Bauchhöhle. Dort werden sie, wie Hoehnes Experimente mit Injektion von Sperma in den Peritonealraum gelehrt haben, von den Phagozyten (weißen Blutkörperchen), die im Körper den Aufräumungsdienst versehen, angegriffen und innerhalb von 20 Stunden von ihnen verzehrt und weggeschafft.

Die *Vorsteherdrüse (Prostata)* ist ein kastanienförmiges Organ, welches die hintere Harnröhre derart umschließt, daß sein größter Teil hinter, ein viel kleinerer Teil aber vor dem Kanal liegt. Die Vorderseite der Drüse nähert sich dem unteren Rande der Symphyse; in ihrer oberen Fläche befindet sich der Blasenhals eingebettet. Die hintere Wand, die, wie Tafel V (Nr. 9) zeigt, auch nach unten sieht, liegt in der Nähe der vorderen Ausbuchtung des Mastdarms (diese Ausbuchtung wurde bei der Anatomie der weiblichen Genitalien beschrieben und abgebildet) und ist von dort aus mit dem eingeführten Finger leicht zu betasten. Der untere Pol der Prostata schließlich sitzt dem muskulösen Beckenboden auf, gerade oberhalb des Eintritts der Urethra in den Schwellkörperteil des Penis.

Das Organ besteht aus einer großen Zahl Einzeldrüsen, die voneinander durch Bindegewebe, das viele glatte Muskelelemente enthält, geschieden sind, während der ganze Drüsenkomplex von einer solchen Wand umgeben ist. Durch diese Anordnung kann die Zusammenziehung der Muskelfasern, welche auf der Höhe des Geschlechtsakts reflektorisch (also unwillkürlich) eintritt, das Drüsensekret aus den Ausfuhrgängen hervorpressen. Die Ausfuhrgänge, ungefähr 30 an der Zahl, münden dicht nebeneinander an derjenigen Stelle der hinteren Harnröhrenwand, wo die beiden Samenleiter ebenfalls, und zwar auf dem Samenhügelchen, münden (Nr. 10).

Dieser *Samenhügel* wölbt sich als länglich-rundliche, etwa 3 mm hohe und 3 mm breite Erhebung in der Mitte des Prostatateils der Harnröhre von deren hinterer Wand her in die Lichtung des Kanals vor. Seine Länge läßt sich nicht genau angeben, da er in eine Art Längsleiste der Harnröhrenschleimhaut ausläuft; man kann sie aber auf 7 bis 8 mm annehmen. Er besteht hauptsächlich aus Schwellgewebe, wie wir es in den verschiedenen Schwellkörpern kennengelernt haben, reichlich mit elastischem und glattem Muskelgewebe durchsetzt.

Die Absonderungsprodukte der Prostatadrüsen bilden eine dünne, milchig getrübte, alkalische Flüssigkeit, die den »Spermin« genannten chemischen Stoff enthält, welcher dem Prostatasekret und damit dem Sperma, seinen charakteristischen Geruch verleiht. Das Sekret wird beim Geschlechtsakt zu gleicher Zeit mit der Samenflüssigkeit in die Urethra gepreßt und mischt sich dort innig mit ihr. Es bildet einen großen Teil der ausgestoßenen Spermamasse. Wie wir schon gesehen haben, reizt es die Spermatozoen zur Bewegung.

Von den *Samenleitern* habe ich schon manches und Wichtiges erwähnt. Ich muß sie aber jetzt noch weiter besprechen, besonders in ihrer Verbindung mit den *Samenampullen* und den *Samenblasen*.

Die Samenleiter haben eine beträchtliche Länge (ungefähr 45 cm), was mit dem Abstieg der Hoden aus der Bauchhöhle in den Hodensack zusammenhängt. Sie steigen, sich jederseits mit Gefäßen und Nerven zum Samenstrang vereinigend, unter der Haut zum äußeren Leistenring empor. Auf dieser Strecke ist der Samenleiter leicht der Betastung zugänglich. Wenn man den Inhalt des Scrotums, das heißt seine linke oder rechte Hälfte, halbwegs zwischen Hoden und Leistenring, durch die Finger gleiten läßt, fühlt man den Samenleiter als harten, runden Strang von der Stärke eines dünnen Bleistifts. Nachdem er den Leistenkanal durchlaufen hat, zieht er, vom Bauchfell bedeckt, in das kleine Becken hinab zum Blasengrund, wie Tafel V (Nr. 6) zeigt. Dort geht er in eine spindelförmige Erweiterung über, die Samenampulle.

Die Länge des Samenleiters ist praktisch wenigstens ebenso bedeutsam wie entwicklungsgeschichtlich. Denn seine Wirkung als Preß- und Saugpumpe für die Weiterbeförderung des Hodenerzeugnisses kann viel ausgiebiger sein, weil er eine lange Röhre darstellt.

Seine Länge vergrößert zu gleicher Zeit seinen Inhalt und macht ihn dadurch geeignet, auch selbst schon als Reservoir (und also nicht ausschließlich als Leitung) zu dienen – eine Funktion, die er aller Wahrscheinlichkeit nach auch beim Menschen mit dem gewundenen Kanal, der den Schwanz des Nebenhodens bildet, teilt.

Als Reservoir dienen aber vor allem die beiden *Samenampullen,* die dem Blasengrund anliegen. Sie haben ein höckeriges Aussehen und einen fächerigen Bau, so daß ihr Innenraum infolge der netzförmigen vorspringenden Leisten der Schleimhaut, zwischen denen sich grubige Vertiefungen befinden, unregelmäßige Ausbuchtungen aufweist. Die Ampullen sind 3 bis 4 cm lang und fast 1 cm breit. Hier sammelt sich die aus den Nebenhoden kommende Samenflüssigkeit an. Mit der (reflektorisch erfolgenden) Kontraktion der Muskelwand dieser Behälter wird ihr Inhalt durch die feinen Ausfuhrgänge, welche die letzten Stücke des Samenleiters darstellen, in die Urethra gepreßt[29]. Durch diese Ausfuhrgänge gelangt zu gleicher Zeit der Inhalt der beiden Samenblasen, die sich zusammen mit den Samenampullen kontrahieren, in die Urethra.

Die *Samenblasen* (Tafel V, Nr. 8) stellen zwei länglich abgeplattete Körper dar von 4 bis 5 cm Länge, 2 cm Breite und 1 cm Dicke, welche zwischen Blase und Mastdarm liegen. Die Beschreibung des inneren Baues der Ampullen ist auch auf sie anwendbar, mit dem Zusatz, daß jede Samenblase aus einem mehrfach gewundenen Hauptkanal mit zahlreichen Nebenkanälen besteht, die alle blind enden. Die Seitenkanäle münden in den Hauptkanal und dieser in das verjüngte untere Ende der Ampulle, so daß die Samenblase als ein mehr oder weniger selbständig gewordenes Divertikel (in die Länge gezogene Ausbuchtung) der Samenampulle aufgefaßt werden kann. Den Samenblasen ist lange Zeit die Aufgabe zugeschrieben worden, welche wir in dem Obenstehenden den Ampullen zugewiesen haben, die als Behälter für die Samenflüssigkeit dienen.

Sicher ist, daß bei geschlechtsreifen Männern fast immer Spermien in den Samenblasen gefunden werden und daß eine Flüssigkeit,

---

[29] Es ist interessant, daß Tiere mit gut entwickelten Samenampullen (Rind, Schaf und Pferd) wie der Mensch den Coitus in kurzer Zeit vollziehen, während solche wie Hund und Kater, die keine Ampullen besitzen und also ihre Samenflüssigkeit erst während des Geschlechtsakts durch die Samenleiter hinaufbefördern müssen, verhältnismäßig lange mit dem Geschlechtsakt beschäftigt sind.

welche man in den Samenleiter einspritzt, nicht nur die Ampulle füllt, sondern auch in die Samenblase eindringt, bevor sie durch den engen Ausfuhrgang in die Urethra tritt. Dabei handelt es sich bei allen diesen Ergebnissen um Befunde an Toten, so daß es nicht sicher ist, ob Rückschlüsse daraus auf Lebende gezogen werden dürfen.

Am wahrscheinlichsten kommt es mir vor, daß die gewöhnlichen Behälter für das durch die Samenleiter beförderte Sekret die Samenampullen sind, daß bei starker Füllung ein Teil ihres Inhalts allmählich in die Samenblasen übertreten kann, und daß diese dadurch zu Hilfsbehältern für die Samenflüssigkeit werden können.

Die hauptsächlichste Aufgabe der Samenblasen jedoch haben wir in der Sekretion von Zusatzstoffen für das Sperma zu sehen. Ihr Sekret ist eine zähe, gelbliche, klebrige Masse, die sich in ganz frischem Sperma in Form kleiner Klümpchen wie Froscheier (ohne Kern) erkennen läßt und dem Ejakulat seine anfängliche Zähflüssigkeit verleiht. Indem sich aber diese Klümpchen sehr bald lösen, erhält das Sperma seine spätere, mehr flüssige Beschaffenheit.

Der für die Aktivität der Spermatozoen vorteilhaften Eigenschaften des Samenblasensekrets gedachten wir schon vorhin. Es wirkt weiter günstig durch die Vergrößerung der Masse der Samenflüssigkeit, wodurch die Spermien mehr verteilt werden. Ob die eigentümlichen Konsistenzeigenschaften dieses Absonderungsprodukts besondere Bedeutung für die Spermatozoiden haben, ist nicht bekannt.

Die Endstücke des Samenleiters, die den Inhalt der beiden Samenampullen und Samenblasen zusammen in die Harnröhre führen, sind nur 2 bis 2,5 cm lang; sie durchsetzen die Vorsteherdrüse in schräger, konvergierender Richtung; sie münden sehr dicht nebeneinander auf der Kuppe des Samenhügels.

Anfangs beträgt ihre Weite noch 2 mm, sie verjüngt sich bis auf 0,5 mm, so daß die durchgepreßte Samenmasse in sehr kräftigen, feinen Strählchen in die Urethra ausgespritzt wird, was von größter Wichtigkeit für den weiteren Vorgang ist.

Durch die *Ejakulation* (Ausspritzung) wird schließlich der männliche Samen völlig hinausbefördert. Sie bildet den Zweck, den Gipfel und den eigentlichen Abschluß der Geschlechtsvereinigung. Wir werden sie als solche im nächsten Abschnitt noch ausführlich zu besprechen haben, insbesondere auch was die mit ihr verbundenen Gefühle betrifft.

Da aber der angesammelte Samen sich beim Manne auch unabhängig vom Geschlechtsverkehr und unabhängig von jeder erotischen Reizung, sogar unbeeinflußt von sexuellen Gedanken, in vollkommen physiologischer Weise unwillkürlich entleeren kann, soll der Vorgang auch hier betrachtet werden.

Wenn durch die Summation der Reize (mögen sie nun mechanischer Art sein und von der Peripherie stammen oder rein psychischen Charakter tragen oder aber ausschließlich durch Spannung der Samenampullen und Samenblasen entstehen, wie im obenerwähnten Falle) eine gewisse Schwelle überstiegen wird, zieht sich die glatte Muskulatur dieser vier Behälter reflektorisch zusammen und preßt den Inhalt in feinsten, kräftigen Strahlen gegen die vordere Wand der Urethra. Zu gleicher Zeit kontrahieren sich die Muskelfasern der Prostata und treiben das Absonderungsprodukt dieser Drüsengruppe in die Harnröhre. So kommen da die verschiedenen Sekrete zusammen, deren innige Durchmischung gewährleistet wird durch die Feinheit und die Kraft der Strahlen und ihr Zurückprallen an der vorderen Urethrawand, wobei die so verteilte Flüssigkeit sich begegnet mit dem aus vielen Öffnungen hervorgepreßten Prostatasekret.

In so komplizierter Weise entsteht an *dieser* Stelle erst das Gemisch von Drüsensekreten, das wir als *Sperma* kennen.

Diese sinnvolle und zweckmäßige Anordnung der Dinge wird noch dadurch vervollkommnet, daß diesen Reflexen bei gesunden Individuen immer eine (ebenfalls auf reflektorischem Wege entstandene) Erektion vorangeht, wobei auch der Samenhügel zum Anschwellen gebracht wird. Dadurch wird die schräg nach vorne verlaufende Richtung der Endstücke der Samenleiter noch verschärft, so daß die Durchmischung der Säfte noch inniger werden kann und der Strom auch noch mehr *dorthin* gelenkt wird, wo er weiterzugehen hat. Zu gleicher Zeit kommt durch diese Anschwellung nach hinten zu ein Abschluß zustande, der schließlich noch dadurch verstärkt wird, daß ein Teil der Prostatamuskulatur, der als eine Art Ringmuskelschicht um den obersten Teil der Harnröhre liegt, sich zusammen mit den anderen Prostatamuskelfasern kontrahiert.

In dieser Weise ist ein Abfließen des in die Urethra gelangten Sperma nach der Blase hin unmöglich gemacht. Die einzige Richtung, die offen bleibt, ist dem Ausgang zu. Außerdem ist ein Durchtreten des Harnes zu gleicher Zeit mit Sperma verhindert. Solange die Erektion voll besteht, ist das Harnlassen infolge der Mitanschwellung des Samenhügels vollkommen unmöglich.

Die Flüssigkeiten, die sich im Prostatateil der Urethra endgültig zum Sperma mischen, werden sofort nach außen geschleudert. Auch das geschieht durch reine Reflexwirkung. Es ist denn auch unmöglich, die Ejakulation, sobald sie einmal in Gang gesetzt ist, durch psychische Einwirkung aufzuhalten. Sie geht in vollkommen automatischer Weise vor sich, wenn es hier auch Muskeln vom willkürlichen, quergestreiften Typus sind (die sonst vollkommen dem Willen unterworfen sind), welche die Aktion besorgen. Der Reflex wird ausgelöst durch das Spritzen der Samenflüssigkeit gegen die Urethrawand – wodurch zu gleicher Zeit das Gefühl der höchsten Wollust (sogar bei den Samenentleerungen im Schlaf) zustande kommt – und besteht in einer Reihe von kräftigen, rhythmischen Kontraktionen der die Peniswurzel umgebenden Muskelgruppe, einschließlich der Beckenbodenmuskulatur. Besonders ein die Harnröhrenzwiebel umgebender, gerade unter der Haut des Dammes gelegener Muskel, dessen Kontraktionen denn auch deutlich von dem aufgelegten Finger gefühlt werden können, tritt dabei in Tätigkeit. Er ist in Tafel V schwarz gehalten und mit Nr. 14 bezeichnet.

Durch diese rhythmische Kontraktion wird das Sperma aus der äußeren Harnröhrenmündung hinausgeschleudert mit einer Kraft, die sich abschätzen läßt nach dem Abstand, den es frei ausgespritzt zurücklegen kann. Wenn dieser Abstand auch meistens nicht mehr als 14 bis 20 cm beträgt, so wird doch auch über einen von 1 m berichtet.

Es ist wahrscheinlich, daß, während der erste Ejakulationsstoß die erste Portion der in die Urethra gelangten Flüssigkeit hinausbefördert, der Nachschub in die Urethra eintritt. Wahrscheinlicher noch wird dieser Nachschub durch das Aufhören der Ejakulationskontraktion unterstützt, so daß auch hier wieder das Wechselspiel von Zusammenziehung und Erschlaffung des Muskels nicht nur wie eine Preßpumpe nach vorne, sondern auch als Saugpumpe nach hinten wirkt.

So wird in einigen Stößen das verfügbare Sperma ejakuliert; es folgen einige kleinere, mehr und mehr abflauende Zusammenziehungen, welche die noch im Urethrakanal verbleibenden Reste ohne viel Kraft entleeren, und der Reflex ist beendet. Bald verliert sich auch die Erektion – es sei denn, daß die Reize weitergehen, in welchem Falle sie bestehen bleiben kann.

Ob gelegentlich einer Ejakulation die Samenampullen und Samenblasen völlig entleert werden, ist schwierig zu entscheiden. Wo aber die Möglichkeit besteht, den Geschlechtsakt sofort zu wiederholen, darf man wohl eine unvollständige Entleerung annehmen, wenn auch zugegeben werden muß, daß die vermutlich sowohl während der Ejakulation selbst wie bei der nächsten Reizung wieder einsetzende, wellenartig fortschreitende Kontraktion der Samenleiter innerhalb kurzer Zeit den Nachschub von Spermien besorgen kann. Vielleicht ist auch die vollständige oder unvollständige Entleerung (es gibt auch Autoren, welche die Möglichkeit einer *einseitigen* Entleerung annehmen) an individuelle Eigentümlichkeiten gebunden. Dadurch läßt es sich erklären, weshalb der eine Mann nur einmal den Coitus vollziehen kann, während der andere ihn mehrmals innerhalb kurzer Zeit auszuüben vermag. Sicher ist übrigens, daß es dabei weniger auf den zeitlichen Nachschub des Hodenprodukts ankommt als auf eine verstärkte Tätigkeit der Drüsen, welche die Zusatzflüssigkeiten absondern.

Die *Pollutionen*, die unwillkürlichen Samenentleerungen, denen besonders jugendliche Männer bei geschlechtlicher Enthaltsamkeit infolge der Ansammlung des Samens ausgesetzt sind, erfolgen etwa alle zwei bis drei Wochen, mitunter auch alle acht Tage, im späteren Alter seltener. Sie treten gewöhnlich nur im Schlaf auf, in der Regel mit erotischen Träumen, und die Ejakulation löst ausgesprochene Wollust- und Befriedigungsgefühle aus. Der Zusammenhang zwischen den sich dabei in den Geschlechtsorganen abspielenden Vorgängen und den psychischen Prozessen kann in solchen Fällen ebensogut der sein, daß die Spannung der Samenampullen (und Samenblasen?) die Erektions- und Ejakulationsreflexe auslöst und daß durch deren Ablauf der Traum entsteht, wie daß diese Spannung psychische Prozesse (Träume) veranlaßt, welche ihrerseits zur Ejakulation führen.

Jedenfalls sehen wir bei diesem während des Schlafes verlaufenden Vorgang die Wirkung des »Entspannungstriebs« in seiner schlagendsten, einfachsten, rein körperlichen Form, so daß man *hier* auch richtig von »Entleerungstrieb« sprechen dürfte.

In *wie* komplizierter Weise jedoch reagiert die Psyche im Wachen auf die Spannung der Samenampullen! Mag da die Spannung der Seele eine Folge der örtlichen Spannung sein, der Entspannungstrieb ist sicher mehr noch auf die Lösung der *erst*genannten als auf die Aufhebung der zweiten gerichtet, und ein reiner »Entleerungstrieb« besteht hier gewiß nicht mehr[30].

Welches Spiel von Reizung und Hemmung! Besonders auch von Hemmung. Denn der Ejakulationsreflex, welcher von der Spannung der Samenampullen ausgeht und den unwillkürlichen Spermaerguß verursacht, kommt nie anders als im Schlaf zustande, was beweist, daß er im Wachen von der Großhirnrinde aus, durch die Einwirkung der Psyche also, gehemmt wird.

Derartige Hemmungen der Erektions- und Ejakulationsreflexe durch die höheren Zentren können sich noch unter manchen anderen Umständen zeigen, was viele Männer zu ihrem Nutzen und Frommen, nicht weniger aber auch zu ihrem Schaden und ihrer Schande erfahren.

Noch einige Worte über das *Sperma,* von dem ich das Wichtigste allerdings schon mitgeteilt habe.

Der menschliche Samen wird in einer Menge von fünf bis zehn Kubikzentimetern, von denen jeder etwa 60 Millionen Spermien enthält, entleert. Bei rasch aufeinanderfolgenden Ejakulationen werden Quantität und Qualität geringer.

Gleich nach der Ejakulation ist das Sperma ganz flüssig; es koaguliert dann rasch, verflüssigt sich jedoch nach ungefähr 15 Minuten wieder. Wenn es schließlich eintrocknet, wird es erst klebrig, bildet dann auf Stoffen weiße, harte Flecken, die sich mit kaltem Wasser leichter, mit heißem schwerer auswaschen lassen. Im Auswaschwasser sind die Spermatozoen noch zu erkennen (für gerichtliche Untersuchungen wichtig).

Bei mikroskopischer Betrachtung sieht man in dem gesunden Sperma außer den vielen lebhaften beweglichen, normalen Spermien und den weniger abnormalen (auch unreifen) Formen, zahlreiche andere Körperzellen und Gebilde verschiedener Art, die keine praktische Bedeutung haben.

[30] Der Entspannungstrieb = Geschlechtsbefriedigungstrieb hat mit Entleerungstrieb überhaupt nichts mehr zu tun in den vielen Fällen, wo gar keine örtliche Spannung (durch angesammelten Samen), sondern nur psychische Spannung besteht.

Die *innere Sekretion der männlichen Geschlechtsdrüsen* spielt gewiß eine wichtige Rolle, deren wir im ersten Teil des Buches schon gedacht haben. Beim erwachsenen Manne übt sie einen günstigen Einfluß aus auf die Körperkräfte, auf das psychische Vermögen und auf die Sexualgefühle, insbesondere auf den Annäherungstrieb.

Im Gegensatz zu dem, was wir bei der Frau sahen, verläuft die innere Sekretion der betreffenden Organe beim Manne gleichmäßig. Auch drückt sie nicht *dermaßen* wie beim Weibe dem ganzen Leben ihr Gepräge auf.

In einem gewissen Alter läßt, mit der äußeren, auch die innere Absonderung der Hoden allmählich nach. Das ist eine Teilerscheinung des allgemeinen Alterns. Das Altern dieser Drüsen ist aber wichtiger für das Ganze als das mancher anderer Organe. Denn mit dem Nachlassen der inneren Hodensekretion fällt ihr günstiger Einfluß, ihre belebende Wirkung auf den Gesamtorganismus und auf die Funktionen anderer Organe aus, und so wirkt das Altern der Geschlechtsdrüsen stark fördernd auf das Altern des ganzen Körpers und manchmal auch auf das des Geistes. Es besteht also ein Circulus vitiosus, eine geschlossene Kette von ungünstigen Wirkungen, deren bedeutendstes Glied wir in der verminderten inneren Sekretion der Testikel zu sehen haben.

In zweierlei Weise hat die wissenschaftliche Forschung, auf ältere Erfahrungen sich stützend, Beweise für diese Auffassung beigebracht. Die Versuche von Steinach haben gezeigt, daß die Unterbindung der Samenleiter durch Hebung der inneren Sekretion der Testikel das Altern nicht nur für eine Weile verzögert, sondern bestehende Alterserscheinungen in gewissem Maße wieder verschwinden läßt. Und die Experimente von Voronoff, welcher die fehlende innere Absonderung der gealterten Menschenhoden ersetzt durch die innere Sekretion von überpflanztem Hodengewebe von Affen, haben einen gleichartigen Erfolg.

Durch diese Versuche strebte man seinerzeit natürlich an, Männern zu helfen, die vorzeitig gealtert waren. Dies widerspricht aber der modernen wissenschaftlichen Anschauung: Der Alterungsprozeß kann nur bis zu einem gewissen Grad – und nicht vollständig – durch Verabreichung von Hormonen aufgehalten werden.

Nach allem, was wir heute wissen, scheint es mir für einen gesunden Mann in den Fünfzigern oder Sechzigern das beste, dem Altern seiner Geschlechtsdrüsen nach Möglichkeit vorzubeugen, indem er ihnen (ich nehme dabei an, daß er sie immer sorgfältig vor Krankheit – Infektion! – geschont hat) eine angemessene, das heißt für sein Alter nicht übertriebene, aber auch nicht zu geringe, regelmäßige Tätigkeit auferlegt.

Jedes Organ verkümmert durch eine zu geringe oder gar fehlende Tätigkeit. Der »Inaktivitäts-Atrophie« begegnen wir Ärzte auf Schritt und Tritt, und wir warnen immer davor. Weshalb sollen wir nicht darauf hinweisen, daß die Inaktivität der Hoden ihr vorzeitiges Altern fördert und damit auf das ganze Individuum einen ungünstigen, alt machenden Einfluß ausübt, während eine angemessene Beschäftigung dieser Organe – wozu sie, wie wir wissen, bis ins hohe Alter fähig sind – sie und ihren Besitzer möglichst jung erhält. Gewiß, es kann seine Gefahren (verschiedener Art) haben, Greisen zum Geschlechtsverkehr zu raten. In diesem Sinne darf denn auch niemand meine Ausführungen verstehen!

Aber den Rat, den ehelichen Verkehr beim Älterwerden regelmäßig fortzusetzen (solange keine bestimmten Krankheitszeichen den Arzt veranlassen müssen, davon abzuraten) nehme ich auf mich. Auch in dieser Hinsicht kann die Ehe, als Hoch-Ehe aufgefaßt, segensreich für Körper und Seele wirken.

DRITTER TEIL

Der Geschlechtsverkehr

Seine Physiologie und Technik

Fünftes Kapitel: Definition, Vorspiel und Liebesspiel

Unter *Geschlechtsverkehr* wollen wir hier den gesamten Verkehr
verstehen, der zwischen Menschen zu geschlechtlichen Zwecken stattfindet. Wir wollen uns weiter sofort darüber im klaren sein, daß
wir mit diesem Wort, wenn es ohne Adjektiv dasteht, ausschließlich
den *normalen Verkehr* zwischen Mann und Frau meinen. Der physiologischen geschlechtlichen Betätigung wollen wir in der Hoch-
Ehe – unter Vermeidung jeder Prüderie, sei es auch unter Inne-
haltung der *wahren Keuschheit* – Gelegenheit geben, sich nach allen
Richtungen so weit wie möglich zu entfalten.

Damit wir uns dabei nicht mißverstehen, haben wir zuerst fest-
zulegen, was wir als normalen Geschlechtsverkehr betrachten werden. Das ist nicht leicht, wie jede Definition auf jedem Gebiet ihre
Schwierigkeiten hat. Ich glaube den verschiedenen Anforderungen,
die hier zu stellen sind, am besten gerecht zu werden,

*wenn ich unter normalem Geschlechtsverkehr jeden Verkehr ver-
stehe, der zwischen zwei geschlechtsreifen Menschen verschiedener
Gattung unter Ausschluß von Grausamkeit und ohne Anwendung
von Hilfsmitteln zur Lusterzeugung mit der direkten oder indirekten Zielsetzung geschlechtlicher Befriedigung stattfindet und bei der
Überschreitung einer gewissen Reizschwelle mit dem Erguß des
Samens in die Scheide, unter annähernd gleichzeitiger Lustlösung[31]
der Beteiligten, seinen Gipfel erreicht.*

Der Geschlechtsverkehr besteht aus *Vorspiel, Liebesspiel, Geschlechtsvereinigung* und *Nachspiel*.

Sein Höhenstadium und seinen Zweck erreicht er in der dritten
Phase, in der *Geschlechtsvereinigung*.

---

[31] Ich werde vorzugsweise das Wort *Lustlösung* für *Orgasmus* gebrauchen.

Diese, in der Regel als *Coitus* bezeichnet, nenne ich die *Vergattung*. Ich bilde dieses Wort aus »Vermählung« und »Begattung« und gebrauche es anstatt des letztgenannten Wortes, das Aktivität des Mannes und Passivität des Weibes beim Geschlechtsakt zum Ausdruck bringt, weil in der Hoch-Ehe ein derartiges Verhältnis sogar im Sprachgebrauch durchaus vermieden werden soll. Vergattung und das sich daraus ergebende »*sich vergatten*« lassen dagegen ohne weiteres auf Gleichwertigkeit und Gleichberechtigung bei der Geschlechtsvereinigung schließen.

Die Vergattung (die man gelegentlich auch als Geschlechtsverkehr im engeren Sinne bezeichnen kann, wobei allerdings mit der Möglichkeit von Mißverständnissen gerechnet werden muß) fängt an mit der Einführung des männlichen Gliedes in die Scheide, erreicht ihren Höhepunkt mit der beiderseitigen Lustlösung und ihren Zweck in dem Erguß und der Aufnahme des Samens. Sie endet, wenn das Glied die Scheide verläßt. Ihr *Ziel* wird erst erreicht durch die *Befruchtung*, die aber zu der Geschlechtsvereinigung, wie wichtig diese auch für ihr Zustandekommen sein mag, nicht in direkter Beziehung steht[32].

[32] Die Befruchtung kann sogar ohne Vergattung erfolgen, wie zahlreiche, wenn auch ungewöhnliche Fälle zeigen, in denen die Spermien auf verschiedenste Art, ohne *Immissio penis* (Einführung des Gliedes), in die weiblichen Genitalien gelangen. Solche Fälle haben für die Praxis der geschlechtlichen Beziehungen großen Wert. Nicht nur, weil aus ihnen hervorgeht, wie für das Erfolgen einer Befruchtung unter Umständen die Ablagerung des Samens in oder gegen die Vulva, sogar bei unversehrtem Hymen, genügt, sondern vor allem auch, weil sie uns mehr als einmal gezeigt haben, daß ein Spermatozoon auch auf indirektem Wege (mittels des Fingers z. B.) zu den weiblichen Geschlechtsorganen gelangen und dabei so viel Lebensfähigkeit behalten kann, um dazu fähig zu bleiben, den langen Weg von der Vulva bis in den Eileiter selbständig zurückzulegen und dann noch als vollwertiger Keim in das Ei einzudringen – ein Beweis für die sich gelegentlich als fast unglaublich groß erweisende Lebens- und Bewegungsfähigkeit dieser Fortpflanzungszellen. Am meisten Gewicht für die Praxis des Geschlechtslebens haben diejenigen Fälle, in welchen eine Übertragung von Spermien stattfand, die im Anschluß an eine Ejakulation in der männlichen Urethra geblieben waren – was gewöhnlich so ist, bis eine Harnentleerung stattfindet –, und von dort aus oder von dem Vorhautsäckchen aus, wo sie sich auch einige Zeit halten können, auf irgendeine Weise (am leichtesten wohl durch eine neue Immissio penis ohne Ejakulation) in die Scheide gelangen.
Andere Fälle sind gleich lehrreich: schon vor der eigentlichen Ejakulation kann aus der männlichen Harnröhrenöffnung ein klein wenig Samenflüssigkeit austreten. Das kann durchaus genügen, um gewisse Fälle von Befruchtung trotz »sicherer Vorsichtsmaßregeln« zu erklären.

Mit dem Ende der Vergattung fängt das *Nachspiel* des Geschlechtsverkehrs an, das aber bei vielen Menschenpaaren, wo die Liebe nur eine bestimmte Rolle spielt, gänzlich in Wegfall kommt, weil die beiden Beteiligten, sobald ihrem Befriedigungstrieb genügt ist, sich – wenigstens zeitweilig – voneinander abwenden.

Dagegen bildet dieses Nachspiel dort, wo ausgesprochene Liebesgefühle bestehen, eine wichtige Phase des Geschlechtsverkehrs, die zwar in der gewöhnlichen Ehe nur allzusehr vernachlässigt wird, dafür aber in der Hoch-Ehe soviel wie möglich gehoben werden soll.

Das Ende des Nachspiels läßt sich nicht angeben. Es klingt aus, es soll nachklingen und weiterklingen, bis es sich auflöst in den Anfängen eines neuen Vorspiels.

So entsteht die *Kontinuität des Geschlechtsverkehrs,* die ich als eine der schönsten Errungenschaften der Hoch-Ehe und zugleich als eine ihrer wichtigsten Unterlagen betrachte.

Wenn sich die ersten Regungen des Annäherungstriebs geltend machen, setzt das *Vorspiel* des Geschlechtsverkehrs ein. Es geht sempre crescendo, in dem einen Falle langsamer, in dem anderen rascher, ausnahmsweise mit einer fast blitzartigen Steigerung.

Wo es endet? – Dort, wo das Liebesspiel anfängt.

Es braucht keine ausführlichen Darlegungen, um klarzumachen, daß damit kein scharf umschriebener Zeitpunkt gegeben ist, daß meistens die beiden Phasen allmählich ineinander übergehen, daß einmal Erscheinungen und Handlungen, die der zweiten Phase angehören, sich schon während der ersten äußern können, und daß andererseits manchmal, besonders von weiblicher Seite, noch schüchterne Vorspieltöne gehört werden, wenn das Liebesspiel schon in vollem Gang ist.

Dennoch scheint es mir gut, mit Hinsicht auf unsere Besprechungen eine Grenze zwischen den beiden Phasen zu ziehen, was sich auch unschwer machen läßt.

Ich nehme sie an beim Liebeskuß, der als Prototyp der erotischen Berührungen betrachtet werden kann – mit dem Zusatz, daß ich diesen selbst schon dem Liebesspiel zuteile.

So spielt sich denn das *Liebesspiel* ab zwischen Liebeskuß und Beginn der Vergattung. Es bildet die Vorbereitung zu dieser und ist als solche unerläßlich, um Mann und Weib psychisch und körperlich instand zu setzen, sie *richtig* zu vollziehen.

Besonders wichtig ist dieses Stadium des Geschlechtsverkehrs für die in sexueller Hinsicht noch nicht genügend erfahrene und eingeübte Frau, da es gewöhnlich eines gut geführten Liebesspiels bedarf, um ihre erotischen Gefühle in genügendem Maße zu erwecken und sie für die Reize der nachfolgenden Vergattung zu sensibilisieren.

Bei Geübten, und namentlich bei einem Paar, das aufeinander eingestellt ist, kann das Liebesspiel zusammen mit dem Vorspiel als mehr oder weniger abgekürztes Verfahren »erledigt« werden, mitunter selbst völlig in Wegfall kommen. Ein Blick, ein Wort als Einladung genügen, vor allem nach längerer Enthaltsamkeit, um die Vorbedingungen für den Coitus zu erfüllen und diesen sofort anfangen zu lassen.

Ein derartiges Vorgehen kommt aber unter feiner fühlenden Menschen – und allein solche sind zur Hoch-Ehe fähig – nur ausnahmsweise und dann doch immer in Form eines stilisierten Verfahrens zur Anwendung. Sonst bedeutet es eine Roheit, die sich in ihrer Einwirkung auf seelischem Gebiet schwer rächen muß.

Die Unterlassung des Liebesspiels durch den Mann allein kann noch mehr sein als eine Roheit; sie kann eine Brutalität darstellen, welche der Frau neben bedeutendem seelischem Schaden auch körperlichen zufügt.

Außerdem ist diese Unterlassungssünde eine *Dummheit*.

Denn das Liebesspiel gibt, als *Kunst* geübt, eine Fülle von Genüssen, die denen, welche die Vergattung bietet, nicht nachzustehen haben. In der Hoch-Ehe soll diese zweite Phase des Geschlechtsverkehrs als ebenso wichtig angesehen und gepflegt werden wie die dritte.

Betrachten wir jetzt die Phasen des Geschlechtsverkehrs jede für sich, so brauchen wir uns bei der *Technik des Vorspiels* nicht sehr lange aufzuhalten.

Dem Blick und dem Wort fallen die größten Rollen in diesem Spiele zu, denn *sie* sind es, die den seelischen – den in diesem Stadium wichtigsten – Regungen Ausdruck verleihen.

Aber auch die Hilfsrollen sind beachtenswert. Ich erinnere an alles, was ich über die Beziehungen des Geruchs zum Geschlechtsgefühl gesagt habe.

Auch weise ich auf den Tanz hin, der zwar bei den Zivilisierten einen Teil der primordialen Bedeutung, welche er bei den Naturvölkern als Werbungsmittel besitzt, eingebüßt hat, aber nichtsdestoweniger auch in unseren Zeiten und in unserer Gesellschaft noch eine starke erotische Triebkraft zeigt. Ich denke dabei besonders an gewisse Volkstänze wie die russischen, die sizilianischen und die Tiroler (Schuhplattler), deren Charakter als Werbungstänze aus ihrem ganzen Wesen hervorgeht. Sie wirken, abgesehen vom Inhalt ihrer Gebärdensprache, durch die Bewegungseindrücke, die dem Auge und gewöhnlich auch durch die musikalischen Eindrücke, welche dem Gehör vermittelt werden, wobei die größte Bedeutung der Kombination dieser beiden, dem Rhythmus, zufällt.

Überhaupt bedient sich der Annäherungstrieb im Vorspiel der Liebe hauptsächlich der drei Sinnesorgane: Gesicht, Gehör, Geruch. Die beiden anderen, Gefühl und Geschmack, kommen erst im zweiten Stadium beim eigentlichen Liebesspiel zur Geltung, wobei sich allerdings das Gefühl, sobald es einmal in Aktion getreten ist, sofort die Vorherrschaft erobert.

Zwei Vorspielmotive verdienen weiter unsere Aufmerksamkeit: die *Koketterie* und der *Flirt*.

Wenn ich das erstgenannte, französische Wort ins Deutsche übersetzen und von Gefallsucht reden würde, dann gäbe dieser Ausdruck gewiß nicht *das* wieder, was ich hier meine. Ebensowenig wäre es richtig, hier mit dem Begriff Koketterie das Tadelnswerte zu verbinden, das auch in seiner Muttersprache dem Wort anhaften *kann*.

Was ich in Beziehung zum ehelichen Liebesvorspiel mit dem Worte »Koketterie« bezeichnen will, das ist die Wechselwirkung von Anziehung und Abwehr, welche durch die daraus hervorgehende Summation der Reize eines der stärksten psychischen Werbemittel darstellt.

Die Koketterie, von einer feinfühlenden Frau in richtiger Abstufung und besonders in ihrer abweisenden Komponente, mit Vorsicht angewendet und mit Grazie gehandhabt, kann zu einer der schönsten Partien im Vorspiel der Liebe werden, weil in der Zurückhaltung, von einer Steigerung gefolgt, ein großer Reiz liegt. Wir erfahren ihn in der Musik, wo manche Komponisten die zeitweise Zurückhaltung in sehr wirkungsvoller Weise anzuwenden verstehen; im Drama, wo eine kurze Unterbrechung der Handlung wegen der dadurch gespannten Erwartung steigernd zu wirken vermag; wir empfinden ihn im Liebesvorspiel durch die Kunst der Koketterie. Und wir werden die vorübergehende, absichtliche Zurück-

haltung als fein berechnete Reizsteigerung wiederfinden im Liebesspiel selbst, ja sogar im Höhenstadium des Geschlechtsverkehrs, bei
der Vergattung.

Vergessen wir jedoch nicht: jedes Reizmittel wird in Überdosierung zum Gift, wie auch Gifte in geeigneten Minimalgaben Reizmittel sind.

Nicht anders ist es in der Kunst, in den »schönen Künsten« sowohl wie in der nicht weniger schönen Liebeskunst, und »l'Arte
dell'Amore« ist, was die absichtliche Zurückhaltung in der Reizsteigerung betrifft, ebenso vorsichtig zu handhaben wie »l'Amore
dell'Arte«.

Wer diese Mittel nicht mit voller Beherrschung in richtiger Weise
und im richtigen Augenblick anzuwenden weiß, lasse lieber die Finger davon. Oder jedenfalls, er (und *sie* nicht weniger!) hüte sich vor
Überdosierung. Eine zu geringe Anwendung kann höchstens die beabsichtigte Wirkung verfehlen – zu starke Gaben dieser sonst heil-
bringenden Gifte verursachen statt Reizung Lähmung – Lähmung
der Teilnahme hier, Lähmung der sexuellen Gefühle dort.

Das süße Gift der Koketterie aber wird bei falscher Anwendung
nicht nur lähmend wirken. Es bekommt auch einen bitteren Geschmack, erregt Ekel – und wird nicht einmal mehr genommen! ·

Über das, was wir unter *Flirt* verstehen wollen, müssen wir uns
einigen. Sucht man in den Wörterbüchern, so findet man Übersetz-
zungen und Erklärungen, welche die Tändelei, das flatternde und
flitternde Minnespiel in den Mittelpunkt des Begriffs stellen. In diesem Sinne aber brauchen wir ebensowenig den Begriff wie das Wort.
Denn wir kommen mit anderen, deutlicheren vollständig aus.

Ebensowenig haben wir das Wort nötig in der weitgehenden Bedeutung, welche einige Autoren auf sexologischem Gebiet ihm bei-
legen, die es anstatt »Werbung« (im geschlechtlichen Sinne und in
größter Ausdehnung angewendet) gebrauchen.

Und schließlich hat es auch keinen Zweck (es sei denn den der beschönigenden Verhüllung) zur Bezeichnung der sexuellen Verhältnisse außerhalb der Ehe, in denen man im Geschlechtsverkehr mehr
oder weniger weit – meistens jedenfalls sehr weit – geht. Mögen gewisse moderne mondäne Kreise es für praktisch und fashionabel
halten, unter »Flirt« *das* zu verstehen, was man auch mit »Alles,
ausgenommen das eine« andeuten kann, und das Liebesspiel gelegentlich in seinem vollen Umfang in den Begriff »Flirt« hineinbe-

ziehen, für uns ist es unnütz, das Wort in diesem Sinne zu gebrauchen, weil wir über bessere Ausdrücke für diese Dinge verfügen und der beschönigenden Verhüllung nicht bedürfen.

Des Flirtbegriffs aber können wir für unsere Betrachtungen nicht entraten, wenn wir ihn so auffassen, wie er (meinem Dafürhalten nach) ursprünglich gemeint ist: als die Ausführung des Liebesvorspiels, unter Anwendung aller Mittel der größtmöglichen psychischen Verfeinerung, mit der bestimmten Absicht, nicht über das Vorspiel hinauszugehen[33].

In *dieser* Form kann der Flirt gelegentlich auch zwischen Ehegatten, sagen wir lieber *gerade* zwischen Ehegatten, schöne Erfolge in Gestalt der Erneuerung und Auffrischung der Liebesgefühle zeitigen.

Er soll deshalb, wie die richtig dosierte Koketterie zu geeigneten Zeitpunkten angewendet, in der Technik der Hoch-Ehe nicht vernachlässigt werden.

Das wichtigste Instrument im Vorspiel des Geschlechtsverkehrs ist das Gespräch. Sein wichtigstes Thema ist – die Liebe.

Seine Wirkung beruht auf Autosuggestion und auf gegenseitiger Suggestion.

Was das Vorspiel für den Geschlechtsverkehr bedeutet, ersieht man wohl am besten an seiner körperlichen Wirkung. Die Allgemeinwirkung, wie sie sich in verstärkter Herztätigkeit usw. kundgibt, lasse ich jetzt beiseite. Die örtlichen Erscheinungen aber zeigen deutlich, *was* das Vorspiel ist: eine Vorbereitung. Denn nach den Regeln der Kunst geführt, ergibt es, infolge seiner rein psychischen Reizung, bei Mann und Weib (beim erfahrenen, normalen Weib wenigstens) ein und dasselbe Resultat, die Destillatio[34], welche die Be-

[33] Die Hinzufügung dieses Vorbehalts erachte ich als wesentlich. Ohne diese Einschränkung wäre der Flirt nichts anderes als das (psychisch raffinierte) Vorspiel des Geschlechtsverkehrs, und die fremdsprachliche Bezeichnung würde nur Irrtümer in der Auffassung zuwege bringen.

[34] Das ist die Schleimabsonderung durch die dazu bestimmten Drüsen (s. Kap. III 3 und Kap. V). Da die Physiologen dieses von der Moraltheologie geprägte und noch immer gebrauchte Wort durch kein anderes ersetzen, mache ich, lieber als jedesmal eine Umschreibung zu geben, gelegentlich von ihm Gebrauch.

Die manchmal bei dem Vorspiel ebenfalls auftretenden sonstigen örtlichen Erregungserscheinungen (Erektion und analoge Vorgänge beim Weibe) sind weniger häufig als die Destillatio. Sie treten beim Vorspiel gewöhnlich auch erst später auf als diese. Im Gegensatz dazu geht beim Liebesspiel ohne genügendes Vorspiel die Schwellung der Genitalien meistens der Schleimabsonderung voran.

reitschaft zum weiteren Geschlechtsverkehr zum Ausdruck bringt und die Vorbedingung zu diesem Verkehr (jedenfalls zu einer sich harmonisch abspielenden Vergattung) bildet.

Das *Liebesspiel* ist in seinem vollen Umfang auf den Geschlechtsbefriedigungstrieb zurückzuführen.

Bei den für uns in Betracht kommenden Völkern fängt es fast ausnahmslos an mit dem *Kuß* – mit dem Liebeskuß, wohlverstanden.

Es gibt Küsse, die mit dem Geschlechtstrieb nichts zu tun haben. Es wäre töricht, für *jeden Kuß* sexuelle Beweggründe annehmen zu wollen, da ja zweifelsohne Küsse gegeben und in Empfang genommen werden, die nichts anderes als inhaltlose, konventionelle Vorgänge darstellen, und weil gewiß auch manche Küsse anderer als geschlechtlicher Zuneigung entstammen. Diese Kategorie ist aber noch weit kleiner als naive Menschen glauben, glauben möchten oder zu glauben vorgeben, denn die Geschlechtsgefühle spielen ins Leben weit mehr hinein, als man so gemeinhin zu denken oder jedenfalls zu sagen wagt.

Jedenfalls ist das »Küßchen in Ehren« viel weniger »unschuldig« (man will mit dem Wort den Begriff des Asexuellen ausdrücken!) als gewöhnlich aus Moralitätsbequemlichkeit oder auch wohl aus anderen Gründen angenommen wird.

Es gibt weitere Küsse, die, wenn ihnen auch ein sexuelles Gepräge nicht abgesprochen werden kann, doch infolge der Scheu, womit sie gegeben und empfangen werden, eher unter die Erscheinungen des Liebesvorspiels als in das Liebesspiel selbst einzureihen sind. Als solche müssen zum Beispiel die Küsse, die bei gewissen Gesellschaftsspielen üblich sind, und diejenigen, welche halberwachsene junge Leute, teilweise aus Neugierde, in schüchterner Weise wechseln, betrachtet werden.

Eines Kennzeichens aber entbehren alle diese Kußarten: daß sie von Mund zu Mund unter gegenseitiger Beteiligung gegeben werden.

Denn dieses Kennzeichen ist das *Charakteristikum des Liebeskusses.*

Der Liebeskuß ist reich an Variationen. Von einem leichten Streicheln der Lippen mit den Lippenspitzen, einem »Effleurage«[35], aus-

---

[35] Der Ausdruck ist in der Massageheilkunde für leichtes Streichen gebräuchlich und in der Poesie für ein kaum bemerkliches streichelndes Berühren.

gehend, durchläuft er die ganze Skala der Berührungsintensität bis zum »Maraichinage«[36], wobei die Partner sich während längerer Zeit (sogar stundenlang) gegenseitig die Zunge so tief wie möglich überall in der Mundhöhle herumführen.

Daß es dabei aber nicht immer und nicht für jeden die »eingehendsten« Berührungen sind, welche die größten Reize bieten, ist ebenso sicher wie es als zweifellos erachtet werden muß, daß beim Liebeskuß mehr als in der Beschränkung der Meister sich in der Nuancierung zeigt.

Die Zunge ist hierzu ein unerläßliches Instrument, und der *Zungenkuß* ist eine der wichtigsten Varianten des Kusses überhaupt. Wenn er auch gelegentlich in etwas energischerer Form, mit weiterer Einführung der Zunge in den Mund des Partners, geübt werden kann, so ist er doch in der Verfeinerung seiner Abstufungen grundverschieden von dem immerhin doch groben und deshalb nur Halbgebildeten zusagenden Vorgehen der Maraichins. Im Gegenteil, seine stärksten Reize zeigt er, wenn die Zungenspitze einen zarten, feinen Kitzel auf den Lippen und der Zungenspitze des Gegenspielers ausübt.

Drei Sinne beteiligen sich an der Apperzeption des Kusses: das Gefühl, der Geruch, der Geschmack. Ein vierter, das Gehör, soll lieber nicht beteiligt sein!

Dem Geruch kommt bei diesem Akt eine große Bedeutung zu. Die olfaktorischen Eindrücke, die von der Haut der Umgebung des Mundes, mit welcher die Nase beim Kusse in engste Berührung tritt, ausgehen, vermischen sich mit denjenigen, die der Mundhöhle entstammen, und mit den Atemgerüchen. Über diese Geruchseindrücke haben wir schon früher ausführlich gesprochen. Wahrscheinlich sind die an erster Stelle genannten – von der Haut ausgehenden – von größerer Bedeutung als man meinen würde. Jedenfalls hat die Theorie, welche den Kuß entwicklungsgeschichtlich als aus dem Sichbeschnüffeln der Tiere hervorgegangen annimmt, vieles für sich.

[36] So genannt nach den Maraichins, den Bewohnern der Landschaft Pays de Mont in der Vendée, wo diese Art des Liebesspiels unter den unverheirateten jungen Leuten eine eifrig gepflegte Sitte bildet. Die Öffentlichkeit, mit welcher dieses Spiel dort betrieben wird, scheint seiner Wirkung keinen Abbruch zu tun. Das geht wohl aus der Tatsache hervor, daß Marcel Baudouin, Arzt und Bürgermeister dieser Gegend, in einem Werkchen, das kein Geringerer als Debove der Pariser Académie de Médecine angeboten hat, die Methode als ein »wirkliches Heilmittel« gegen die Entvölkerung anpreist.

Bei den Menschen, welche sich anstatt unseres Kusses an die Beschnüffelung, mit dem meist dazugehörenden Reiben der Nasen aneinander, gehalten haben, spielt dann vermutlich wohl auch der Hautgeruch in erster Linie mit, wenn auch die Atmungsluft sich bei dieser Art des Vorgehens ebenfalls geltend machen kann.

Auch der Tastsinn wird während der Beschnüffelung wichtige Eindrücke aufnehmen, mögen sie auch aller Wahrscheinlichkeit nach nicht so fein abgestuft und nicht so intensiv sein, wie das beim Küssen der Fall ist.

Aber *ein* Element dieser Handlung fehlt bei dem Beschnüffeln ganz: der Geschmack. Zwar wird er von den meisten beim Küssen nicht richtig erkannt, und nur die wenigsten unter uns sind auf diesem Gebiet derartige Feinschmecker, daß sie den Geschmack der Küsse ihrer Geliebten so zu definieren verstehen, wie zum Beispiel die alten Römer[37]. Aber ein Geschmack, ein bei verschiedenen Menschen verschiedener und bei demselben Individuum wechselnder Geschmack, ist bestimmt da. Wahrscheinlich rührt er hauptsächlich vom Speichel her, von dem wir ja aus Untersuchungen der physiologischen Chemie wissen, daß seine Zusammensetzung bei (durchaus innerhalb der Grenzen des Normalen liegenden) Veränderungen des Körpers, wie zum Beispiel in der Schwangerschaft, wechselt, und daß viele Substanzen, die dem Organismus in irgendeiner Weise einverleibt werden, in ihn übergehen.

Das sind Gründe genug, um dem Geschmack des Speichels – auch abgesehen vom Geruch, der nicht völlig vom Geschmack getrennt werden kann – ein ausgesprochen persönliches Gepräge zu verleihen.

Damit erhält auch der Geschmack des Kusses seine persönliche Nuance, denn bei jedem Liebeskuß – wenigstens bei einem längeren, intensiven Kuß zwischen Liebenden, zu dessen Eigenschaft es gehört, daß er (im Gegensatz zu Konventionsküssen) nicht »trokken« sei – geht ein wenig Speichel von dem einen Mund in den andern über. Ja manche, wenn nicht alle Liebenden, bevorzugen es sogar, aus dem wenigen absichtlich mehr zu machen. Die Poeten, die da singen: »Ich will deine Küsse trinken, wie ehemals oft« phantasieren diesmal, wenigstens insoweit es die Technik der Liebe betrifft, nicht; denn Liebesküsse *werden* getrunken.

[37] Die Küsse Poppaeas, Neros zweiter Gattin, werden als nach herben Beeren schmeckend beschrieben.

Über die bei dem Kusse durch den Tastsinn vermittelten, von Lippen und Zungenspitzen ausgehenden Eindrücke habe ich im ersten Abschnitt schon vieles gesagt, was ich jetzt nicht zu wiederholen brauche.

Hier will ich nur noch zwei Faktoren hervorheben, die dort nicht berücksichtigt sind.

Der erste ist der eigentümliche Gefühlseindruck, den die Saugwirkung (die beim Küssen in der Regel in mehr oder weniger merklichem Grade ausgeübt wird) zuwege bringt, ein Eindruck, der auch wieder verschieden ist, je nachdem diese Wirkung aktiv, passiv oder gemischt ist.

Bei dem zweiten Faktor, den wir noch zu erwähnen haben, sind es die Zähne, auf die es ankommt. Sie haben in dieser Beziehung nicht nur Bedeutung als Unterlage für die Lippen, sondern sie betätigen sich bei manchem leidenschaftlichen Kusse auch aktiv.

Tatsächlich ist in den kleinen, feinen, leisen, meistens etwas schärferen, aber niemals schmerzenden Bissen, welche Mann und Weib bei der Steigerung des Liebesspiels anwenden, besonders wenn diese Bisse serienweise, in schneller Folge fortfahrend an dicht nebeneinander liegenden Stellen angebracht werden, für Spender und Empfänger ein besonders intensiver erotischer Reiz enthalten.

Neben den Küssen, die von Mund zu Mund gewechselt werden, bedient sich das Liebesspiel gern der *Körperküsse*, welche an allen möglichen Stellen des Körpers appliziert werden.

Die Abstufung richtet sich bei dieser Art des Küssens in erster Linie nach den Anwendungsstellen, wobei sich im allgemeinen sagen läßt, daß die Empfindlichkeit (abgesehen von Mund und Brüsten, die Sonderstellungen einnehmen) von der Peripherie zum Zentrum größer wird, von der Stirn über die Wangen, von den Fingerspitzen über die Arme, von den Füßen über die Waden fortschreitend in die Richtung der Geschlechtsorgane – während wir, was das Besondere betrifft, auf die Prädikationsstellen hinzuweisen haben, die am Schlusse des II. Kapitels als »erogene Zonen« ausführlich beschrieben sind.

Eine andere Weise von Abstufung, von Reizdosierung läßt sich auch hier wieder erhalten durch Verschiedenheit in Art und Intensität, weil man zwischen ganz leichten, streichelnden oder kitzelnden und stark saugenden oder beißenden Küssen wechseln kann.

Im Gegensatz zu den Verhältnissen beim Mund-zu-Mund-Kusse, wo Geben und Empfangen *eins* sind und somit aktives und passives Tastgefühl sich vermischen, sind diese beiden Gefühlsarten bei den jetzt besprochenen Liebesäußerungen völlig auseinandergerückt. Es sind ganz verschiedene Empfindungen, den geliebten Körper zu küssen und seinen Körper vom geliebten Munde geküßt zu fühlen. Beide aber sind erotische Hochgenüsse, die sich noch summieren können, wenn sich die beiden Partner zu gleicher Zeit aktiv an dieser Art des Liebesspiels beteiligen.

Was die Analyse dieses Küssens betrifft, so ist es klar, daß der Reiz des Geküßtwerdens einzig und allein durch Gefühlseindrücke entsteht, während beim aktiven Vorgehen die durch das Tastgefühl von Lippen und der Zungenspitze dem Gehirn übermittelten Reize noch durch Geruchseindrücke verstärkt werden.

Bei dieser Art des Küssens spielt sogar die Beschnüffelung eine dem primitiven Schnuppern weit ähnlichere Rolle als beim oben beschriebenen typischen Liebeskuß. Dort findet in der Regel kein eigentliches Schnüffeln mehr statt, hier aber bildet es einen wesentlichen Bestandteil des Vorgangs. Nicht nur für den aktiven Partner – auch für den passiven. Denn die eigentümlichen Gefühlseindrücke, welche die Haut beim Beschnüffeltwerden aufnimmt (der unregelmäßig intermittierende und damit eine Art pneumatischer Massage ausübende Luftstrom – der dazu noch Temperaturschwankungen zeigt, indem die Einatmung eine kältere, die Ausatmung aber eine wärmere, besonders wirksame Strömung erzeugt – ist dabei zweifelsohne das wichtigste Agens), werden sicher in jedem Falle, wenn auch häufig unbewußt, als bedeutende Reize empfunden, und viele Menschen, insbesondere Frauen, nehmen diese ganz typischen Eindrücke unter vollem Bewußtwerden in ihre Gehirnzentren auf.

Daß die Geruchsempfindung des Küssenden, von der Hautausdünstung des Geküßten herrührend, in Intensität und Nuance mit der geküßten Stelle des Körpers schwankt, bedarf keiner Beweisführung.

Und ebensowenig ist es nötig, darauf hinzuweisen, daß der Geschmack unter gewissen Umständen, bei gewissen Individuen, an gewissen Stellen, einen Einfluß auf den Gesamteindruck, den der aktiv Beteiligte empfängt, gewinnen kann.

Ich habe bei dem Lippenkuß, ebenso wie bei dem auf den Körper gegebenen, die Bedeutung der Zähne erwähnt und habe hervorgehoben, daß kleine, keinen wirklichen Schmerz verursachende Bisse als zu der normalen Technik des Küssens gehörend betrachtet werden müssen. Das will nicht heißen, daß bei jedem richtigen Liebeskuß gebissen wird. Aber im Höhenstadium des Liebesspiels, wenn die Intensität des Küssens bis an die Grenze des Möglichen gesteigert wird, kommt eine in der beschriebenen Weise stattfindende Beteiligung der Zähne an dem Akte oft vor und ist gewiß keine abnorme Erscheinung.

Ob sich das von dem richtigen *Liebesbiß* auch sagen läßt? Bis zu einer gewissen Höhe: ja. – Aber da gib es doch eine Schwelle, über welche hinaus das Gebiet des Pathologischen, des krankhaft Sexuellen betreten wird.

Wo wir uns diese Schwelle zu denken haben, ist schwer zu sagen, denn die Übergänge des Normalen in das Krankhafte sind hier, wie fast auf jedem Gebiet des Seelenlebens, so allmählich, daß sich feste Grenzen nicht ziehen lassen. Zeigt sich nicht jeder Verliebte als ein gewissermaßen Geistesgestörter, dessen Zielsetzung abnorm beschränkt, dessen Gesichtskreis regelwidrig eingeengt ist? Aber wir müssen die Grenze dennoch ziehen! Und ich halte es für richtig, sie, sowohl beim Liebesbiß wie überall dort, wo die Frage von sexueller Lustempfindung durch das Verursachen oder das Erdulden von Schmerzen (seien sie körperlicher oder auch seelischer Natur) sich auftut, dorthin zu verlegen, wo die ersten Anzeichen der Grausamkeit anfangen.

Der wirkliche Liebesbiß wird, außer im stark gesteigerten Liebesspiel, nicht selten auch bei der Vergattung erteilt, sei es nun während des Anschwellens der Lustgefühle oder im Augenblick der Lustlösung selbst. Als bevorzugte Stellen lassen sich am Körper des Mannes die Schulter, speziell die linke Schulter, oder die Gegend unterhalb des Schlüsselbeins, beim Weibe der Hals (merkwürdigerweise auch wieder die linke Seite des Halses) und die beiden Flanken bezeichnen. Es mag das teilweise mit den Größen- und Stellungsverhältnissen beim Coitus zusammenhängen. Es sind aber auch vermutlich dunkle, auf Atavismus beruhende Faktoren mit im Spiele.

Auffallend stärker ist die Neigung zum Liebesbiß beim weiblichen Geschlecht. Leidenschaftliche Frauen lassen gar nicht selten ein Andenken an die Geschlechtsvereinigung, in Form eines annähernd quergestellten kleinen Ovals von unter der Haut gelegenen Blutergüssen, auf der Schulter des Mannes zurück. Dies kommt fast ohne Ausnahme *während* der Vergattung oder gleich im Anschluß daran zustande, wogegen die gewöhnlich leichteren, zarteren, jedenfalls weniger ausgiebige und anhaltende Spuren hinterlassenden Liebesbisse des Mannes größtenteils während des Liebesspiels, also schon vor dem Coitus entstehen, mitunter allerdings auch in die Zeit des Nachspiels fallen.

Soll das nun heißen, daß der Mann beim Vergattungsakt selbst so viel schonender vorgeht als das Weib, daß er sich auch in den Augenblicken der höchsten Entzückung unablässig in der Hand behält?

Bei weitem nicht! Es wäre wohl traurig für die Frau, die doch – daran ist keinen Augenblick zu zweifeln – sich nicht wirklich geliebt glauben würde, wenn sie nicht fühlen könnte, daß er sich völlig hinreißen läßt.

Nun, mancher blaue Fleck, zum Beispiel an den Armen seiner Partnerin, vermag zu bezeugen, *wie* hingerissen er war.

»Die männliche Neigung, im Bewußtsein der Herrschaft zu schwelgen, die weibliche Neigung, in der Unterwerfung aufzugehen, knüpfen noch an die alte Tradition an, wo das männliche Tier das weibliche verfolgte.«

Wir müssen zugeben, daß eine gewisse Freude des Mannes an der Unterwerfung der Frau und an den ihr zugefügten Schmerzen als ein Überbleibsel aus dem primitiven Liebesleben und als beinahe oder ganz normale Begleiterscheinung des männlichen Geschlechtstriebes zu betrachten ist. Es sei aber gleich hinzugefügt, daß diese Begleiterscheinung des Geschlechtstriebes beim normalen Manne mit gesunder, wohlausgeglichener Konstitution immer in Schach gehalten wird. Wenn der normale Mann dem Weibe, das er liebt, physischen Schmerz zufügt oder doch den Impuls dazu fühlt, so kann man nicht behaupten, daß er durch Grausamkeit dazu getrieben würde. Er fühlt mehr oder weniger dunkel, daß der Schmerz, den er bereitet oder doch zu bereiten trachtet, ein Teil seiner Liebe ist, und daß er von dem betreffenden weiblichen Wesen nicht eigentlich als Schmerz empfunden wird. Dieses Gefühl entspricht keineswegs einer Erkenntnis, sondern es ist als ein wesentlicher Bestandteil seines Gefühlszustandes zu betrachten[38].

Es ist die männliche Urkraft, die sich durch eine gewissermaßen gewaltsame absolute Besitzergreifung des Weibes kundgibt, welche

---

[38] Diese Sätze sind dem Kapitel »Erotik und Schmerz« in Havelock Ellis' Buch: »Das Geschlechtsgefühl«, Übersetzung von Hans Kurella (C. Kabitzsch, Leipzig 1903), entnommen.

Mann und Frau, beide aus dunklem, primitivem, aber für die Fort-pflanzung nützlichem Triebe heraus, beim Geschlechtsakt fühlen wollen; aus diesem Grunde kann ihnen beiden manchmal ein gewis-ses Maß von Roheit und Unnachsichtigkeit – sei es nun wirklich oder nur scheinbar – als Dokumentierung dieses Gewaltfaktors willkommen sein.

Daher das starke Kneifen in die Arme, in die Flanken, ins Ge-säß[39].

Daher, daß diese Äußerung männlicher Liebesroheit sich beim Vergattungsakt *selbst* bekundet, und nicht beim vorhergehenden Liebesspiel.

Ich glaube nicht fehlzugehen, wenn ich mir die weibliche Neigung zum Liebesbiß in der Hauptsache einfach aus dem Wunsch erkläre, in einem Augenblick der Ekstase den Kuß über die Grenze des Mög-lichen hinaus intensiv gestalten zu wollen. Das führt zu einem un-verhältnismäßig starken Saugen und zu einer ebenso übermäßigen Anwendung der Zähne, und durch die Vereinigung dieser beiden Einwirkungen zu dem Gefühl der Befriedigung der Beißenden (weil ihr die erstrebte übermögliche Intensivierung ihres Kusses in dieser Weise gelingt), ebenso wie zu einer starken Lustempfindung des Gebissenen. Diese setzt sich aus einem Gemisch von Wonne und Schmerz zusammen. Von Wonne, die körperlich verursacht wird durch die starke Reizung der Gefühlsnerven, und noch mehr psy-chisch durch das Bewußtwerden oder vielleicht durch das Halbbe-wußtwerden des Wunsches der Geliebten, ihm ihre Liebe in einer maximalen Äußerung zu beweisen. Von Schmerz – der im Zustand der starken geschlechtlichen Erregung nur zum geringen Teil als sol-cher empfunden wird und übrigens auch nicht als echter Schmerz wahrgenommen werden könnte, weil der »normale« Liebesbiß nicht »durchgeht«. Er durchtrennt die Haut nicht, verursacht deshalb auch keine Blutung, macht keine eigentliche Wunde und zeichnet den Gebissenen nur während weniger Tage oder höchstens ein paar Wochen lang mit einem rotblauen, später grüngelben Mal, nie aber mit einer wirklichen Narbe.

[39] Daher (und *nicht* aus dem Wunsche heraus, den Reibungsreiz zu verstärken – denn dieser Reiz gestaltet sich bei solchem Vorgehen gewiß nicht intensiver, um nicht zu sagen weniger intensiv, als bei einer mehr überlegten, verfeinerten Reibungsart) auch das absichtlich rohe Stoßen, wozu sich der Mann gelegentlich bei den Coitusbewegungen verführen läßt, eine Roheit, welche die Frauen oft mehr schätzen als die Männer selbst.

Der Vergattungsbiß kann aus Geschlechtshaß, anstatt aus geschlechtlicher Liebe entstehen. Die Tatsache, daß sich in dem Verhältnis der Geschlechter eine primitive Abstoßung ebensosehr geltend macht wie eine Anziehung, kann nur einem oberflächlichen Beobachter entgehen. Die sexuelle Anziehung möge denn für gewöhnlich, jedenfalls zeitweilig, den Sieg davontragen, die Abstoßung, die Männliches und Weibliches aufeinander ausüben, ist wesentlich stärker und nachhaltiger[40]. Unter der Liebe liegt immer der Haß auf der Lauer.

Wer darin eine der tiefsten Ursachen der Tragik des menschlichen Lebens erblickt, irrt sich, glaube ich, nicht. Und die Komponente des Liebesbisses entbehrt also einer tragischen, tieferen Bedeutung ebensowenig wie der Schlag, den mancher Mann im Anschluß an den Ablauf der Vergattung seiner Partnerin (vorzugsweise auf das Gesäß) erteilt oder zu erteilen Neigung verspürt.

Doch halten wir uns nicht weiter bei dieser tragischen Note auf – es ist gerade eine der wichtigsten Aufgaben der Hoch-Ehe, die geschlechtliche Abneigung dauernd von der Liebe überherrschen zu lassen –, sondern behalten wir von dem Gesagten, mit Beziehung zu dem Kapitel »Erotik und Schmerz« nur den Gedanken: ». . . bieten Schmerzen Wonne nur – Oh! Wie dank' ich, daß gegeben, solche Schmerzen mir Natur!«

Außer von dem Kusse in seinen verschiedenen Nuancen macht das Liebesspiel einen ausgiebigen Gebrauch von der Betastung in allen Formen, in allen möglichen Abstufungen, vom leisen Kitzeln und sanften Streicheln mit den Fingerspitzen, bis zum Kneifen und Kneten mit der vollen Hand[41], wobei sich, im allgemeinen genom-

---

[40] Sie wird in dem zweiten Band dieser Trilogie, der unter dem Titel »Die Abneigung in der Ehe, ihre Entstehung und Bekämpfung« versucht, das Problem der Erhaltung des Eheglücks von einer rein psychologischen Seite zu beleuchten, ausführlich behandelt. Dort erfährt auch die einschlägige Lehre der Ambivalenz (Gültigkeit nach beiden Seiten), respektive das Gesetz der Bipolarität (Umkehrbarkeit) der Gefühle, eine eingehende Betrachtung.

[41] Wie es in der Technik der Massage in systematischer Weise als »Petrissage« (Knetung) geübt wird. Auch das »Tapotement« (schnelles, kurzes, elastisches Klopfen), besonders in der Lenden- und vor allem in der Kreuzbeingegend, kann ziemlich stark erotisch reizend wirken, bedeutend stärker sogar als die Knetung. Im Liebesspiel wird dennoch nur verhältnismäßig selten von dieser Art der Reizung Gebrauch gemacht, weil sie sich nicht so von selbst ergibt und weil die Technik dieses Klopfens ein gewisses Können und einige Übung verlangt.

men, auch hier wieder die leisen und leisesten Berührungen am wirksamsten zeigen.

Die Reize sind für die aktive und die passive Partei annähernd gleich stark, wenn auch verschieden geartet. Am stärksten zeigen sie sich auch hier, wenn Aktivität und Passivität miteinander abwechseln, und erst recht, wenn sie sich summieren.

Selbstverständlich ist die psychische Bereitschaft, die erotischen Reize als solche zu empfinden oder sich ihnen jedenfalls nicht seelisch zu widersetzen, sowohl für den aktiven wie für den passiven Partner, auch bei dieser Art von Reizung Vorbedingung.

Für den passiven Teil macht es einen großen Unterschied, wie diese Reize angebracht werden. Ich verweise, was das betrifft, auf das früher Gesagte (besonders Seite 43 ff.), hebe nochmals die Bedeutung der erogenen Zonen hervor, erinnere daran, daß diese bei verschiedenen Individuen nicht dieselben sind (jedenfalls nicht überall dieselbe Bedeutung haben) und lege den Gatten ans Herz, den persönlichen Eigentümlichkeiten der diesbezüglichen Empfindungsfähigkeit des Partners emsig und eifrig nachzuspüren und von den so gewonnenen Erfahrungen beim Liebesspiel einen dankbaren Gebrauch zu machen.

Für den aktiven Teil ist die Stelle des geliebten Körpers, die er berührt, in erster Linie deshalb wichtig, weil es einen Reiz bildet, zu wissen, zu fühlen und zu sehen, daß man ersehnte Reize erteilt, und weil die dadurch vom Erteiler empfundene Entzückung mit dem Grade der erteilten Wonne steigt.

Weiter hängt das Maß der Betastungslust auch von der Beschaffenheit des betasteten Teiles des Körpers ab.

Und schließlich bilden selbstverständlich die spezifisch-sexuellen Organe und ihre Umgebung die großen Anziehungsstellen für erotische Berührungen jeglicher Art.

Mit der Berührung der äußeren Geschlechtsorgane (denn nur diese, das heißt die äußeren, kommen normalerweise in Betracht) erreicht das Liebesspiel, sowohl für den aktiven wie für den passiven Teil, sein Höhenstadium.

Wir werden über die Art dieser Berührungen Verschiedenes zu sagen haben. Bevor wir uns aber dazu anschicken, haben wir erst der Brüste und ihrer Warzen zu gedenken, die ebenfalls als spezifisch-sexuelle Organe einen besonderen Platz in der Erotik einnehmen.

Die starke Empfindlichkeit der Warzen (und auch der Warzenhöfe) für Reizungen mit Zungenspitze oder Fingern oder durch Saugbewegungen sei hier nochmals hervorgehoben. Besonders werden diese Reize als erotisch wirksam empfunden, wenn schon ein gewisser Grad von geschlechtlicher Erregung besteht. Eine Verstärkung erfährt diese Wirkung nach erfolgter Erektion (Aufrichtung) der Warzen, ein Vorgang, zu welchem diese Organe ebensogut fähig sind wie die Clitoris und der Penis. Die Warzenerektion tritt sowohl infolge direkter mechanischer Reizung wie durch Fernwirkung (Reizung entfernt gelegener Körperteile, insbesondere der Geschlechtsorgane – Clitoris! – oder ausnahmsweise, bei sehr leidenschaftlichen Frauen, auch unter rein psychischen Einflüssen) auf. Allem Anschein nach erhöht sie die Sensibilität dieser Organe. Am allerstärksten wird die Reizung, wenn sie gleichzeitig mit einer solchen erfolgt, welche an anderer Stelle, insbesondere an den Genitalien, ausgeübt wird. Bei Simultanreizung von Clitoris und Brustwarze verstärkt der eine Reiz den andern, und die Kombination bildet für viele Frauen das Maximum, das beim Liebesspiel erreicht werden kann.

Die Brustwarzen des Mannes stellen dieselben Gebilde dar wie die des Weibes, aber in bedeutend zurückgebliebener Form. In Übereinstimmung damit sind sie für Reize sexueller Natur viel weniger empfindlich als die weiblichen. Aber dennoch sind sie empfindlich, wie auch zur Erektion fähig.

Auch die Warzenreizung bildet einen Reiz für den aktiven Teil, wenn er auch weniger stark sein mag als für den passiven Partner; er kommt fast allein auf psychischem Wege, durch das Bewußtsein der Lusterzeugung, zustande. Denn die Beschaffenheit der Warzen ist nicht derartig, daß sie *an sich* die Fähigkeit besäßen, durch Anblick oder Berührung in starker Weise erotisch zu wirken.

Anders die Brüste selbst: Schon ihr Anblick versetzt – psychische Bereitschaft vorausgesetzt – den Mann in eine gewisse sexuelle Erregung; und ihre Betastung, gewöhnlich mit der vollen Hand vorgenommen, erhöht diese bedeutend. Auch der Frau gibt das (nicht zu starke!) Kneifen und Kneten der Brüste, wenn die Tendenz der beiden Partner deutlich erotisch ist, angenehme Gefühle geschlechtlicher Art. Das Weib sucht nicht selten diese Art des Berührtwerdens. Trotzdem macht es im allgemeinen den Eindruck, daß bei dieser besonderen Art der erotischen Betastung der aktive Teil ausnahmsweise stärker gereizt wird als der passive.

Im zart und fein gespielten Liebesspiel – und erst recht dort, wo die Liebenden noch nicht lange aneinander gewöhnt sind – bewegt sich die Hand, welche die Berührung der Geschlechtsorgane der Gattin oder des Gatten erstrebt, nur selten direkt dem Ziele zu. Zurückhaltend und nicht frei von einer gewissen Scheu, kommt sie allmählich näher, betastet den Bauch, die Unterbauchgegend, die Innenseite der Femora, streift, als wäre es fast unabsichtlich, die Geschlechtsteile, um aber sofort zum anderen Femur weiterzugehen. So zögert sie noch ein wenig, bis sie schließlich in der Berührung des Genitales persistiert.

Das ist der Anfang von dem, was ich »Reizspiel« nenne. War die suchende streichelnde Hand die des Mannes, so haben sich die Femora der Frau bei seinen Berührungen wie von selbst leicht abduziert, so daß die Genitalien besser zugänglich geworden sind. Und hat ihre sexuelle Erregung unter dem Einfluß seiner vorhergehenden Liebkosungen schon eine gewisse Schwelle überschritten, so hat sich auch schon ein großer Blutreichtum und damit ein Beginn von Schwellung der Labia maiora eingestellt. Diese gehen, wie wir früher gesehen haben, dadurch etwas auseinander, so daß die Vulva sich mehr oder weniger öffnet und die in ihr liegenden Gebilde, insbesondere die Clitoris, bequemer erreichbar werden. Zu gleicher Zeit ist schon eine leichte Absonderung der Vorhofsschleimdrüsen eingetreten.

So gleitet denn einer der Finger der streichelnden Hand wie von selbst in die Vulva hinein und setzt dort die Berührung fort. Daß er dabei hauptsächlich der Glans clitoridis begegnet, die sich in der Mitte hervorstreckt, ist selbstverständlich. Das Organ ist um so mehr der Berührung ausgesetzt, als die Clitoris sich schon in einer gewissen Erektion befindet, wodurch sie nicht allein vergrößert ist, sondern auch ihre Glans entblößt hat. Dabei trifft der Finger in der Mitte mit Sicherheit die empfindlichste Stelle (dort, wo das Frenulum clitoridis sich ansetzt) des während der Erektion noch mehr als sonst für erotische Reize empfindlichen Organs.

Daß aus dieser, anfangs manchmal fast unbeabsichtigten Berührung eine mächtige Verstärkung der geschlechtlichen Erregung der Frau resultiert, versteht sich ebensosehr wie die Tatsache, daß der Mann eine bedeutende Steigerung seiner Lustgefühle empfindet, indem er bemerkt, wie seine Berührungen die geliebte Frau entzükken.

Von dieser Wahrnehmung bis zur absichtlichen Fortsetzung der Reizung derjenigen Stellen, welche sich dafür am empfindlichsten erweisen[42], ist der Übergang allmählich und von selbst gegeben.

So kommt denn das Reizspiel, verstärkt durch Küsse, durch anderweitige Berührungen und oft nicht am wenigsten durch die Gegenseitigkeit der ausgetauschten Reize, in vollen Gang. Und es geht weiter, bis mit der *Immissio penis,* der Einführung des männlichen Gliedes in die Scheide, dem Liebesspiel ein Ziel und ein Ende gesetzt wird und die Vergattung anfängt.

Ich sprach soeben von der Gegenseitigkeit des Reizspiels: Die Liebkosung, die Reizung der männlichen Organe durch die Frau ergibt sich aber nicht von vornherein so von selbst wie die aktive Rolle des Mannes.

Auch ihr kommt dennoch eine große Bedeutung zu. Eine Frau, die ihrem Manne schon längere Zeit in Liebe angehört, sucht während des Liebesspiels, sobald ihre Erregung einen gewissen Grad erreicht, und besonders dann, wenn der Mann diese Erregung durch das von ihm eingeleitete Reizspiel noch gesteigert hat, in – man könnte wohl sagen – beinahe reflektorischer Weise seine Genitalien mit der Hand zu berühren. Die Wahrnehmung seines Erregungszustandes – der sich in diesem Stadium meistens in einer schon bestehenden vollen Erektion bekundet, ihr sonst aber deutlich wird, indem das Organ unter dem Einfluß ihrer Berührungen mehr und mehr anschwillt – bildet für sie einen psychisch-erotischen Reiz allererstens Ranges. Sowohl um die Lustgefühle ihres Mannes zu steigern, um *ihm* Genuß zu schenken, wie auch zur immer weiteren Verstärkung ihrer eigenen Erregung, läßt sie die einfache Umfassung und das unsystematische Streicheln allmählich in eine planmäßige Reizung übergehen. Sie sucht dabei natürlich die empfindlichsten Stellen ausfindig zu machen, oder wenn sie, wie gewöhnlich nach einer gewissen Zeit von geschlechtlichem Zusammenleben, die nötige Erfahrung hat, dann kennt sie diese Stellen ohne weiteres. Übrigens belehren die Reaktionen ihres Mannes auf ihre Reizanwendung, seine erregte Bejahung, wenn sie die richtigen Stellen trifft, die Äußerung seiner Lustgefühle die Frau bald genug[43].

---

[42] Die Labia minora, die unmittelbare Umgebung des Introitus vaginae, das Corpus clitoridis, gehören auch zu diesen Stellen, und abwechslungsweise werden auch sie mit einbezogen, bevorzugt bleibt aber immer die Glans clitoridis.

Ein nicht unbedeutendes Maß von Zurückhaltung sei ihr bei diesem Anteil am Liebesspiel jedoch empfohlen. Ich meine das jetzt nicht so sehr in dem Sinne, daß ein gewisses »Draufgängertum« in sexuellen Angelegenheiten abstoßend auf den Mann wirken kann. Darüber zu sprechen werden wir später noch Gelegenheit haben.

Die Sache liegt aber so, daß im großen und ganzen genommen die Frau längere Zeit und eine größere Reihe von Reizen braucht, um die Lustlösung, den Orgasmus, zu erreichen als der Mann. Empfängt dieser nun durch das Reizspiel schon sehr viele und starke Reize, so genügen nur noch wenige, um bei dem sich anschließenden Coitus die Ejakulation hervorzurufen, und die Gefahr ist groß, daß so wenige Reize bei der Vergattung für die Frau nicht genügen, um *ihren* Orgasmus auszulösen. So bliebe sie denn unbefriedigt infolge der fehlerhaften Technik ihres eigenen Liebesspiels.

Es versteht sich deshalb, daß das Reizspiel beim Manne nur dann in mehr als vorübergehender Weise in Anwendung kommen kann, wenn er aus irgendeinem Grunde untererregbar ist, was zum Beispiel in der Regel kurz nach schon stattgehabter Ejakulation der Fall ist.

Aus dem oben Gesagten läßt sich leicht folgern, daß die Verhältnisse für manche Frau im Vergleich zu den beim Manne beschriebenen wesentlich umgekehrt liegen, namentlich solange diese Frauen noch nicht im Liebesleben erfahren sind. Solche Frauen brauchen – soll das Ziel, die beiderseitige, gleichzeitige Lustlösung, erreicht werden – eine ziemlich intensive Vorbereitung zum Coitus, nicht allein in Form eines schön geführten Vorspiels und eines gut aufgebauten und richtig fortschreitenden Liebesspiels, sondern namentlich auch in Gestalt eines taktvoll und schonend vom Manne eingeleiteten und mit Liebeskunst und Ausdauer – unter Zurückhaltung

---

[43] Zur Ausübung leichterer Reize werden Reibungen der Vorderfläche des Phallos angewendet, besonders in der Urethralgegend und am Rande der Glans penis. Sind stärkere Reize beabsichtigt, so ist der Phallos mit der vollen Hand von oben her zu umgreifen, so daß die Glans penis (die inzwischen schlüpfrig geworden sein soll durch den Austritt des dünnen Schleimes, dessen wir im vorigen Kapitel gedachten – sonst resultiert Schmerz und vielleicht eine leichte Entzündung aus dieser Art der Reizung, anstatt Genuß) durch rotierende Bewegungen getroffen wird. Ferner kann das Organ zur Gesamtreizung – unter Berücksichtigung besonders empfindlicher Stellen – auch ringförmig umfaßt werden. Als feinster und stärkster Reiz sind schließlich die leisen Reibungen des Frenulum praeputii und seiner Umgebung zu betrachten.

und Beherrschung eigener Leidenschaft – von ihm weitergeführten Reizspiels.

Das gestaltet sich aber oft gar nicht so leicht, wie ich es oben, den natürlichen, glatten Verlauf beschreibend, dargestellt habe. Nicht immer abduziert die Frau die Femora wie von selbst, wenn die Hand des Mannes ihre Verbindungsstelle zu berühren sucht. Ein sanfter Zwang, von einem zarten Wort der Ermunterung unterstützt, muß manchmal eingreifen. – Die Schwellung der Labia, die beginnende Erektion der Clitoris – so natürlich und selbstverständlich sie bei schon bestehender geschlechtlicher Erregung sind – fehlen noch vollständig, wenn eine genügende Erregung fehlt. Wer dabei doch den Coitus antritt, handelt dumm und egoistisch, weil er seine Frau unbefriedigt lassen wird. Das Reizspiel ist die einzige Rettung aus dieser sonst bedenklichen Situation, weil es das einzige Mittel ist, die nicht nur ersehnte, sondern unbedingt notwendige Erregung zu erzielen.

»Praeterea censeo, vulvam Sacratissimae Majestatis ante coitum diutius esse titillandam« (»Außerdem bin ich der Ansicht, daß die Geschlechtsteile« – gemeint ist selbstverständlich die Clitoris – »Eurer Allerheiligsten Majestät vor dem Beischlaf während längerer Zeit zu kitzeln sind.«). So lautet der Schluß und das Wesentliche des Rates, den die Kaiserin Maria Theresia von ihrem berühmten Leibarzt, dem Holländer van Swieten, erhielt, als sie ihn wegen ihrer anfänglichen Unfruchtbarkeit konsultierte. Welcher Erfolg dieser Beratung beschieden war (16 Kinder!), ist bekannt. Wir wollen hier nicht weiter auf den Zusammenhang zwischen weiblicher Frigidität, Dyspareunie (schmerzhaftem Verkehr) oder Sterilität (Unfruchtbarkeit) eingehen, wie interessant und wichtig der Gegenstand auch sein mag, sondern nur betonen, daß viel auf scheinbarer Geschlechtskälte der Frau beruhendes Unglück in der Ehe vermieden werden könnte, wenn sich die Ärzte nicht durch falsche Scham und unrichtige Zurückhaltung davon abhalten ließen, auf technische Besonderheiten des ehelichen Geschlechtslebens einzugehen, und nicht aus einer Art Prüderie davor scheuen würden, gegebenenfalls (und die Fälle sind nicht selten gegeben!) den Rat, den ihr kluger und menschenkundiger Kollege seiner übersittlichen (siehe ihre Sittenkommissionsgesetze!) Kaiserin zu erteilen sich getraute, auch ihren Schutzbefohlenen angedeihen zu lassen.

Daß sie sich dabei nicht allein in der guten Gesellschaft des berühmten Wiener Klinikers, sondern auch im Einverständnis mit maßgebenden christlichen Moraltheologen befinden würden, werde ich später noch beweisen.

Eine bedeutende Beeinträchtigung des Reizspiels kann durch Mangel an Schleimabsonderung (bei der Frau also infolge ungenügender Reaktion der Vorhofschleimdrüsen auf die vorangegangenen sexuellen Reize psychischer oder körperlicher Art) verursacht werden. Denn eine Reibung der Vulva, der Clitoris, des Scheideneingangs, sei es nun, daß diese in Form des Reizspiels geübt wird oder aber bei der Vergattung, und dann in intensiverem Maße, stattfindet, erzeugt bei ungenügender Schlüpfrigkeit Schmerz- anstatt Lustgefühle und versetzt dazu die Gewebe in einen Zustand entzündlicher Irritation, welche durch nachfolgende Reizung derart gesteigert werden kann, daß schließlich jede geschlechtliche Betätigung unmöglich, weil zu schmerzhaft, ist[44]. Da soll rechtzeitig – das heißt sofort wenn es sich herausstellt, daß die Absonderung sich verzögert – der fehlende Schleim durch irgendeinen Stoff ersetzt werden, dessen Anwendung eine genügende Schlüpfrigkeit sichert, ohne an sich Veranlassung zur Irritation zu geben.

Die gewöhnlich zu diesem Zweck[45] gebrauchten Fette genügen meistens weder der einen noch der anderen Anforderung. Daß sie zur Entzündung führen können, kommt daher, weil sie in Wasser unlöslich sind und deshalb ihre Reste sich nicht durch Waschung entfernen lassen. Diese Reste fallen leicht der Zersetzung anheim, werden ranzig und verursachen dadurch Irritation. Für das ebenfalls gebräuchliche Vaselin gelten ähnliche Erwägungen. Wenn es auch nicht dem Ranzigwerden unterliegt, so bleibt doch seine Unlöslichkeit in Wasser, und damit die Unmöglichkeit, es bald wieder zu entfernen, ein Nachteil, welcher seine Applikation in der Vulva unratsam erscheinen läßt. Viele der von ärztlicher und pharmazeutischer Seite angegebenen wasserlöslichen Gleitmittel zum Schlüpfrigmachen der untersuchenden Finger oder der Instrumtente sind für den hier beabsichtigten Zweck brauchbar, weil sie wasserlöslich

[44] Wir haben vorhin schon gesehen, daß Derartiges auch beim Manne vorkommt, und wollen jetzt nur noch hinzufügen, daß auch bei ihm »trockene« Reibungen leicht zu entzündungsartigen Erscheinungen der Eichel, und besonders der Vorhaut, Veranlassung geben.
[45] Der Zweck ist in der Regel nur die Herstellung einer genügenden Glitschigkeit, um die Immissio penis zu ermöglichen.

sind und weder Seife noch starke Desinfizientien enthalten, so daß die notwendigerweise lange dauernde Einwirkung keine Entzündung der betreffenden Gewebe hervorruft. Die meisten dieser Gleitmittel gleichen den normalen Ausscheidungsprodukten, die sie ersetzen.

Am besten eignen sich wasserlösliche Präparate aus Pflanzenschleimen, welche die oben erwähnten schädlichen Stoffe nicht oder nur in geringen Mengen enthalten. Sie kommen auch dem natürlichen Schleim, den sie ersetzen sollen, am nächsten.

Das einfachste Gleitmittel als Ersatz für den fehlenden Schleim beim Reizspiel ist der Speichel. Er hat den Vorteil des natürlichen Hilfsmittels (im Gegensatz zu den künstlichen) und ist dabei immer bereit; demgegenüber steht aber der Nachteil ungenügender Wirksamkeit. Wegen dieser ist er denn auch in denjenigen Fällen, wo die Vergattung selbst durch ein Gleitmittel erleichtert werden soll, unbrauchbar. Bei längerem Reizspiel muß, wenn das Fehlen der Schleimabsonderung trotz des ausgeübten Reizes anhält, die Benetzung mit Speichel (besonders auch weil er rasch eintrocknet) sehr oft wiederholt werden.

Die damit verbundenen Unannehmlichkeiten kommen selbstverständlich in Wegfall, wenn die Übertragung nicht auf indirektem Wege, durch die Finger, sondern direkt durch den Mund stattfindet, was beim »Reizkuß« – wie ich die Ausübung des Reizspiels durch kußartige Berührung mit Lippen und Zunge benennen will – geschieht.

Diese Art Reizung bringt es nicht nur mit sich, daß dann der Mangel der Sekretion nicht als solcher empfunden wird (in gewisser Hinsicht könnte man sagen: im Gegenteil), sondern sie gibt auch die außerordentliche Verstärkung wie durch die besonders große Abwechslungsmöglichkeit der Reize Gelegenheit, diese so anzuwenden, daß die erwünschte Wirkung mit Sicherheit eintritt, mit andern Worten, eine genügende geschlechtliche Erregung zustande kommt, um – sei es sofort, sei es nach weiterer Einschaltung des Reizspiels in Verbindung mit anderen Berührungen des Liebesspiels – die psychischen und körperlichen Vorbedingungen zu einer beide Beteiligten befriedigenden und glücklich verlaufenden Vergattung zu schaffen.

Sie ist deshalb besonders dazu geeignet, bei unerfahrenen Frauen, denen noch jede Fähigkeit der sexuellen Erregung, jede Übung im

Liebesspiel fehlt, die Erregbarkeit wachzurufen. – Unter *einer* aus-schlaggebenden Bedingung allerdings: daß der Mann mit größtem Fein- und Zartgefühl vorgehe! Vom Erhabenen zum Lächerlichen führt nur *ein* Schritt, sagt ein alter Spruch. Für den Liebeskodex aber soll er heißen: Höchstes und Häßliches sind nur durch kaum er-kennbare Schranken geschieden.

Von dem Erörtern der *Technik* des Reizkusses darf ich mich wohl als dispensiert betrachten, da sich diese aus der Technik des Kusses und aus der des Reizspiels, die ich beide ausführlich besprochen ha-be, ohne Schwierigkeit erschließen läßt.

Dasselbe gilt für die *Analyse* des Vorgangs, so daß ich mich, was diese betrifft, auf die Bemerkung beschränken kann, daß Geruch und Geschmack für den aktiven Partner beim Reizkuß leichter von größerer Bedeutung werden können als beim Kusse. Und weil ge-rade in dieser Hinsicht die Gefahr der Überschreitung der soeben erwähnten Grenze ziemlich bedeutend ist, sei es der passiven Partei empfohlen, die Gelegenheit zum Erteilen von diesbezüglichen Ein-drücken nach Möglichkeit zu verkleinern, was nur durch peinlichste Reinhaltung der betreffenden Stellen, gegebenenfalls unter Berück-sichtigung der im Kapitel II 2 klargelegten Beziehungen, geschehen kann.

Fürs übrige sei hier wiederholt, daß im Reizkuß die Lustgefühle des Reizspenders ausschließlich psychischer Natur sind, nur in der Wonne des Gebens und in eigenen Lustvorstellungen beruhen (was sie nicht daran hindert, sehr bedeutend zu werden und auch örtlich – ich meine in den Geschlechtsorganen – eine starke Erregung, Schwellung, Erektion usw. zu erwecken), während die Gefühle des Reizempfängers, wenn ihre psychische Komponente auch noch so groß sein mag, doch in erster Linie als von körperlicher Art betrach-tet werden müssen.

Daß es auch hier – gerade hier – meistens der Mann ist, der als Reizspender auftritt, hat seinen Grund nicht allein in dem seelischen Unterschied zwischen Mann und Frau, sondern ebenfalls in ihrer schon früher betonten Verschiedenheit der Erregbarkeit, die jeden-falls so lange besteht, als die Frau noch keine größere sexuelle Er-fahrung hat.

Wenn gelegentlich der Mann der weniger erregbare Teil ist, so mag auch die Frau, wenn sie – wie es sehr wünschenswert sein *kann* – die mehr aktive Rolle im Liebesspiel ergreift, gelegentlich in erfolgreicher Weise den Reizkuß mit hineinbeziehen. – Ist es noch nötig, in diesem Zusammenhang den Nachdruck darauf zu legen, wie vorsichtig (psychisch gesprochen) sie dabei wenigstens anfangs vorzugehen hat; ihr zu raten, sich in der ersten Zeit völlig von derartigen Versuchen zu enthalten und diese erst später tastenderweise vorzunehmen; sie daran zu erinnern, daß die Gefahr, die Grenze zwischen Höchstem und Häßlichem zu verfehlen, für die Frau noch viel größer ist als für den Mann? – Ich glaube nicht. Denn das *fühlt* sie, das *weiß* sie intuitiv.

Anders wird es, wenn im Verlauf eines längeren, zusammen geführten Liebeslebens eine gegenseitige Anpassung stattgefunden hat und eine gemeinsame Erfahrung und Einübung im Liebesspiel besteht.

Dann kann eine gewisse Initiative seitens der Frau, eine Abwechslung in der Liebeswerbung, so daß nicht nur immer der Mann wirbt, sondern gelegentlich auch die Frau – wobei sie allerdings eine gewisse Scheu und ihr natürliches Schamgefühl nicht zu verleugnen braucht –, für sie selbst sehr ratsam sein, während sie dem Manne höchst willkommen ist, weil er daraus fühlt, daß seine Frau nicht nur liebend gewährt, sondern auch begehrt.

Ob in diesem verhältnismäßig mehr vorgerückten Stadium der Beziehungen Reizspiel und Reizkuß (einseitig oder mit wechselnden Rollen, gelegentlich auch simultan) im Liebesspiel kleinere oder größere Bedeutung erhalten oder behalten werden, hängt, ebensosehr wie für alle andern Nuancen des Liebesspiels, von Neigung, Temperament, Veranlagung, Befähigung und Übung der Gatten ab.

In jedem Spiele macht jeder Meister von jeder Möglichkeit Gebrauch, um es zu vervollkommnen und zu variieren: er läßt sich weder die größte noch die kleinste entgehen.

Wie sollte es da im feinsten und reichhaltigsten aller Spiele anders sein?

Sechstes Kapitel: Die Geschlechtsvereinigung (Vergattung)

1. Physiologisches und Technisches

Mit der Geschlechtsvereinigung erreichen Vorspiel und Liebesspiel ihren Zweck und der Geschlechtsverkehr sein Höhenstadium.

In ihrer idealen Form – und glücklicherweise ist das Ideal diesmal nicht unerreichbar – nehmen Mann und Frau einen völlig gleichwertigen Anteil an dieser innigsten aller Vereinigungen, werden wahrhaft körperlich und seelisch eins.

Wenn auch der Mann der Spendende, die Frau die Empfangende, und *er* meistens der eigentlich Aktive ist, so ist *sie* gewiß *nicht* die passive Partei, wofür man sie lange gehalten hat und viel zuviel noch immer hält. – Und jedenfalls *soll* sie es nicht sein! Denn die Geschlechtsvereinigung verläuft nur dann physiologisch, den Naturgesetzen entsprechend, nur dann *sinngemäß* und nur dann *zweckmäßig*, wenn *beide* Sichvereinigenden sich daran voll beteiligen, wenn sie empfinden, daß sie – Mann *und* Weib – gleichmäßig des vollen, uneingeschränkten Geschlechtsgenusses und der unbedingten Befriedigung teilhaftig werden. – Wenn irgendwo und irgendwie im Leben eine Forderung gleicher Rechte für beide Geschlechter unabweisbar ist, so ist es – im Interesse *beider* Beteiligten – diejenige der Gleichwertigkeit bei der Geschlechtsvereinigung.

So soll in der Hoch-Ehe nicht der Mann die Frau begatten, sondern die Eheleute sollen *sich vergatten*.

Die Vergattung – die Paarung, der Coitus – die dritte Phase des Geschlechtsverkehrs, fängt an mit der Einführung des erigierten Penis (des Phallos, wie die Alten das Organ in dieser aktiven Form nannten) in die weibliche Scheide. Der Vorgang erreicht seinen Gipfel mit der Ejakulation des Sperma in die Tiefe der Vagina und mit der ungefähr gleichzeitig erfolgenden beiderseitigen Lustlösung. Er endet, wenn das Glied die Scheide verläßt.

Die Summation der Reize, die der männliche sowohl wie der weibliche Organismus braucht, um zum Höhepunkt des Aktes, zum Gipfel der Lustgefühle, zu gelangen, wird erzielt durch eine Reihe reibender Bewegungen. Indem der Phallos sich an der, besonders an ihrer vorderen Wand infolge der beschriebenen Leisten und Falten mehr oder weniger rauhen Vagina scheuert, werden seine Nervenendigungen, namentlich die der Glans, derartig gereizt, daß schließlich durch Reflexwirkung auf sympathico-spinalem Wege die Entladung, in Form der Ejakulation, eintritt. Zu gleicher Zeit werden die sich aufschichtenden und dadurch immer stärker einwirkenden Reize der Großhirnrinde übermittelt und als spannungsvolle Lustgefühle von der Psyche gewertet. Diese Gefühle wachsen also stufenförmig mit immer höher werdenden Stufen an, bis sie in dem Augenblick, da die Ejakulation anfängt, ihre letzte Steigerung erhalten. Dieser schließt sich dann die ebenfalls als Lustgefühl gewertete Empfindung der befriedigenden Entspannung sehr bald darauf an.

Mit dem Ende der Ejakulation ist auch der Orgasmus, die Lustlösung, die psychische Entladung, beendet, und die betreffenden Gefühle klingen erst sehr rasch, dann etwas langsamer ab, um in die Empfindung des Befriedigtseins, der Zweckerfüllung, des wohligen Entspanntseins, der seligen Wunschlosigkeit, überzugehen.

Die auf die Nervenendigungen des Phallos ausgeübten Reize können verschiedene Intensität und verschiedene Nuancen aufweisen. Und damit wechseln auch die Lustgefühle in bedeutendem Maße, sowohl nach Stärke wie nach Art. Ob die Reize mehr als Frenulum praeputii treffen oder den hinteren Rand der Glans, ob die Vagina weiter ist oder enger, ob mehr faltenreich oder glatt, ob der Introitus vaginae das Corpus penis umspannt oder ihm fast gar nicht anliegt, ob die Spitze des Phallos die Portio vaginalis streift oder diese garnicht erreichen kann – das sind für die Reizung wichtige Unterschiede. So ist es selbstverständlich, daß eine gewisse Kongruenz der Geschlechtsorgane der Beteiligten für eine ideale Vergattung Vorbedingung ist. Ein anomal kleiner Phallos oder ein nicht genügend erigierter Penis kann durch normale weibliche Geschlechtsorgane ebensowenig in vollkommener Weise gereizt werden (und seinerseits ebensowenig genügende Reize erteilen) wie ein normaler Penis durch eine zu schlaffe und zu weite Vagina und Vulva. Wenn ein starker Geschlechtsbefriedigungstrieb besteht, so genügen gewiß auch geringere Reize, um die Ejakulation und damit eine relative Lustlösung, jedenfalls eine gewisse Entspannung, hervorzurufen. Aber die volle Empfindung, den höchsten Genuß gekostet zu haben, das wohlige Gefühl der gänzlichen Befriedigung, bleibt aus, und damit auch der günstige Einfluß, den ein in vollkommener Weise verlaufender Geschlechtsakt auf die Psyche ausübt.

Deshalb ist die Frage, ob sich die Frau während des Coitus aktiv oder passiv verhält, ob sie »kalt« bleibt oder mitfühlt, auch für den Mann – von seinem rein egoistischen, nur den eigenen Geschlechtsgenuß ins Auge fassenden Standpunkt betrachtet – beileibe alles weniger als unwichtig. Und die vielen Männer, die des Gefühls ihrer Frauen bei der »Begattung« nicht achten, sind nicht nur roh, rücksichtslos und gefühllos, sondern ganz bestimmt auch *dumm;* denn die Reize, welche die weiblichen Geschlechtsorgane auf den Phallos ausüben, werden sehr erheblich verstärkt durch die Erregung der Frau. Abgesehen von der schlüpfrigmachenden und dadurch Schmerz – auch beim Manne – verhindernden Schleimproduktion der Vorhofsdrüsen, erwirkt die sexuelle Erregung des Weibes durch die Füllung der Schwellkörper, durch die Anschwellung der Scheidenschleimhaut und die Zusammenziehung der Vaginalwände, schließlich auch durch das Tiefertreten des Uterus, eine gewisse elastische Verengung des Scheideneingangs und des ganzen Scheidenrohrs, wodurch ein inniges Anliegen der weiblichen Teile an den Phallos, eine samtartige Umpolsterung des männlichen Organs gewährleistet und die günstigsten Vorbedingungen für die Steigerung der auf ihn ausgeübten Reize geschaffen werden. Schon dieses Anliegen, diese zarte, warme Umfassung bedeutet einen Reiz. Einen weiteren, sehr feinen, eigentümlichen Reiz können die bei etlichen Frauen (lange nicht bei allen) während starker Erregung von Zeit zu Zeit wellenförmig fortschreitenden Kontraktionen der glatten Vaginalmuskulatur abgeben. Ein sehr bedeutender wird schließlich ausgeübt durch die unwillkürliche, während der Luststeigerung und bei dem Orgasmus erfolgenden Zusammenziehung der Beckenbodenmuskeln und durch die zur Verstärkung der eigenen sowohl wie der männlichen Lustgefühle willkürlich ausgeführten Kontraktionen dieser Muskeln, wobei besonders Levator vaginae und Constrictor cunni beteiligt sind. Die stärksten Reize gehen, wie schon erwähnt, aus von den reibenden Bewegungen, welche der Phallos und die weiblichen Genitalien aufeinander ausüben. Daß indessen auch diese Reize bedeutend erhöht werden, wenn die weiblichen Organe infolge sexueller Erregung dem männlichen Organ enger anliegen, bedarf keiner Beweisführung. Was die sehr wichtige Technik dieser Bewegungen betrifft, so werden wir später noch sehen, daß sie in verschiedener Weise ausgeführt werden können.

Meistens ist der Mann derjenige, welcher sie ausführt, während die Frau sich auch bei völlig aktiver Anteilnahme an der Vergattung in *dieser Hinsicht* mehr oder weniger passiv verhält. Es gibt aber Variationen des Coitus, wo die Rollen gewechselt werden.

Bei einem aneinander gewöhnten Paar wird sich die Frau oft in erfolgreicher Weise an diesen Bewegungen beteiligen, indem sie im richtigen Augenblick dem Partner das Becken entgegendrängt und es nach hinten bewegt, wenn er zurückzieht. Die gegenseitige Verschiebung der Organe wird hierdurch ausgiebiger und die Reibung größer. Immerhin besteht dabei die Gefahr, daß die Bewegung allzu ausgiebig wird, wodurch der Penis die Vagina verläßt, den Weg nicht gleich zurückfindet, und der Akt also in sehr unliebsamer Weise unterbrochen wird. Auch kann eine Ungleichmäßigkeit der gegenseitigen Bewegungen eintreten, so daß, anstatt der beabsichtigten Verstärkung, eine Verminderung der Reizung stattfindet. Die Gefahren erkennen heißt, ihnen durch entsprechendes Benehmen vorbeugen.

In dem Vorhergehenden haben wir uns über die Wichtigkeit der sexuellen Erregung der Frau für den Verlauf des Aktes bei dem Mann verbreitet und gesehen, daß – wenn auch ein physiologischer Ablauf der Reflexe bei *ihm* möglich ist, ohne daß *sie* sich aktiv an der Paarung beteiligt – die Reize, welche auf den Mann ausgeübt, und die Empfindungen und Gefühle, die bei ihm ausgelöst werden, bei der idealen Vergattung weitaus anders und besser sind als die kümmerlichen, welche die Begattung ihm gewährt. *Eines* dürfen wir aber dabei nicht zu erwähnen versäumen, weil es von ausschlaggebender Bedeutung ist. Dieses *eine* ist – die Liebe.

Die seelische Liebe, wohlverstanden. – Einer Neigung zu poetisieren hier nachzugeben, liegt mir fern. Und weit weniger noch liegt es mir, den Moralisten herauskehren zu wollen. So spreche ich denn ausschließlich als Sexualphysiologe. Für den aber gibt es keinen Zweifel: so wenig wie es für normale Menschen verschiedenen Geschlechts eine befriedigende seelische Liebe geben kann ohne das Komplement der körperlichen Vereinigung, ebensowenig gibt es eine ideale Vergattung, ohne daß sich die Seelen in Liebe gehören.

Denn der Geschlechtsgenuß – der Geschlechts*akt* sogar – ist in hohem Maße den seelischen Funktionen unterstellt. Die psychische Bereitschaft ist die unerläßliche Vorbedingung der Geschlechtsvereinigung. Ohne dies kommt der Mann nicht einmal zur Erektion. Das Weib kann gegen seinen Wunsch die Begattung *ertragen*, es ist ihm unter solchen Umständen aber auch nicht möglich, sich an ihr *zu beteiligen.*

Eine in vollkommener Weise ausgeführte Vergattung erfordert von beiden Beteiligten eine derartige psychoerotische Bereitschaft, wie sie nur in der *Liebe* gefunden wird.

Nur unter dieser Vorbedingung kann die Geschlechtslust die denkbar höchste sein, die Lustlösung ekstatisch, die Befriedigung vollkommen und die Wunschlosigkeit, in diese höchste und innigste aller Verbindungen ausklingen soll, glückselig.

Beim Manne muß ein gewisser Grad der sexuellen Erregung zum Anfangen des Coitus als unerläßlich erachtet werden, weil ohne Erektion die Immissio penis eine Unmöglichkeit ist. Die Frau kann nötigenfalls die Paarung auch ohne Vorbereitung anfangen. Ist sie »temperamentvoll veranlagt« oder – was größere Bedeutung hat – durch Erfahrung und Übung entsprechend eingestellt, so kann sie den anfänglichen Mangel an Erregung nachholen (vgl. Kurve B auf Seite 159) und doch noch gleichzeitig mit dem Gatten zum Orgasmus kommen, indem sie die ausgeübten Reize in verstärktem Maße apperzipiert (zur Wahrnehmung kommen läßt); ein psychischer Prozeß, in dem sowohl der bewußte Wille wie die unter- und unbewußten Faktoren der Erfahrung und Übung, vor allem anderen aber die der Sympathie, der Liebe, zur Geltung kommen.

Der Mann kann, wenn er ausnahmsweise einen Vorsprung hat[46], seiner Frau dabei behilflich sein, indem er die bewußte Wahrnehmung der durch die Bewegungen seines Phallos auf dieses Organ selbst ausgeübten Reize, soviel wie ihm möglich ist, herabdrückt. Dadurch vergrößert er die Zahl der Reibungsbewegungen, die er braucht, um den Ejakulationsreflex in Gang zu setzen: Da jede dieser Bewegungen einen Reiz für die Frau bedeutet, gibt er ihr Zeit und Möglichkeit, ihn einzuholen und ohne übergroße Anstrengung doch gleichzeitig mit ihm ans Ziel zu gelangen. Ich bin hier unabsichtlich bei einer figürlichen Sprache angelangt, die in klarer Weise das Verhältnis von Mann und Weib beim Coitus, wie dieses sein soll, bezeichnet. Das Bild stammt von E. Kehrer, der in seinem Werk »Ursachen und Behandlung der Unfruchtbarkeit« dieses Verhältnis vergleicht mit dem, das zwischen zwei Laufenden oder zwei Reitern besteht, »die im nämlichen Augenblick den Start verlassen, aber bei

---

[46] Das kann zum Beispiel eintreffen, wenn er, durch einen erotischen Traum erregt, erwacht und das Traumbild sofort in Wirklichkeit umsetzt.

gleichmäßigem, nicht zu schnellem Tempo genau zum selben Zeitpunkt das Ziel erreichen wollen«. Der Vergleich trifft aber nur bei einem aufeinander eingestellten, eingeübten Paar zu (was übrigens auch Kehrer, der über ein »abgepaßtes Paar« spricht, hervorhebt).

Ist die Frau noch unerfahren – und es braucht oft ziemlich lange Zeit, bevor der Mann eine weniger leidenschaftlich veranlagte Frau zur vollen Liebestüchtigkeit erzogen hat und sie als erfahren betrachten kann –, so wird sie, in demselben Augenblick mit ihrem Manne den Start verlassend, weit, weit zurückbleiben und das Ziel überhaupt nicht erreichen, weil er viel eher dort ankommen muß.

Will bei einer derartigen ungleichen Befähigung von zwei Beteiligten der Überlegene dem andern das Interesse an dem Vorgang wahren, so hat er dasselbe zu tun, was der Stärkere bei einem Wettkampf auch macht: er gibt ihm (hier ist es: *ihr)* eine Vorgabe, wie ich das im vorhergehenden Kapitel ausführlich auseinandergesetzt habe (vgl. auch die Kurve C auf Seite 160).

Denn eine andere Lösung der Schwierigkeit ist dem normal potenten (leistungsfähigen) Manne nicht möglich. Zwar kann er unter anderem durch Ablenkung seiner Gedanken den Eintritt des Ejakulationsreflexes, wie oben erwähnt, verzögern. Dem sind aber ziemlich enge Grenzen gezogen.

Die Frau besitzt in dieser Hinsicht größere Anpassungsfähigkeit. Sie kann sich – immer wieder Erfahrung und Übung vorausgesetzt – nicht nur durch Beschleunigung ihrer Reaktionen, sondern auch im Sinne der Verlangsamung in bedeutendem Maße dem jeweiligen sexuellen Vermögen des Mannes anpassen.

Diese Anpassung wird dadurch erleichtert, daß die mächtigsten der Reize, die zum Orgasmus führen, mit dem Anfang der Ejakulation des Mannes verbunden sind.

Bevor wir aber *diese* Reize näher betrachten, müssen wir erst noch zurückgreifen auf das, was ihnen beim Weibe vorangeht. Unter dem Einfluß einer durch psychische Einflüsse oder körperliche Berührungen entstehenden sexuellen Erregung, und ganz besonders als Reaktion auf taktile (durch den Tastsinn wahrnehmbare) Reizungen von Vulva (Clitoris!) und Vagina sowie der Portio vaginalis (Scheidenteil der Gebärmutter) tritt ein vermehrter Blutreichtum mit Schwellung und teilweise auch Steifung dieser Gebilde ein, der sie für weitere Reizung empfindlicher macht und gleichzeitig zur Folge hat, daß sie sich dem in die Geschlechtsorgane eingeführten Phallos näher anlegen, ihn sozusagen umpolstern und so eng wie möglich elastisch umschließen. Auch dadurch wird die gegenseitige Reizungsmöglichkeit erhöht. Es entsteht nun eine Reihe von Reizungen durch die Friktionen, die männliche und weibliche Organe aufeinander ausüben, indem sie sich durch die Coitusbewegungen des Mannes (evtl. auch der Frau), die meistens einen hin- und hergehenden Charakter haben, gegeneinander verschieben. Die Reize sind beidseitig; sie erfahren für beide Parteien eine Verstärkung durch unwillkürliche und halb- oder ganzwillkürliche Muskelkontraktionen in den obengenannten weiblichen Organen. Zur Reizwirkung, die der Phallos auf die Nervenendigungen des Introitus vaginae und der Vagina (sowie der Portio vaginalis) ausübt, gesellt sich unter Umständen eine solche, die entsteht, wenn der Penis bei seinen Bewegungen ebenfalls die Clitoris und ihr Frenulum streift.

»Unter Umständen«, denn ob diese Art der Reizung bei der Vergattung wirklich stattfindet, hängt von manchen Umständen ab: von der Größe der Clitoris, dem Entwicklungsgrad ihres Bändchens, von ihrer Lage (es bestehen ziemlich bedeutende individuelle Unterschiede, auch in der Hinsicht, ob das kleine Organ mehr nach oben vorne auf der Vorderfläche der Schambeinverbindung gelegen ist oder tiefer, fast unterhalb der Symphyse), von der Beckenneigung, von dem Umfang des Phallos, der Lage und Haltung der Gatten und schließlich von der Art ihrer Bewegungen.

Man geht wohl nicht fehl, wenn man der Natur die Absicht zuschreibt, die Clitoris beim Coitus mitreizen zu lassen. Schon die Tatsache, daß dieses so überaus reizbare Gebilde bei seiner Erektion tiefer tritt und sich gleichsam dem Phallos entgegendrängt, läßt darauf schließen.

Sehr oft aber, wahrscheinlich sogar meistens, wird bei unseren jetzigen Frauen diese Absicht nicht erreicht, hauptsächlich wohl wegen der geringen Entwicklung des Organs, wegen seiner relativ hohen Lage und wegen der geringen Beckenneigung – Erscheinungen, die besonders oft zusammen angetroffen werden und gewöhnlich auf das Bestehen einer gewissen Infantilität zurückzuführen sind.

Ein derartiges Stehenbleiben auf einer Stufe der kindlichen Entwicklung ist ein in geringen Graden so häufiges Vorkommnis, daß es fast nicht einmal mehr als krankhaft bezeichnet werden kann.

Die erwähnte geringe Entwicklung und hohe Lage der Clitoris, die sie beim Coitus der Mitreizung entzieht, gewinnt an Bedeutung, gibt sie doch manchmal Veranlassung – zu wenigstens anfänglich – ungenügender Partnerschaft und verlangt von dem Ehemann als sexuellem Erzieher und Führer die Einsetzung aller *Verführereigenschaften*: sonst läuft er Gefahr, daß seine Frau dauernd »frigide« (kalt) bleibt.

Die gering entwickelte Clitoris aber kann – wie übrigens der ganze Genitalapparat, doch jene in stärkerem Maße – bei einem regen Geschlechtsverkehr im Laufe der Jahre wachsen, so daß sich auch in dieser Hinsicht der Einfluß von Übung und Erfahrung geltend macht.

Früher einmal nahm man an, daß der Orgasmus, der durch Reizung der Clitoris entsteht, völlig verschieden ist von dem bei Reizung der Scheide. Man sprach von einem hauptsächlich vaginalen oder hauptsächlich clitoridalen Orgasmus. Spätere Untersuchungen haben gezeigt, daß die Scheide selbst nur wenig sensorische Nervenendigungen hat, daß die Reizung meist in der höchst empfindlichen Clitoris beginnt und von dort in die Vagina ausstrahlt. Die bisher strenge Unterscheidung von Scheiden- und Clitoris-Orgasmus ist verschwunden, da die beiden ineinander übergehen, sind doch die inneren Reflexmechanismen, die örtlichen und cerebralen Entladungen und die nachfolgende Entspannung die gleichen. Dennoch können natürlich die Empfindungen von Mal zu Mal einen etwas verschiedenen Charakter haben; immer aber handelt es sich um einen charakteristischen, sexuellen Genuß, die Wollust. Es ist also deutlich, daß beim Weibe Permutationen und Kombinationen der geschlechtlichen Lustgefühle möglich sind, die beim Manne nicht erreicht werden können, während es innerhalb der bestimmten Reizungsart, bei der einen sowohl wie bei der andern, als Folge von Nuancierung und Abstufung der Reize zahlreiche Variationen dieser Gefühle gibt.

Der »naturgewollte« Coitus setzt die Frau der *kombinierten* clitoritalen und vaginalen Reizung aus, die wohl die stärkste ist und am raschesten zum Orgasmus führt.

Seine Indikationen und Kontraindikationen lassen sich aus dem oben Ausgeführten ohne weiteres herleiten. Seine Technik ist, wie wir sahen, oft nicht leicht. Wo die Lage der Clitoris weniger geeignet ist, muß eine passende Lagerung oder Haltung der Frau (verstärkte Beckenneigung) oder des Paares nachhelfen. Auch kann der Zweck erreicht werden, wenn der Phallos bei der Reizbewegung die Vagina völlig verläßt und mit der Glans die Clitoris streift. Doch liegt die Gefahr vor, daß bei einer der Bewegungen der Weg verfehlt und dadurch die Reizreihe unterbrochen wird. Schließlich ergibt sich die Möglichkeit der Verbindung von vaginalen Reizen durch den Phallos und digitale Reizung der Clitoris (Reizspiel) ohne weiteres.

Bei den meisten Vergattungen wird sich indessen die Reizung hauptsächlich auf die Vagina (einschließlich der unmittelbar anliegenden Partien) beschränken. Auch genügen die so erzielten Reize vollkommen zu einer derartigen progressiven Steigerung der Spannung und der Lustgefühle, daß die Frau nach einer gewissen Zahl solcher Reize zusammen mit dem Manne der Lustlösung nahe ist.

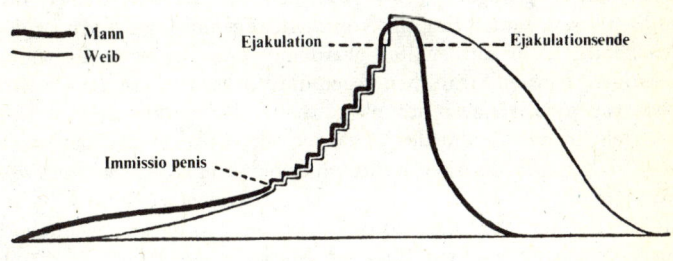

A. Ideale Vergattung

Bei einem normalen »gesunden« Coitus soll der beiderseitige Orgasmus unbedingt annähernd gleichzeitig eintreten, das heißt normalerweise fängt die Ejakulation beim Manne an, und die Lustlösung setzt beim Weibe sofort darauf ein – genauer gesagt, nach so viel Zeit, als nötig ist, um den durch die Ejakulation erweckten Gefühlseindruck dem Zentralnervensystem zuzuleiten und ihn dort in die Entladung umzusetzen, das ist also (bei der ungeheuren Schnelligkeit der Nervenleitung) in weniger als einer Sekunde.

Betrachten wir den Vorgang in seinen Einzelheiten und machen wir dabei Gebrauch von einer kurvenmäßigen Darstellung, die uns ebenfalls das Verständnis für das, was der Lustlösung bei Mann und Weib vorangeht, erleichtert.

Diese Kurve A gibt den Verlauf der körperlichen und psychischen (denn diese gehen Hand in Hand) sexuellen Erregung während des normalen, idealen Geschlechtsverkehrs wieder.

Der Immissio penis (Anfang des Coitus) geht die langsam ansteigende Erregung des Vorspiels und des Liebesspiels voran, wobei sich die Linien meistens ungefähr in dem hier angedeuteten Verhältnis bewegen werden. Ein gut aufeinander eingestelltes Paar wird mit annähernd gleicher Erregungshöhe die Vergattung antreten. Von da an verstärken und summieren sich die Reize, wegen der (meistens halb-willkürlichen) hin- und herreibenden typischen Coitusbewegungen, stufenförmig, in völligem »Unisono«, bis zu dem Augenblick, wo die Reizschwelle durch den Mann überschritten wird und der Ejakulationsreflex eintritt. Dann gehen aber die Kurven auseinander. In dem Augenblick, da die Summe der Reize beim Manne genügend groß geworden ist, um den Reflex auszulösen – sein Eintreten kann von *dem* Augenblick an durch keinen Willensakt mehr aufgehalten werden – und der erste Samen in kräftigen, feinsten Strählchen gegen die Vorderwand seiner Urethra gespritzt wird, steigert sich plötzlich das Lustgefühl noch stärker und geht in das Gefühl des Orgasmus, der Lustlösung, über, während zu gleicher Zeit der Reflex in zweifacher Weise seinen Fortgang nimmt: der in die Urethra gelangte Samen wird durch (ebenfalls unwillkürliche, nicht vom Willen unterdrückbare, wenngleich auch namentlich von willkürlichen Muskeln, ausgeführte) kräftige Kontraktion heraus – das ist also in die Scheide – geschleudert; und die das Sperma bildenden Flüssigkeiten werden von Samenleiter und Prostata weiter in die Harnröhre gespritzt – bis der Vorrat erschöpft oder jedenfalls der Reflex abgelaufen ist.

Der Anprall der ersten dieser feinen Strählchen gegen die vordere Urethralwand – der Anfang des Reflexes also – mag genügen, um das Gefühl des Orgasmus auszulösen und die sexuelle Erregung plötzlich noch zu steigern. Seinen wirklichen Gipfel erreicht der Orgasmus aber erst kurz darnach, wenn gerade infolge dieser Steigerung die reflektorischen Vorgänge auch an Kraft gewinnen und dazu die Reize, die der Mann empfängt, noch bedeutend höher werden und durch die reflektorischen Bewegungen, welche die Reize, die er erteilt, bei der Frau auslösen.

Bald darauf verringert sich die Kraft der erwähnten feinen Strählchen wegen der Verringerung der vorrätigen Flüssigkeitsmasse.

Demzufolge flaut der Reflex und damit die Stärke des orgastischen Gefühls erst langsamer, dann schneller ab, bis beide beendet sind. Daher nimmt der Orgasmus beim Manne einen »bogenförmigen« Verlauf. Etwa gleichartig verläuft auf Grund derselben Ursachen die Ejakulation, die in der Regel aus fünf bis sieben kräftig einsetzenden und nach Erreichung einer maximalen Intensität wieder abflauenden, rhythmischen Muskelzuckungen besteht. Nach ihrer Beendigung nimmt die Erregung erst sehr rasch, schließlich etwas langsamer ab, um einem Gefühl der wohligen Ermüdung Platz zu machen – es sei denn, daß neue Reize einsetzen. Die Erektion verringert sich meistens ziemlich rasch, wenn auch gewöhnlich noch für einige Zeit eine gewisse Vergrößerung des Penis (im Vergleich zum Stadium der völligen Ruhe) bestehen bleibt. Ob er noch für kürzere oder längere Zeit in der Vagina belassen oder bald nach beendeter Ejakulation retrahiert wird, ist sehr verschieden und hängt von mancherlei Umständen ab. Im allgemeinen läßt sich sagen, daß mit Rücksicht auf die Frau ein mehr oder weniger abrupter Abschluß des Aktes als unerwünscht betrachtet werden muß.

Bei der Frau sind die Fragen, in welcher Weise der Orgasmus zustande kommt, und was dabei eigentlich stattfindet, bedeutend schwieriger zu beantworten als beim Manne, weil die Vorgänge in verschiedener Hinsicht komplizierter sind, da sie – auch innerhalb der Grenzen des durchaus Normalen – individuelle Unterschiede aufweisen, und weil sie der direkten Beobachtung nur schwer und bloß ausnahmsweise zugänglich sind.

Verschieben wir die Beantwortung der zweiten Frage auf später und versuchen wir, uns zuerst darüber klar zu werden, wodurch die Lustlösung der Frau, mit den hinzugehörigen Reflexwirkungen, zustande kommt, so müssen wir uns allererst wieder vorhalten, daß der Orgasmus mit allem, was – psychisch und körperlich – drum und dran hängt, eintreten kann, ohne daß eine Ejakulation des Mannes etwas damit zu tun hat. (So kann der Orgasmus bei einer stark erregbaren Frau schon mehrere Male vor der Ejakulation des Mannes eingetreten sein.)

Wenn das auch unumstößlich feststeht, so ist es nicht weniger sicher, daß bei vielen Vergattungen die Ejakulation des Sperma den bedeutendsten Faktor für die weibliche Lustlösung bildet.

Die Ejakulation kann auf zwei Weisen einwirken: der Endreflex kann bei der Frau ausgelöst werden durch die Apperzeption der

Muskelkontraktionen des Mannes, die den Samen herausbefördern, und durch die Wahrnehmung des Anpralls des Ejakulats selbst.

Die *seelische* Bedeutung (sei sie bewußt oder unbewußt) der Wahrnehmung der Ejakulation ist in jedem Falle groß; um so größer, je inniger und tiefer die Liebe der Frau zu ihrem Gatten ist. Sie bildet eine sehr wichtige Schlußverbindung in der Kette der Geschehnisse. Wer das vergißt oder dessen nicht achtet, sieht den Vorgang nicht in seinem völlig richtigen und allein wahren Zusammenhang.

Es gibt Frauen, die mit Bestimmtheit aussagen, daß ihre Lustlösung allein dann richtig zustande kommt, wenn sie das Anprallen des Ejakulats spüren. Sie sind aber stark in der Minderheit. Das – bei vorher bestehender günstiger Einstellung – fast ausnahmslose Auftreten der Lustlösung in unmittelbarem Anschluß an die beginnende Ejakulation[47] oder bei geringem Ejakulat, ist ein Beweis dafür, daß das Fühlen des Anpralls für das Auslösen des Orgasmus durch die männliche Ejakulation der Regel nach jedenfalls keine ausschlaggebende Bedeutung hat.

Ob diesem Faktor aber keine Bedeutung zukommt? Es wäre ein nicht geringer Irrtum, das zu behaupten. Sie ist nur – bei der Mehrzahl der Frauen wenigstens – ganz anderer Art. Befragt man Frauen, die imstande sind, sich selbst genauer zu beobachten, und das, was sie fühlen, zu analysieren (es muß zugegeben werden, daß es nicht gerade viele sind, und daß es hier einer gewissen Übung bedarf), so erhält man zwar vereinzelt die Aussage, daß die *Bespritzung* den Orgasmus auslöst. Die meisten Frauen aber erklären ungefähr folgendes:

Ich fühle, wie, nachdem durch die vorhergegangenen Reize eine immer zunehmende, sehr hohe, erwartungsvolle Spannung erreicht ist, der Orgasmus urplötzlich einsetzt, sobald ich die erste kräftige Ejakulationskontraktion des Phallos in Vagina und Vulva empfinde und zu gleicher Zeit den sie begleitenden orgastischen Spasmus des Körpers meines Mannes wahrnehme. Dieses Gefühl des erreichten Höchstmaßes ist derartig, daß eine Steigerung durch weitere Reize ins Übermögliche, nicht mehr Erträgliche, führen würde. Da empfinde ich die Bespritzung mit dem Sperma – die ich sehr genau wahrnehme – als überaus wohltuend, als besänftigend, beruhigend. Sie macht, daß ich die weiteren, durch die männlichen Eja-

---

[47] Zum Beispiel nach öfter wiederholten Vergattungen, ja sogar Pseudoejakulation.

kulationsbewegungen verursachten Reize noch aufnehmen kann, ohne überreizt zu werden, so daß es mir möglich ist, auch sie noch voll zu genießen. Die weitergehenden Reize und die Besänftigung gleichen sich derart aus, daß die sofort beim Anfang erreichte maximale Höhe der Lustgefühle bis zum Abflauen des männlichen Orgasmus unverändert bestehen bleibt, dann aber *langsam* nachläßt.

Über die Allmählichkeit dieses Nachlassens der sexuellen Erregung und seine relative Langsamkeit im Vergleich zu dem, was sich auch durch die Frau beim Manne wahrnehmen läßt, sind wohl alle Frauen einig. Indessen muß hinzugefügt werden, daß die objektiven Erscheinungen, namentlich auch die pralle Füllung der Schwellkörper, sich rascher verringern als die subjektive Erregung, so daß die Organe schon wieder völlig das Ruhestadium erreicht haben, wenn die Gefühle erst nach und nach ausklingen.

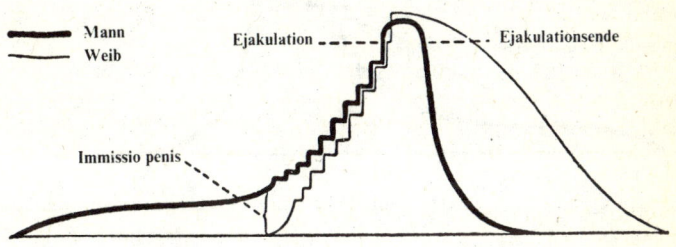

B. Coitus ohne Vorbereitung der erfahrenen Frau

Das hier Beschriebene ist in der Kurve A, so gut es ging, dargestellt. Auf jeden Fall erleichtert es eine solche schematische graphische Darstellung, sich eine Vorstellung davon zu machen, wie die Vergattungserregung beim Manne und beim Weibe verläuft, und wie sich die beiden Prozesse zueinander verhalten.

Zum Vergleich füge ich eine Kurve B bei, welche die Verhältnisse in dem auf Seite 151 beschriebenen Fall wiedergibt, wo bei einem gut aufeinander eingestellten Paare die – genügend liebeserfahrene – Frau die Vergattung ohne Vorbereitung angefangen hat. Es ist dabei zu bemerken, daß die Kurve wieder etwas anders ausfallen müßte, wenn man die dort erwähnte absichtliche Verzögerung der männlichen Erregung in Betracht ziehen würde.

Und schließlich lasse ich eine Kurve C folgen, um die auf Seite 152 besprochene Verhältnisse – Coitus mit einer nicht genügend erfahrenen Frau nach vorhergehender Erregung ihrer Gefühle durch Reizspiel – darzustellen. Es verdient Beachtung, daß in allen drei Kurven der Abschnitt, welcher der Immissio penis vorangeht, zeitlich zu kurz dargestellt ist. Die Dauer des Vor- und Liebesspiels kann ungemein verschieden sein.

Aus dem vorhin Gesagten erhellt, daß eine wirklich gute, Körper und Geist nützende Vergattung *allen* Anforderungen der Natur gerecht zu werden hat und in keinerlei Weise beeinträchtigt werden darf. Es ist aber ebenfalls deutlich geworden, daß eine Ausgleichung von Unvollkommenheiten in breitem Maße möglich ist.

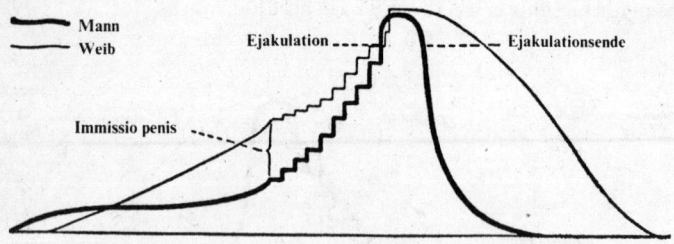

C. Coitus mit einer unerfahrenen Frau nach vorhergehendem Reizspiel

Es gibt nun aber Unterbrechungen und andere Beeinträchtigungen des normalen Verlaufs des Geschlechtsaktes, durch die es zu einer beträchtlichen, manchmal sogar präorgastischen Reizhöhe kommt, die Lustlösung aber wegen des (absolut oder relativ) vorzeitigen Aufhörens der Reize nicht eintritt, so daß die Befriedigung ausbleibt, die Abreaktion – die körperliche sowohl wie die psychische – nicht stattfindet und die Spannung in anormaler Weise und während einer anomal langen Dauer bestehen bleibt.

Beschränken wir uns auf das nicht-pathologische Gebiet – die Fälle sind leider zahlreich genug –, so sehen wir, daß diese Störungen verursacht werden durch *mangelhafte Technik des Mannes* oder durch ein *fraudulöses*[48] Verhalten beim Coitus. Die mangel-

[48] Das Wort bleibt gültig, auch für den Fall, daß die Frau zustimmt. Denn sie kennt die Tragweite nicht von dem, was sie hier erlaubt – oder sogar verlangt!

hafte Technik des Geschlechtsverkehrs mag relativ sein, insoweit der Verlauf der geschlechtlichen Erregung und der Reflex bei dem männlichen Partner völlig normal ist, während aber die erteilten Reize für die durch Mangel an Übung und Erfahrung oder an »Temperament« untererregbare Frau *nicht* genügen – sie ist darum noch nicht weniger ernst in ihrer Auswirkung und Rückwirkung. Das leider nur allzuoft vorkommende dumm-egoistische Betragen des nur an die eigene Befriedigung denkenden Mannes ist denn auch schon am Anfang dieses Buches in entsprechender Weise gerügt worden.

Es lohnt sich, die graphische Darstellung einer derartigen Begattung (denn *Ver*gattung darf sie nicht heißen!) zu betrachten. Sie ist

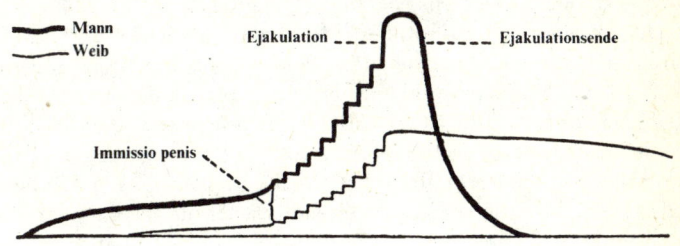

D. Coitus mit einer unerfahrenen Frau ohne genügende Vorbereitung

in der Kurve D niedergelegt, welche besonders im Vergleich mit Kurve C und mit der »idealen« Kurve A interessant ist, weil die Unterschiede dabei sofort ins Auge springen[49].

Ungefähr derartig wie hier gestaltet sich der Verlauf für die genügend erregbare Frau, wenn der Mann eine gewisse Art von Übererregbarkeit zeigt, die sich durch ein zu schnelles Eintreten des Ejakulationsreflexes (Ejaculatio praecox) kundgibt, wie das bei »Neurasthenikern« (die Fachärzte mögen es mir verzeihen, daß ich noch den alten Begriff und den alten Namen hier beibehalte) nicht selten ist. Dies ist äußerst quälend, und die Gatten brauchen – wenn

[49] Die männliche Linie ist in allen diesen Kurven, der Einfachheit und der Übersichtlichkeit halber, in genau derselben Weise dargestellt, ohne Berücksichtigung der Unterschiede, die in den Vorgängen beim Manne wegen des verschiedenen Verhaltens der Frau auftreten.

sie sich nicht durch eine kompensierende Technik des Geschlechts-verkehrs Abhilfe schaffen können – auch in *jener* Hinsicht ärztliche Hilfe.

Bei der Betrachtung hat man zu bedenken, daß die weibliche Linie sowohl den Erregerzustand (Reizzustand) der Geschlechtsorgane andeutet wie den der psychischen Spannung, und besonders zu beachten, daß diese, wie die genannte Linie es zeigt, nicht nach einem Gipfel der Lustlösung abflauen – also sich nicht *lösen*, sondern fast unvermindert während längerer Zeit bestehen bleiben.

Das will für die Genitalien heißen: Fortdauer eines von der Natur als vorübergehend vorgesehenen Reizzustands und einer Blut überfüllung (Kongestion); und für die Psyche: Weiterbestehen einer Spannung, die nicht abreagiert ist, eines aussichtslosen Erwartungszustandes, eines seelischen Unbefriedigtseins.

Der im Vergleich zum Ruhestrich erhöhte Stand der weiblichen Linie in der rechten Hälfte dieser Kurve muß mit ganz andern Augen betrachtet werden als in der linken Hälfte der Kurven die Erhöhung von A, B und C. Denn die letztgenannten bezeichnen in ihrem ansteigenden Teil eine erwartungsvolle Steigerung und in ihrer niedergehenden Hälfte ein befriedigendes Abklingen – in beiden Teilen also Lustgefühle –, während in jener die ebenfalls erwartungsvolle Steigerung in einen Zustand der *unbefriedigten, unge-lösten*, also *Un*lust bedeutenden Spannung übergehen muß.

Wenn ein derartiger unbefriedigter Ausgang der geschlechtlichen Erregung *ausnahmsweise* auftritt, wird daraus kein Schaden entstehen. Das Gefühl des Unbefriedigtseins wird über kurz oder lang überwunden, und die Psyche findet ihr Gleichgewicht zurück, indem die Frau sich mit der Aussicht auf ein nächstes (und besseres) Mal vertröstet.

Auch die Geschlechtsorgane verlieren nach nicht allzulanger Frist ihre Gereiztheit und finden in ihren Gleichgewichtszustand zurück.

Anders aber, wenn der beschriebene unbefriedigende Vorgang sich immer wiederholt. Dann wird der kongestive Reizzustand der Geschlechtsorgane chronisch: Es entsteht das (in seinen Erscheinungen übrigens stark wechselnde) Bild des chronischen Reizzustands der Geschlechtsorgane mit seinen bestimmten oder unbestimmten, lokalisierten oder wandernden Schmerzen, die die Frauenärzte in der Sprechstunde so oft beschäftigen, sie zu so vielen langwierigen, aber ergebnislosen Behandlungen drängen, ergebnislos, weil die

Schädigung immer wieder und immer weiter einwirkt und weder von der Patientin als Ursache des Leidens vermutet, noch von dem Arzte als solche erkannt wird.

So gilt es denn, dem Ehemann einzuprägen:

Jede beträchtliche geschlechtliche Reizung der Frau, die nicht mit Lustlösung abschließt, stellt eine Schädigung dar, und deren Häufung führt zu dauernden oder auf jeden Fall schwer zu behebenden Nachteilen für Körper und Psyche.

Weit größer noch als bei mangelhafter Technik des Mannes sind die der Frau in diesem Sinne drohenden Gefahren bei fraudulösem Vorgehen, das heißt beim Coitus interruptus (unterbrochene Geschlechtsvereinigung), der seinen Zweck – die Konzeptionsverhütung – bekanntlich oft verfehlt. Dieses Verfahren läßt den Mann in *dem* Augenblick den Phallos aus der Vagina zurückziehen, in dem er fühlt, daß der Ejakulationsreflex anfängt oder jedenfalls nicht mehr aufzuhalten ist. Die Ejakulation kommt also doch zustande, sei es auch außerhalb der Vagina. Für den Mann tritt also dennoch der Orgasmus ein. Er gelangt zu einer, sei es auch gewissermaßen beeinträchtigten, Lustlösung, er kann seine Spannung abreagieren. Für ihn ist diese Prodezur denn auch nicht dermaßen schädlich, wenn sie auch, besonders für nervös veranlagte Individuen, gewiß nicht als unschuldig betrachtet werden darf und manche neurasthenische Erscheinungen auf diese Vorgänge zurückgeführt werden müssen.

Für die Frau ist aber der Sachverhalt ganz anders, es sei denn, daß sie so unempfindlich ist, so »kalt« bleibt, daß sie den Coitus erduldet, ohne dabei überhaupt in erheblichem Grade gereizt zu werden – was in *diesem* Falle als ein Vorteil betrachtet werden muß. Wie es ihr sonst, das heißt, wenn sie normal erregbar ist, ergeht, zeigt die Kurve E.

Sie läßt uns sehen, wie im Augenblick der höchsten Erwartung, wenn örtliche und allgemeine Erregung und Spannung fast maximal gestiegen sind, der normale Verlauf plötzlich abbricht und der Reizzustand – da die Lustlösung, die naturgewollte Entspannung, ausbleibt – nach kurzer Schwankung für längere Zeit auf einem hohen Niveau bestehen bleibt. Dabei ist auch hier wiederum im Auge zu behalten, daß der Einfluß der sexuellen Erregung auf Körper und Psyche verschieden ist, je nachdem, ob diese Erregung sich als eine der Befriedigung zustrebende und mit der Entspannung endende gestaltet, oder aber eine vergebliche, unbefriedigte, Unlust bedeutende, viel zu lange dauernde, weil nicht abreagierte Spannung darstellt.

Daß das in der rechten Hälfte der Kurve E angegebene Spannungsniveau bedeutend höher liegt als in D, ist klar. Ebenso, daß es (was die Kurve nicht mehr anzeigt) im Falle E länger braucht, bis der Gleichgewichtszustand wieder erreicht wird. Es ist also die Gefahr groß, und sie wird immer größer, daß eine neue Noxe derselben Art einsetzen wird, bevor die vorhergehende ausgewirkt hat, wodurch es bequemer und schneller zu einer Summierung der schädlichen Einwirkungen mit allen ihren Folgen kommen wird.

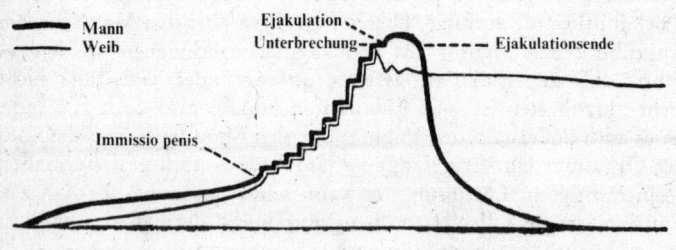

E. Coitus interruptus

Ich habe den Coitus interruptus ausführlich behandelt, weil er in seinem Verlauf und in seinen Folgen für die Frau das Musterbild der unbefriedigenden sexuellen Erregung zeigt. Denjenigen, welche dem entgegenhalten wollen, daß es doch immer eine große Zahl von Paaren gibt, die in dieser Weise – ihrer Meinung nach, ohne dadurch Schaden zu nehmen – den Coitus ausüben, sei erwidert: Das mag so sein, kann aber nur in Fällen gehen, wo »das harmonische, blühende Geschlechtsleben«, das wir schon am Anfang dieses Buches als einen der »vier Eckpfeiler für das Gebäude der Ehe« kennenlernten, völlig fehlt und das Gebäude wackelt oder längst eingestürzt ist.

Für sexuell vollwertige Menschen bedeutet der systematische Coitus interruptus einen nur unvollkommenen Ausdruck ihrer ehelichen Liebe und eine Gefahr für die seelische Gesundheit von Mann und Frau.

Kommen wir zum Schlusse der Besprechung des unbefriedigenden Coitusverlaufs noch einen Augenblick auf die in Kurve D dargestellte Kategorie von Fällen zurück: *Die Vorbeugung* eines derartigen, der Frau nicht genügenden Ablaufs ist schon eingehend erwähnt; sie findet statt durch ein entsprechendes einleitendes Liebes- und Reizspiel. Wie immer gilt auch hier der Satz »Vorbeugen ist besser als genesen«. Aber die »Genesung« – sagen wir lieber erfolgreiche Behandlung – ist in einem derartigen Falle wohl sehr einfach. Sie besteht in der Anwendung des Vorbeugungsmittels auch nach schon eingetretenem Übel. Wenn die Geschlechtsvereinigung zur Ejakulation des Mannes geführt hat, ohne die Frau zur Lustlösung zu bringen, so soll er – es sei denn, daß er Kraft und Neigung hat, eine zweite Reizserie mit schließlicher Ejakulation anzuschließen – durch unmittelbar angeschlossenes Reizspiel den Orgasmus der Frau herbeiführen.

Dennoch – das Mittel wirkt als Vorbeugung gesünder, natürlicher und besser denn als Behandlung; das Reizspiel hat als Vorbereitung, als Teil des Liebesspiels, größere Reize (besonders auch für den Mann) – ist auch ästhetischer – denn als nachträgliche Handlung, wobei es leicht einen gezwungenen und deshalb ethisch und ästhetisch nicht mehr einwandfreien Charakter annimmt.

Vielleicht ist, wenn der Mann auch in dieser Hinsicht versagt, eine Therapie durch eigene Hand sogar besser als überhaupt keine Behandlung, wenn auch die ethischen, ästhetischen und besonders die »pädagogischen« Bedenken gegen eine derartige Prozedur wahrlich nicht gering zu schätzen sind.

Die Frage ist schon viel älter als die auch jetzt noch nicht sehr weit durchgedrungene Erkenntnis der Schädlichkeit des Unbefriedigtbleibens der Frau beim Coitus. Schon die alten Moraltheologen befassen sich mit dem in ihr enthaltenen Gewissenskonflikt. Auch die neuzeitlichen kommen daran nicht vorbei. Schreibt doch der Generalvikar D. Craisson in seinem 1870 in Paris erschienenen maßgebenden Buche »Über sexuelle Angelegenheiten zum Gebrauch der Beichtväter« (De rebus venereis ad usum confessariorum) auf Seite 172: »Die vierte Frage geht dahin, ob, wenn der Mann sich nach der Ejakulation zurückzieht, bevor die Frau zur Lustlösung gekommen ist, diese sofort die Reizung durch Berührung bei sich selbst weiterführen darf, um zur Lustlösung zu gelangen.« Die Antwort lautet, daß es einige (Moraltheologen) gibt, die das verneinen, während aber mehr allgemein versichert wird, daß dies erlaubt sei, weil . . .« usw. »Ebenso ist es der Frau erlaubt, sich durch Reizung auf die Geschlechtsvereinigung vorzubereiten, damit sie beim Coitus leichter zur Lustlösung gelange« usw. Luciani, der hervorragende italienische Physiologe, der dieses Zitat abdruckt, fügt mit Recht hinzu: Wieviel praktische Weisheit enthalten diese Zugeständnisse, die bestimmt sind, das Gewissen von überängstlichen Gläubigen zu beruhigen.

Wenden wir uns jetzt der Frage zu, was in den weiblichen Geschlechtsorganen beim Coitus und besonders beim Orgasmus eigentlich vor sich geht, so können wir uns in der Hauptsache auf den letztgenannten Punkt beschränken, denn das übrige ist fast ausnahmslos eingehend besprochen. Wir kennen also die verstärkte Blutfüllung der Gewebe des *ganzen* Genitalapparats, die pralle Schwellung der Corpora cavernosa (Schwellkörper), die Erektion der Clitoris, die Sekretion der Vorhofsschleimdrüsen, das Sich-Öffnen der Vulva, die Kontraktion der Scheidenwandmuskulatur, die Zusammenziehung der verschiedenen Beckenbodenmuskeln.

Wir wissen weiter aus Wahrnehmungen bei der gynäkologischen Untersuchung sehr reizbarer Frauen, daß die Gebärmutter, auch schon vor Eintreten des Orgasmus, sich zusammenzieht und aufrichtet; halten es auf Grund von vergleichenden Studien an Tieren für wahrscheinlich, daß auch die Muskelwand der Eileiter sich an den Muskelkontraktionen beteiligt; und nehmen aus analogen Gründen an, daß in Tuben und Uterus Flüssigkeitsabsonderung in mehr als gewöhnlicher Menge stattfindet und daß die Zervikaldrüsen eine erhöhte Schleimabsonderung aufweisen. Ja, wir sind neuerdings sogar wieder zur Ansicht gekommen, daß ein de Graafscher Follikel, der sich in einem Stadium schon genügender Reife befindet, durch den Coitus zur Berstung kommen und das Ei freigeben kann.

So sehen wir denn, daß auch beim Weibe der ganze Absonderungs- und Muskelapparat der Geschlechtsorgane in allen Einzelheiten vollständig am Vorgang der Geschlechtsvereinigung beteiligt ist – womit wir, wie so oft (vgl. das über die Menstruation Gesagte), nach einer Periode der Verneinung, wieder gewissermaßen zu den Auffassungen der Alten und des Volksglaubens (in moderner, wissenschaftlicher Form allerdings und von unsinniger Phantasie freigemacht) zurückgekehrt sind. Zu gleicher Zeit haben wir das

Zeitalter, in dem die Gattin, sexuell gesprochen, als passiver Gebrauchsgegenstand, Reagenzgefäß und Brutapparat betrachtet wurde, abgeschlossen und sie als aktives, vollwertiges und gleichberechtigtes Geschlechtswesen rehabilitiert.

Sollen wir aber bei der Rückkehr zu früheren Auffassungen und bei dieser Gleichstellung von Mann und Weib so weit gehen, daß wir der männlichen Samenentleerung eine weibliche »Seminatio« (also auch eine Samenentleerung) gegenüberstellen? Davon kann selbstverständlich nicht die Rede sein.

Aber doch von einer weiblichen »Ejakulation«?

Da liegt die Sache schwieriger, besonders auch wieder, weil es in dieser Hinsicht individuelle Unterschiede gibt. Im Sinne der Ausschleuderung von Samen wie beim Manne kommt auch dieses Wort nicht in Betracht; das ist klar. In der Regel gebraucht man es nur an Stelle von »Orgasmus«, ohne sich darüber klar zu sein, ob etwas ejakuliert wird, und *was* ejakuliert wird.

Das einzige, was *ausgespritzt* werden kann, ist der dünne Schleim, der sich beim Eintreten des Orgasmus in den großen Vorhofsdrüsen (Gland Bartholini) befindet. Wir haben gesehen, daß diese Drüsen (zusammen mit den kleinen Vorhofsdrüsen, die aber zu klein sind, um eine Ansammlung von Sekret, das ausgespritzt werden könnte, zu ermöglichen) unter Einfluß der sexuellen Erregung zu sezernieren (absondern) anfangen; auch daß der Schleim hervortritt und sehr nützlich, ja nötig ist, um den Introitus vaginae schlüpfrig zu machen und dadurch die Einführung des Phallos ohne Schmerzen zu ermöglichen. Diese Schleimabsonderung kann und wird sich während der Reize der Vergattung steigern, so daß eine gewisse Anhäufung in den Drüsengängen entstehen kann. Nun werden die dadurch ausgedehnten Drüsen durch die während des Orgasmus auftretende kräftige spastische Kontraktion der Beckenbodenmuskulatur, besonders der beiden Musculi bulbocavernosi, zusammengepreßt, wobei die prallgespannten Schwellkörper als Unterlage dienen. So kann tatsächlich das angehäufte Sekret der beiden Drüsen unter gewissem Druck durchgepreßt und aus ihren Mündungen ausgespritzt werden.

Diese Erscheinung mag bei Orgasmus durch Clitorisreizung gelegentlich wahrgenommen werden. Aus der Art der Wahrnehmung läßt sich aber schon folgern, daß es nicht möglich ist, über die Häufigkeit dieses Vorgangs zu urteilen. Eine diesbezügliche Beobachtung während des Coitus ist völlig unmöglich. Mag die Frau selbst meinen, daß sie »ejakuliert« hat, das will nichts anderes besagen, als daß sie zur Lustlösung gekommen ist; ob aus ihren Vorhofsdrüsen dabei plötzlich Sekret hinausbefördert ist, kann – bei der Menge des männlichen Ejakulats – weder sie selbst noch ihr Partner feststellen. Teleologisch (zweckbegrifflich) gesprochen, hat die Ausspritzung von Vorhofsschleim beim Orgasmus keinen Sinn mehr – im Gegensatz zu seiner Absonderung vorher. Schließlich ist es wenigstens ebenso sicher, daß eine solche wirkliche »Ejakulation« bei vielen Frauen mit normalen Geschlechtsfunktionen *nicht* stattfindet, als daß ihr Vorkommen bei anderen feststeht.

Eine andere orgastische Austreibung (nicht Ausspritzung, »Ejakulation«) eines weiblichen Sekretionsprodukts ist nur aus dem Uterus möglich. Es ist nicht völlig unwahrscheinlich, daß der dicke Schleimpfropf, den einige Frauen post coitum abscheiden, beim Orgasmus aus dem Uterus ausgestoßen wurde. Nicht weniger wahrscheinlich ist es aber, daß in diesen Fällen eine pathologisch vermehrte Schleimabsonderung (in der Regel handelt es sich denn auch um gelblich-eiterartigen, anstatt um einen klaren oder höchstens weißlich-trüben Schleim) bestand, denn der typische Vorgang der orgastischen Schleimaustreibung aus der Gebärmutter trägt einen ganz anderen Charakter.

Es braucht kaum gesagt zu werden, daß die Beobachtung dieses Vorgangs während der Vergattung vollständig unmöglich ist. So sind wir denn angewiesen auf Wahrnehmungen des Verhaltens der Gebärmutter, im besonderen ihres Scheidenteils, während des durch Clitoris- oder Scheiden- (bzw. Uterus-)Reizung ohne Coitus erzielten Orgasmus. Die Gelegenheit dazu bietet sich nur selten. Dennoch ist im Laufe der Jahre von verschiedenen Beobachtern eine genügende Zahl von Wahrnehmungen gemacht worden, so daß wir uns eine Vorstellung davon bilden können, wie das Verhalten der Gebärmutter bei der Lustlösung ist.

Wir haben oben schon gesehen, daß der Uterus sich infolge geschlechtlicher Reize schon vor der Lustlösung zusammenzieht und sich dabei mehr oder weniger aufrichtet. Sehen wir jetzt, wie J. Beck das Verhalten des Organs (d. h. seines in die Scheide ragenden Teiles) und besonders des Muttermundes, bei eintretendem Orgasmus beschreibt. Es handelt sich um eine Frau mit Gebärmuttersenkung, wodurch die Portio vaginalis sichtbar war; weiter bestand eine außerordentlich starke erotische Reizbarkeit, die sich besonders bei Berührung der Portio zeigte. Reizung dieses Teils ließ den Orgasmus fast sofort eintreten.

Der Scheidenteil der Gebärmutter war anfangs hart, unbeweglich, und bot einen normalen Anblick; seine Öffnung war geschlossen und hätte keine Sonde durchlassen können. Fast sofort nach der Berührung öffnete sich der Muttermund weit und gähnte fünf- oder sechsmal, während sein äußerer Saum kräftig nach innen, in den Halskanal hinein, gezogen wurde. Diese Erscheinung dauerte etwa zwanzig Sekunden, dann kehrte alles zum Normalzustand zurück; die Öffnung schloß sich, und die Portio nahm ihre vorherige Lage wieder ein.

Ich habe allen Grund, anzunehmen, daß auch bei der normal reizbaren Frau, mit normaler Uteruslage, der Orgasmus unter den hier beschriebenen Erscheinungen vor sich geht. Diese sind dabei gleich, ob nun der Orgasmus durch clitoridale oder vaginale Reizung zustande kommt. Nur ist zu betonen, daß der Vorgang nicht bei jeder Frau die gleiche Intensität zeigt. Es gibt in dieser Hinsicht bedeutende Unterschiede, auch bei derselben Frau zu verschiedenen Zeiten. Welche Momente diese Unterschiede bedingen, entzieht sich vorläufig unserer Kenntnis.

Ein anderer individueller Unterschied besteht in dem Verhalten des in dem Halskanal der Gebärmutter befindlichen Schleims. Die modernen Sexologen (so nennt man die Ärzte, die sich mit der Wissenschaft vom Geschlecht befassen, dabei aber gewöhnlich, was ihr engeres Fach anbetrifft, Männerärzte oder Nervenärzte, selten aber Frauenärzte sind) haben den Lehrsatz aufgestellt, daß der im Halskanal befindliche Schleim (der *Kristellersche* Schleimpfropf, »der Kristeller«, vgl. S. 63) durch die orgastische Zusammenziehung der Gebärmutter ausgestoßen wird. Durch seine zäh anhaftende, dickschleimige Beschaffenheit bleibt er aber doch in Verbindung mit der Wand des Halskanals. Er taucht in die Samenmasse ein, belädt sich dort mit Spermatozoen und wird schließlich wieder eingezogen, weil die Gebärmutter nach beendigter Kontraktion erschlafft und ihre Höhle sich wieder ausdehnt, so daß eine Saugwirkung ausgeübt wird. Manche Gynäkologen – tüchtige, selbst hervorragende – haben diesen Lehrsatz übernommen, augenscheinlich ohne an ihre tägliche Erfahrung über die starken Unterschiede, die der Halskanalschleim, besonders auch in seiner Menge, aufweist, zu denken, und sicher ohne den orgastischen Vorgang in diesem Sinne beobachtet zu haben; denn so einfach, wie die Sexologen sich ihn vorstellen, ist er nicht. Wenn auch gelegentlich Andeutungen eines derartigen Verhaltens des Schleimpfropfes vorhanden sein mögen, so kann doch von solch einem Fischzug nach Spermien, durch den Uterus mittels seiner vorgestreckten Schleimzunge ausgeübt, in Wirklichkeit keine Rede sein.

Festzuhalten – und praktisch von großer Bedeutung – ist, daß der Uterus beim Orgasmus sich im Sinne der Aspiration, durch Kontraktion mit nachfolgender Erschlaffung, und meistens auch durch mehr oder weniger starke Bewegung des Muttermundes aktiv an der Aufnahme des Samens beteiligt. Dabei wirkt sein Tiefertreten infolge Zusammenziehung der Scheidenmuskulatur (Zug nach unten) und infolge der während der Lustlösung stattfindenden krampfhaften Kontraktionen der Bauchwand (Druck von oben) mit, indem es den Muttermund der Spermamasse nähert. Der Schleim des Halskanals kann schließlich ebenfalls den Spermien beim Ein- und Vordringen behilflich sein, weil er ihnen eine leicht erreichbare, günstige und schützende Umwelt bietet.

Wir haben hiermit, wie ich meine, die Physiologie des Coitus, was das Weib betrifft – soweit das bei dem jetzigen Stand unserer Kenntnisse möglich ist – wohl restlos erledigt und auch die Technik zu einem bedeutenden Teile besprochen.

Es ist noch der Verlängerung der Erektionsdauer nach schon stattgehabter Ejakulation zu gedenken, welche durch die intensive Zusammenziehung der vulvovaginalen Muskulatur gelegentlich zustande gebracht werden kann, besonders in solchen Fällen, wo bei einer stark reagierenden Frau der Orgasmus dennoch etwas später als beim Manne eintritt oder länger anhält. Da kann der Vulvärring (durch Wirkung des Constrictor cunni) einen so starken zirkulären Druck auf die Basis des Penis ausüben, daß die sonst bald einsetzende leichte Erschlaffung des Organs verhindert wird, was für die Frau bei derartiger Sachlage selbstverständlich seinen Vorteil hat. Dauert aber diese Muskelwirkung zu lange oder ist sie allzu kräftig, so können aus ihr Störungen erwachsen, indem eine überstarke Vergrößerung des männlichen Organs eintritt und es schwierig und schmerzhaft werden kann, es aus der Vagina zurückzuziehen.

Von der Einwirkung des Levator vaginae, des höher gelegenen, die Vagina umgreifenden Muskelzugs auf den Phallos ist ähnliches zu sagen. Auch seine Wirkung ist physiologisch, von der Natur vorgesehen; sie steigert die Reize für beide Partner. Unter den soeben erwähnten Umständen kann auch dieser Muskel dazu beitragen, die Dauer der vollen Erektion des männlichen Gliedes zu verlängern, um der Frau einen befriedigenden Ablauf ihres Orgasmus zu ermöglichen. Das kann sowohl durch willkürliche, absichtliche Zusammenziehung dieser Muskeln geschehen, wie durch reflektorische, mehr oder weniger krankhafte Kontraktionen. Auch hier kann aber die nützliche Wirkung in eine schädliche übergehen, wenn ein willkürlicher Dauerkrampf auftritt, der beiden Beteiligten Schmerzen verursacht und in extremen Fällen zu einer Einklemmung der Eichel führt.

Die Beschneidung des Mannes (d. h. das Beschnittensein) scheint auf seine Fähigkeit beim Coitus einen wesentlichen Einfluß auszuüben. Nicht auf seine Potenz, sein geschlechtliches Vermögen, sondern auf die Reizbarkeit der Glans penis. Es ist nicht so leicht, über diese Frage Aufschluß zu bekommen, denn bei den Völkern, bei denen die Beschneidung Religionsvorschrift ist, läßt sich kein Vergleich anstellen, weil alle Männer ihr unterworfen sind. Anders aber bei gewissen Naturvölkern, die diese Behandlung zwar oft anwenden, ohne sie aber zur Vorschrift zu machen. In dieser Hinsicht ist ein Bericht Friedericis interessant, der folgendes mitteilt:

Die schwarzen Jungen, die auf den Stationen und Pflanzungen zusammenkommen, besprechen häufig diese Dinge unter sich und wissen, daß die beschnittenen unter ihnen viel weniger Sensibilität in der Glans besitzen als die nicht so behandelten. Die Beschnittenen geben ganz offen zu, daß sie bis zur Ejakulation länger brauchen als die Unbeschnittenen.

Und Fehlinger meint: »Der Zweck der Beschneidung ist wahrscheinlich die Verlängerung des Geschlechtsakts, da die der Bedeckung genommene Eichel weniger empfindlich ist als die bedeckte.«

Daß eine solche Veränderung für manche Frau als günstig betrachtet werden muß, geht aus dem früher Gesagten zur Genüge hervor. So braucht es denn auch nicht wunderzunehmen, daß man in der alten wie besonders auch in der neuen Literatur wiederholt Frauengestalten begegnet, die den Gegensatz zwischen ihrem geschlechtlichen Wollen und Können auszugleichen versuchen, indem sie sich, nach unbefriedigenden Beziehungen zu anderen Männern, einem Beschnittenen zuwenden.

Ob dem Manne mit der Verminderung der Empfindlichkeit der Glans ein Teil des Geschlechtsgenusses verlorengeht, oder ob die in dieser Weise verursachte Verlängerung des Aktes ihm ein Plus an Genuß bedeutet, läßt sich schwer entscheiden.

Sicher ist, daß im allgemeinen die Naturvölker, und besonders die Orientalen, den Verlust des Praeputiums in dieser Hinsicht und aus diesem Grunde als einen Vorteil betrachten; denn sie legen auf eine möglichst lange Ausdehnung des Coitus meistens großen Wert. Es mag hier gewiß die allgemeine menschliche Neigung mitspielen, jeden Genuß soviel wie möglich auszukosten, und insbesondere der Wunsch sich geltend machen, eine (erfahrungsgemäß immer nur allzu kurz scheinende) Reihe von so intensiven Lustgefühlen nach Kräften zu vergrößern. Ich halte das – sexual-psychologisch gesprochen – für ein völlig normales Verlangen, das bei jedem geschlechtlich gesunden Menschen, jedenfalls beim Manne, bewußt oder unbewußt, in Erscheinung tritt. Ein noch bedeutenderer Faktor ist jedoch die seelische Einstellung des Naturmenschen, der (auch wenn er im übrigen das Weib mißachtet, es als Besitz betrachtet und als Lasttier behandelt) viel größeren Wert auf den Geschlechtsgenuß der Frau legt als der Durchschnittskulturmensch. Der Naturmensch ist mit dem Ablauf des Coitus und mit sich selbst nicht zufrieden, wenn die Frau nicht von ihm befriedigt wurde. Er freut sich nicht des Genusses, den er empfunden, sondern dessen, den er geschenkt hat.

Der Wunsch, den Akt zu verlängern, kann aber zu Exzessen führen, nicht nur in positivem Sinne, das heißt in Form von zu oft hintereinander ohne Unterbrechung hervorgerufenen Orgasmen (auch das könnte als eine Verlängerung des ersten Aktes aufgefaßt werden), sondern in negativer Richtung, indem die beim Coitus ausgeübten Reize zur Hinausschiebung der Ejakulation absichtlich derartig verringert werden, daß schließlich *keine* Reize mehr da sind und der Coitus – kein Coitus mehr ist.

Meines Erachtens liegt schon ein Übermaß in dieser Richtung vor, wenn der Mann nicht nur versucht, seine psychische Beteiligung am Akt (und damit die Reize, welche von seinen Gehirnzentren ausgehen und zum Erreichen des Orgasmus in bedeutendem Maße beitragen) durch Ablenkung seiner Gedanken zu verringern, sondern dabei zu allerhand Hilfsmitteln greift: Essen, Trinken, Rauchen usw.

Möge das Ablenken der Gedanken zur Verzögerung des Eintritts der Ejakulation an sich schon eine gewisse Gefahr bedeuten für die seelische Ästhetik der Vergattung – es kann das damit gebrachte Opfer der eigenen Lustgefühle an die der Frau zur Verschönerung des sexuellen Verhältnisses zwischen den Gatten doch so viel beitragen, daß dieser Schönheitsfehler hierdurch mehr als gutgemacht wird. So habe ich denn auch keinen Anstand genommen, im Vorhergehenden selber zu empfehlen, gelegentlich von dieser Gedankenablenkung Gebrauch zu machen, wenn es darum geht, eine kurze Verzögerung in der weiblichen Erregung auszugleichen. Für eine geregelte Anwendung aber und bei stärkeren Erregungsverhältnissen hat diese Art zu große Nachteile, und es ist besser, sie durch andere Kompensationsmittel zu ersetzen.

Wir haben noch einen Punkt zu besprechen, der, in Verbindung mit den technischen Bemerkungen, die nachher zu machen sind, nicht unberücksichtigt bleiben darf. Ich meine die Größenverhältnisse der Geschlechtsorgane beim Coitus.

Die Vagina hat, in leerem Zustand, durchschnittlich eine Länge von 7,5 bis 10 cm. Die erstgenannte Zahl gilt dabei für die Messung der vorderen Wand, also bis zum Scheidenteil der Gebärmutter, die zweite für die bis an das hintere Scheidengewölbe. Als brauchbare Tiefe des Vergattungskanals können wir also im Durchschnitt 10 cm annehmen.

Die mittlere Länge des erigierten Penis, an seiner Doralseite gemessen, ist 15 cm.

Mittelgröße bei beiden Beteiligten vorausgesetzt, besteht also zwischen männlichen und weiblichen Vergattungsorganen ein gewiß nicht unbedeutender Längenunterschied.

Wie wird dieser ausgeglichen? – Erstens dadurch, daß in der Regel der Phallos nicht in seiner vollen Länge in die Vagina eindringt. Nur bei gewissen Haltungen der Paarenden findet ein tieferes Eindringen als sonst – fast völlig bis zum Ansatz des Penis – statt. Zweitens durch die Dehnbarkeit der Vagina; wenn diese auch individuell sehr verschieden ist, so ist sie doch im allgemeinen ziemlich beträchtlich. Demgegenüber ist aber zu bedenken, daß die Kontraktion der Muskulatur der Scheidenwand, namentlich die der Längsfaserschicht, in entgegengesetztem, also in verkürzendem Sinne wirksam sein kann. Im allgemeinen behält dabei die Dehnungsfähigkeit die Oberhand. Bei kräftiger Entwicklung der Vaginalmuskulatur aber ist es möglich, daß während sehr starker sexueller

173

Erregung, also besonders im Augenblick des Eintretens des Orgasmus, der letztgenannte Faktor überwiegt. Wenn zu gleicher Zeit damit der Phallos, zum Beispiel bei bestimmter Stellung und Haltung der Beteiligten, Gelegenheit hat, besonders tief vorzudringen, kann auch zwischen den durchaus normalen Organen ein Mißverhältnis entstehen. Wenn das besonders tiefe Vordringen ein ungestümes *Vorstoßen* ist, *kann* dieses Mißverhältnis zu einem Riß in der Tiefe der Vagina führen.

Glücklicherweise ist ein solches Vorkommnis unter normalen Umständen überaus selten, nämlich nur bei einem Coitus mit extremem Kraftaufwand, wie bei einer Vergewaltigung. Seine Möglichkeit aber ist nicht zu verneinen, und es ist immerhin gut, sich dieses vor Augen zu halten. Daß diese Gefahr bei abnormen Verhältnissen größer ist, liegt auf der Hand. Zu diesen abnormen Verhältnissen ist in erster Linie eine verminderte Elastizität der Vaginalwand zu rechnen, wie sie zum Beispiel bei Infantilität in gewissem Grade besteht, wie sie im Alter gewöhnlich eintritt, wie sie auch bei Krankheiten eintreten kann. Ebenso die eigentümliche, zur Zerreißung disponierende Beschaffenheit, die das Gewebe in der Schwangerschaft und besonders beim Wochenbett aufweist. Und weiter selbstverständlich die absoluten Mißverhältnisse, die sich durch die Vereinigung eines übergroßen Phallos und einer sehr kurzen Vagina ergeben; aber auch ein derartiges absolutes Mißverhältnis gibt nur relativ selten zu ernsten Störungen Veranlassung. Darunter verstehe ich zu allererst die Unmöglichkeit eines für beide Gatten befriedigend verlaufenden Coitus. Weiter kommt aber (namentlich dann, wenn mehrere Ursachen – z. B. absolutes Mißverhältnis, starke Erregung, ungestümes Vorstoßen und vor allem anomale Beschaffenheit der Vaginalwände im obengenannten Sinne – zusammentreffen) die viel ernstere, selbst das Leben der Frau bedrohende Gefahr der Zerreißung der Vagina in Betracht. Die Gefährlichkeit dieser Zerreißung liegt in der Möglichkeit einer starken Blutung oder der Entstehung einer Bauchfellentzündung, wenn der Riß im hinteren Scheidengewölbe entsteht (was er, wie es leicht verständlich ist, meistens tut) und das Bauchfell mitbetrifft (was sich – s. Tafel II – ebenfalls verstehen läßt).

Von nicht geringer Bedeutung für die Praxis des Lebens ist es, daß sich aus dem Körperbau, und namentlich aus der Körpergröße, fast gar keine Rückschlüsse ziehen lassen auf die Größe des Phallos beziehungsweise die Länge der Vagina. So ist es auffallend, wie oft eine Ehe zwischen einem besonders großen und starken Manne und einer kleinen Frau auch in sexueller Beziehung besonders gut geht. Freilich mag dabei der Beschützerinstinkt, der natürlicherweise gerade bei solchen Verhältnissen oft in verstärktem Maße zutage tritt, sich auch in dieser Hinsicht derart geltend machen, daß der Mann eine erhöhte Sorgsamkeit, Vorsicht und Zartheit walten läßt. Es ist aber doch auffallend, wie oft gerade kleine Frauen in diesem Punkte (Aufnahmefähigkeit und Elastizität der Vagina) hohen Anforderungen ohne irgendwelche Schwierigkeit entsprechen können. Ebenso ist es bekannt, daß Frauen von diesem Typus sich meistens auch weiter geschlechtlich besonders tüchtig zeigen. Ich habe dabei nicht nur ihre Grundeinstellung und ihr Betragen beim Coitus im Auge, sondern auch ihr Widerstandsvermögen gegen die körperlichen und psychischen Schwierigkeiten und Anstrengungen, welche die geschlechtlichen Funktionen (Menstruation, Schwangerschaft, Wochenbett) begleiten, ihre Gebärfähigkeit und ihr Stillvermögen – woraus sich gewiß nicht zu Unrecht folgern ließe, daß kleine Frauen erhöhte Aussichten haben und bieten, ideale Gattinnen zu werden. Eines darf man jedoch in dieser Beziehung nicht vergessen: Die günstige Veranlagung in geschlechtlicher Hinsicht, die kleine Frauen im allgemeinen zeigen, kann ausdrücklicherweise nur dem Frauentypus zugesprochen werden, der *an sich* klein, im übrigen aber vollkommen ungestört entwickelt ist. Eine solche Veranlagung besteht gewiß nicht bei Frauen, die wegen irgendeiner Störung in der Entwicklung klein geblieben sind. Im Gegenteil besteht die Gefahr, daß die betreffende Störung auch für die sexuellen Funktionen in irgendeiner Richtung bedenkliche Folgen aufweisen wird.

Gewisse Formen von sexueller Reifungsstörung bei der Frau sind bedingt durch körperliche Fehler – teils angeborene, teils auch verursacht durch Störungen im Hormonstoffwechsel –, welche die normale Reifung und Größenentwicklung der Geschlechtsorgane behindern: der Uterus bleibt klein, schmal und derb; wir bezeichnen ihn dann als infantilen Uterus.

Häufiger jedoch entstehen Schwierigkeiten beim Geschlechtsverkehr aus seelischen Ursachen, begründet in der gesamten Persönlichkeit einer Frau. Unreife ihres Charakters oder Komplexe auf Grund von längst vergessenen Ängsten aus ihrer Kindheit oder den Entwicklungsjahren können sich als Frigidität (Gefühlskälte), Vaginismus (Krämpfe der Scheidenmuskulatur, die den Coitus schmerzhaft machen oder sogar ganz verunmöglichen) oder in Menstruationsstörungen äußern.

In extremen Fällen können diese seelischen Störungen der Frau zu völligem Widerwillen gegen alles führen, was irgendwie mit dem Geschlechtsverkehr in Verbindung steht.

Leichtere Formen solcher Störungen sind reversibel und werden durch gegenseitige Geduld, Verständnis und Liebe geheilt. Der eheliche Geschlechtsverkehr benötigt – vor allem in der ersten Zeit – Sorgfalt und Zärtlichkeit. Durch seine Geschicklichkeit und Zuneigung während dieser Zeit wird der Ehemann seiner Frau über ihre anfänglichen Ängste und Schwierigkeiten hinweghelfen und sie die Freuden eines reifen Verhältnisses lehren.

Sehr selten ist die Abneigung der Frau gegen den Geschlechtsverkehr und jegliche Art des erotischen Umwerbens so stark und so tief verwurzelt, daß nur eine Behandlung, die an die Ursachen dieses Zustandes führt, imstande ist zu helfen. Es scheint zwar beinahe unvorstellbar, daß eine solche Frau sich zur Heirat entschließt, aber es ist ein Aspekt menschlicher Tragödie, daß dies dennoch geschieht. In diesem Falle ist es dringend nötig, daß erfahrener psychologischer Rat eingeholt wird, und auch dann sind die Aussichten alles andere als optimistisch.

Früher dachte man, eine voreheliche ärztliche Untersuchung könne Katastrophen wie ein solches Verhältnis vermeiden; heute wissen wir aber, daß das keine Lösung für Frauen mit psychischen Störungen ist. Diese liegt eher in einer frühen und natürlichen Erziehung und Aufklärung über die Fragen der Geschlechtlichkeit während der Schule, und zwar vor Beginn der Pubertät und den dadurch bedingten Verwicklungen des Gefühlslebens. Die einmalige ärztliche Untersuchung als freiwillige Vorbereitung auf die Ehe wird am besten durch regelmäßige Untersuchungen ersetzt, die sich auf den Gesundheitszustand des ganzen Organismus erstrecken und nicht nur auf einzelne Organe.

Wir kehren zurück zur Frage nach den Unterschieden in der individuellen Ausbildung der Geschlechtsorgane. Eine Entwicklungshemmung ist beim Manne zwar seltener, aber sie kommt vor. Trifft ein kleiner Phallos bei der Paarung auf eine große Vagina, so werden die durch die Coitusbewegungen ausgeübten Reibungsreize nur selten zur Erzeugung des Orgasmus genügen. Besonders die Frau wird dabei zu kurz kommen.

Ein Phallos von übernormaler Größe kommt – wenn auch extreme Grade selten sind – häufiger vor als ein abnorm kleiner, und zwar nicht nur als individuelle Eigentümlichkeit, sondern auch als Familieneigenschaft. Außerdem ist die Größe des Phallos eines Mannes auch von seiner Rasse abhängig. So haben zum Beispiel die Neger im allgemeinen ein größeres Kopulationsorgan als die Weißen; außerdem werden unter ihnen die Fälle von ganz besonderer Größe (auch im Vergleich zu den Rassenverwandten) relativ öfter angetroffen als unter den Weißen. Im allgemeinen dürfte der mehr als mittelgroße Phallos für die Frau wegen der Reizverstärkung, die er bietet, eher günstig als ungünstig sein. Unglücklich könnte er nur bei wirklichem Mißverhältnis einwirken, vielleicht auch mehr oder weniger im Anfang der Ehe. Störungen des Geschlechtsverkehrs aus diesem Grunde sind aber ziemlich selten – wenn auch der Mann, der sich im Besitz eines derartigen großen Organs weiß, immerhin eine besondere Vorsicht walten lassen soll, bis er erfahren hat, daß er seiner Gattin nicht schadet.

Auch eine zu große Vagina gibt nicht zu wirklichen Störungen im Geschlechtsverkehr Veranlassung, wenn auch – besonders für den Mann – die Reize weniger stark sind und zugegeben werden muß, daß die Erweiterung der Vagina und ihres Eingangs durch wiederholte Geburten dem Gatten meistens nicht gleichgültig ist. Doch kann man den daraus entstehenden Nachteilen in weitem Maße vorbeugen und sie ausgleichen (vgl. das in Kapitel III 1 Gesagte über die genaue Vernähung des Dammes nach Einrissen, und Kapitel III 2 über die Übung der hier in Betracht kommenden Muskeln). Auch die Technik der Vergattung kann eine weitgehende Kompensation erreichen.

Bleibt aber trotz allem eine Verminderung der Reize, so hat man sich damit abzufinden – wie man sich mit so vielem Unabwendbaren im Leben, mit Alter und mit Tod, abzufinden hat – und durch vermehrte Zartheit, durch vergrößerte Hingabe, durch verstärkte seelische Liebe den Ausfall wettzumachen.

2. Stellung und Haltung beim Coitus

Bei der Vergattung sind Stellung und Haltung der Gatten von größter Bedeutung.

Es hat, vom wissenschaftlichen sowohl wie vom praktischen Standpunkt aus betrachtet, nicht den geringsten Zweck, hier die berühmten hundert und soundsoviele Positionen orientalischer Liebesbücher wiederzugeben. Es wäre aber ebenso verfehlt, der Besprechung dieser Frage aus dem Wege zu gehen, weil ihr eine große praktische Bedeutung in verschiedenen Richtungen zukommt: Vermehrung des Geschlechtsgenusses, Vermeidung von gesundheitlichen Nachteilen, Beeinflussung der Befruchtungsmöglichkeiten.

Was den letztgenannten Punkt anbelangt, läßt sich folgendes sagen: Jede Ausführung der Vergattung, die den Orgasmus in möglichst intensiver Weise annähernd gleichzeitig bei beiden Gatten zur Auslösung bringt, vergrößert diese Möglichkeiten. Eine Haltung, welche die Ejakulation in der *Tiefe* der Vagina erfolgen läßt, leistet der sofortigen Aufnahme der Spermien in den Uterus Vorschub. Eine Haltung, bei der das Sperma nur in den unteren Abschnitt der Vagina kommt, bietet dafür weniger günstige Möglichkeiten. Eine Lage der Frau, die ein Verbleiben der Spermamasse in der unmittelbaren Nähe des Muttermundes auch nach Ablauf des Orgasmus mit sich bringt, vermehrt die Aussichten auf Befruchtung, ebenso das Belassen des Phallos in der Vagina, so daß diese mehr oder weniger verschlossen bleibt. Dagegen werden die Chancen durch eine Haltung, bei der das Sperma sofort wieder aus der Vagina abfließt, verringert[50].

Gewisse Schwierigkeiten, die dem Coitus aus besonderen körperlichen Eigenschaften der Beteiligten (z. B. Schwellung des Bauches durch Schwangerschaft, durch starken Fettansatz) erwachsen, lassen sich durch geeignete Stellung und Haltung vermeiden. Ebenso lassen

---

[50] Mit dem hier Gesagten wird in keiner Weise den früher betonten Faktoren Abbruch getan. Die direkte Aufnahme von Spermatozoen durch eigene Betätigung des Uterus beim Orgasmus, die aktive Bewegung und die Lebenszähigkeit der Spermien, die es ihnen – auch aus einem Minimum von Spermamasse heraus – ermöglicht, noch nach längerer Zeit und nach Zurücklegung größerer Abstände in der Vagina in die Gebärmutter einzudringen und weiter ihrem Ziel (dem Ei im Eileiter) entgegenzuwandern, sind immer als das wichtigste zu betrachten. Die jetzt erwähnten Momente wirken nur in begünstigendem oder in entgegengesetztem Sinn, können aber gegebenenfalls ausschlaggebend werden.

sich in dieser Weise Gefahren, die bei der Vergattung unter bestimmten Umständen (Mißverhältnisse der Geschlechtsorgane, Zerreißbarkeit der Gewebe, z. B. infolge von Schwangerschaft) besonders für die Frau entstehen können, umgehen oder verringern. Durch ungeeignete Haltung der Gatten können sie vergrößert werden

Die Intensität der Lustgefühle schließlich ist in bedeutendem Grade abhängig von der bei der Vergattung eingehaltenen Stellung und Haltung.

Hinzukommt, daß, da Art und Anwendungsstellen der Reize mit der Haltung, die die Körper gegeneinander einnehmen, wechseln, auch die durch diese Reize erregten Gefühle nicht allein in Intensität, sondern auch in Art und Charakter erheblich variieren. So ist denn die Möglichkeit einer großen Abwechslung im Vergattungsgenuß gegeben. Und da jeder Genuß sich auf die Dauer nur voll bewähren kann, wenn genügende Abwechslung hineingebracht wird, hat die Frage, die wir hier besprechen, auch von diesem Standpunkt aus betrachtet, eine erhebliche Bedeutung für das Glück der Ehe.

Es gibt zwei in Betracht kommende Coitus*stellungen:* die erste, dies ist die, wo die Vorderseite des Mannes der der Frau zugewendet ist, die Positio obversa, und die zweite, wobei sie sich dem Rücken des Weibes zukehrt, die Positio aversa[51]. In jeder dieser beiden Stellungen sind viele Coitus*haltungen* (bzw. *Lagen*) möglich, und manche kommt mit Erfolg zur praktischen Anwendung.

Manche Autoren halten aus entwicklungsgeschichtlichen Gründen die zweite Stellung für die naturgemäße. Ich bin, wie die meisten, der Meinung, daß die erste für den Menschen mit seinem jetzigen anatomischen Bau als die natürlichste betrachtet werden muß, weil bei ihr die leichten Biegungen, die den beiden Vergattungsorganen eigen sind (Vagina nach vorne, Phallos nach hinten), einander entsprechen, womit allerdings nicht gesagt sein soll, daß die zweite

---

[51] Eine dritte, in welcher die Vorderseite des Mannes der Seite des Weibes anliegt, ist eine so wenig mit den Körperformen übereinstimmende, daß sie nur als seltene Spielart gelegentlich zur Anwendung kommt, aber keine andern Reize als die des Ungewohnten bietet, während ihr verschiedene Nachteile eigen sind. Ihre Empfehlung von mohammedanischer Seite, zur Förderung der Befruchtung bei seitlichen Deviationen des Uterus, beruht auf völlig verfehlten anatomischen Betrachtungen.

Stellung unnatürlich, vom physiologischen Standpunkt aus gesehen minderwertig wäre.

Betrachten wir nun nacheinander die verschiedenen Haltungen (Lagen), soweit sie prinzipielle physiologische Bedeutung haben, analysieren wir sie, und stellen wir auf Grund dieser Analyse ihre Indikationen, das heißt bestimmen wir, für welche Fälle und Zwecke jede von ihnen sich eignet und für welche nicht.

A. Erste Stellung. Positio obversa

Es gibt sechs Arten der Haltung (bzw. Lage), die wir, ihrer entscheidenden Unterschiede wegen, bei der Besprechung dieser Stellung zu beachten haben.

I. Die *Normalhaltung* beim Coitus – womit sowohl die »mittlere« Haltung (Lage) gemeint ist, wie die am meisten übliche – ist die folgende: Die Frau liegt mit leicht gebeugten, gespreizten Oberschenkeln auf dem Rücken; der Mann, seine Schwere mehr oder weniger vermindernd, indem er sich mit Ellbogen und Knie auf die Unterlage *stützt*, liegt auf seiner Gattin, seine Beine befinden sich zwischen den ihrigen.

Diese Lage genügt im großen und ganzen sowohl physiologischen wie psychologischen Anforderungen. Besonders auch diesen, weil sie dem vom Manne unbewußt begehrten Gefühl des Besitzergreifens und Beschützens ebenso wie den entsprechenden seelischen Wünschen der Frau entspricht. Sie bietet außerdem – wie ein Teil ihrer Varianten – den Gatten die Gelegenheit, die Reize der Vergattung durch Küsse und Liebkosungen zu erhöhen, und verstärkt auch durch die innige Berührung der ganzen Körper den körperlichen und seelischen Genuß.

Gegenüber diesen Vorteilen der Normalhaltung ist in bestimmten Fällen die Schwere des männlichen Körpers als ein, mitunter in doppeltem Sinne überwiegender Nachteil zu bezeichnen. Es ist unnötig, diese Fälle anzuführen; sie ergeben sich von selbst. Nur das Bedenkliche eines schweren äußeren Druckes auf die schwangere Gebärmutter – auch schon zu einer Zeit, wo die Anschwellung des Bauches noch nicht derartig ist, daß dadurch das Aufliegen des Mannes sich von selbst verbietet – will ich betonen.

Die Reize, die beim »Normalcoitus« in »Normallage« bei »normalerregbaren« Gatten entstehen, sind »normal«, das heißt mittelstark, für den regelmäßigen Ablauf der Reflexe bei Mann und Weib genügend. Die Intensität der durch sie erweckten Lustgefühle ist ebenfalls mittelgroß.

Wenn aber ein – sei es auch ein leichtes – Mißverhältnis zwischen den männlichen und weiblichen Vergattungsorganen im Sinne der relativen (oder absoluten) Kleinheit des Phallos besteht, können sich die Reize in der Normallage meistens nicht stark genug gestalten. (Die Aussichten auf Befruchtung sind im allgemeinen günstig.)

II. *Strecklagen:* Im letztgenannten Falle kann eine Abänderung der Haltung aushelfen. Die Frau schließt, nachdem die Immissio penis wie in der Normallage vollzogen ist, die Beine zusammen und streckt sie aus, so daß jetzt die Oberschenkel des Mannes die der Frau zwischen sich fassen. Für den Mann wird dabei zweierlei erreicht: die Verstärkung der Reize (in ziemlich grober, aber doch wirksamer Weise) auf den Penisschaft und eine genügende Sicherheit, daß der Phallos nicht aus der Scheide gleitet. Ist der Penis an sich nicht zu klein, sondern nur ungenügend erigiert – es sei nun, daß dieser Mangel chronisch oder aber augenblicklich, zum Beispiel die Folge von rasch wiederholten Geschlechtsakten ist –, dann stellt sich diese Haltung als besonders erfolgreich heraus. Erstens wirkt die Reibung der Penisbasis an den Schambeinbogen des stärker geneigten Beckens, an den zusammengepreßten Labia maiora und sogar an der Innenseite der zusammengeschlossenen Oberschenkel dazu mit. Außerdem übt die durch den Druck dieser Gebilde verursachte Blutstauung, die eine Verstärkung der Erektion verursacht, einen günstigen Einfluß aus.

Die Frau hat von dieser Haltung den Vorteil der Reizverstärkung an der Vulva und am Introitus vaginalis. Von größter Wichtigkeit noch ist für sie die Tatsache, daß die Clitoris in dieser Weise den Reibungen des Penisrückens mehr ausgesetzt wird. Die Verstärkung der Erektion des Mannes hat selbstverständlich auch für *sie* eine Bedeutung.

Allerdings kann der Phallos in dieser Haltung etwas weniger tief in die Vagina eindringen.

Die Streckhaltung mit geschlossenen Beinen kann auch, sei es von Anfang des Coitus an, sei es sofort nach der Ejakulation, eingenommen werden, um das Sperma in der Vagina zurückzuhalten, wozu der in der Vagina bleibende Penis von den aneinandergepreßten Beinen der Frau festgehalten wird.

Die Strecklage des weiblichen Körpers läßt sich durch Flachlegung des Oberkörpers und Unterlegen eines Kissens in die *Lendengegend* (nicht tiefer; auch kein flaches, weiches Kissen, am besten ein ziemlich festes Rollkissen) verstärken, und zwar um so mehr, je dicker das Kissen ist. Die Folge einer derartigen Streckung oder Überstreckung der Lendenwirbelsäule ist eine Verstärkung der Beckenneigung, wodurch der Schambeinbogen und mit diesem die Clitoris tiefer tritt, so daß diese noch mehr als bei der vorhin besprochenen, gewöhnlichen gestreckten Lage dem Rücken des Phallos angedrückt wird und deshalb stärkere Reize erfährt. Daß dabei zur Erhaltung eines starken Streckeffekts die Beine der Frau flach liegen sollen – ob gespreizt oder geschlossen, ist nebensächlich –, versteht sich. Denn eine Biegung in den Hüften würde die Beckenneigung wieder verringern und also den Erfolg des Lendenkissens teilweise wieder aufheben.

Die größte Beckenneigung wird erreicht, wenn nicht nur in der Wirbelsäule, sondern auch in den Hüften eine Überstreckung ad maximum stattfindet, wenn also die Beine herabhängen. Eine *so* maximale Überstreckungslage beim Coitus zur Anwendung zu bringen, wäre aber zwecklos und nicht einmal möglich. Doch wird eine auf diesem Prinzip beruhende, allerdings nicht annähernd so exzessive Haltung in gewissen orientalischen Codices amoris grundsätzlich für die Defloration empfohlen. Das ist vom wissenschaftlichen Standpunkt aus sehr interessant und kann auch für die ärztliche Praxis Anleitung zu erfolgreichem Rat geben.

Bei dieser Haltung liegt die Frau unter möglichster Zurücklehnung des Oberkörpers mit dem unteren Teil des Kreuzbeins auf oder sogar etwas über dem Rande des Bettes, während die leicht gespreizten Beine herabhängen, aber doch mit den Füßen gestützt werden (der Bettrand darf nicht weich sein und muß für den Mann genügend hoch sein). Der Mann stellt sich zwischen die Knie der Frau; den erwähnten Vorschriften nach in stehender Haltung. Ein wirkliches Aufliegen ist denn auch unter diesen Umständen unmöglich. Praktisch aber wird aus der stehenden Haltung durch möglichst starkes Vornüberneigen, unter Aufstützen der Hände auf dem Bett zu beiden Seiten der Frau, eine Schräglage werden.

Was ist nun der Zweck dieser Haltung? Und weshalb wird diese Lage gerade für die Defloration empfohlen? – Die genannten Codices erwähnen das nicht. Das Verfahren ist aber rationell und gewiß durch Intuition und jahrhundertealte Empirie entstanden.

Vergegenwärtigt man sich die anatomischen Verhältnisse, so scheint mir die Erklärung – mehr als in der verstärkten Clitorisreizung – darin zu liegen, daß bei dieser Art des Vorgehens der Phallos bei der Einführung aus seiner steil aufgerichteten Stellung in annähernd horizontale Richtung gezwängt werden muß. Dadurch wird das Organ, infolge seiner eigenen Elastizität und der seines Ansatzes, stark an den Schambeinbogen der Frau gedrängt. So gleitet denn die Glans der Vorderwand entlang in die Öffnung der Vagina hinein, wodurch der freie Rand des Hymens anfänglich *nur gedehnt* wird. Er reißt erst ein, wenn ein dickerer Teil des Phallos durchtritt, während sonst – in Normallage – die Zerstörung des Hymens durch Andrücken der Phallosspitze von außen her, also mehr durch brüsken Druck und weniger schonend stattfindet.

Eine derartige Lage kommt für *unsere* Neuvermählten nicht in Betracht. Immerhin läßt sich aus dem Gesagten der Rat entnehmen, bei der Defloration die Glans möglichst vorne entlangleitend einzuführen und die Zerstörung des Hymens durch Dehnung anstatt durch Sprengung vorzunehmen. Das einfachste Mittel dazu ist in der Normallage eine derartige Haltung des Mannes, daß der Phallos nicht geradeaus in die Vulva eindringt, sondern von vorne und von oben kommend, so daß er durch den Schambeinbogen der Frau aus seiner steilen Aufwärtsrichtung mehr oder weniger hinuntergedrückt wird.

Die oben beschriebene Überstreckungslage selbst aber habe ich gelegentlich (nötigenfalls nach Einschaltung einer kurzen Schonungszeit) mit Erfolg empfohlen, wenn der Coitus, trotz erfolgter Zerreißung des Hymens, erschwert wurde oder unmöglich war durch Schmerzhaftigkeit, Irritation und schließliche Entzündung der Fossa navicularis[52].

---

[52] Die Fossa navicularis ist diejenige Stelle des Vorhofs, die unmittelbar vor dem Frenulum labiorum (Nr. 17 der Tafel I) liegt. Sie ist manchmal größer als in der Tafel angegeben und kann da eine richtige Vertiefung darstellen, die sich hinter dem Ansatz des Hymens befindet. Wenn der Phallos jedesmal wieder auf diese Stelle stößt, entsteht die Schmerzhaftigkeit usw., von der hier die Rede ist. Soll der Rat, in bestimmten Fällen den Coitus zur Schonung der Hymenalgegend in Strecklage zu vollziehen, erfolgreich sein, so muß es dem Manne genau deutlich gemacht werden, um was es sich dabei handelt; sonst entsteht die Gefahr, daß die Maßnahme eine gerade entgegengesetzte Wirkung hat, weil der Phallos – besonders bei ungenügender Erektion –, anstatt der Vorderwand entlang in die Vagina zu gleiten, den Eingang verfehlt und eben die zu vermeidende Stelle trifft.

Im übrigen kommt diese Haltung nur als gelegentliche Spielart in Frage, welche die Reize für die Frau auf Clitorisgegend und hintere Vaginalwand, für den Mann auf die Umgebung des Frenulum praeputii (Nr. 24 der Tafel V) und den Rücken des Penis konzentriert. Da dasselbe auch durch eine bequemere Haltung erreicht werden kann, wird die starke Ermüdung, die diese Lage mit sich bringt, nicht durch die Vorteile dieser Reizungsart aufgewogen.

III. *Beugelagen:* Im Gegensatz zu dieser extremen Strecklage, die aus dem *Nahen* Osten zu uns kam, steht die exzessive Beugelage des Weibes beim Coitus, die im *Fernen* Orient außerordentlich beliebt ist. Das Maximum der Durchführung besteht darin, daß die auf dem Rücken liegende Frau ihre in den Hüften gebogenen Beine über die Schulter des Mannes legt. So wird sie durch den die Immissio penis vollziehenden, ihr aufliegenden Mann sozusagen doppelt gefaltet; dabei wird die Lendenwirbelsäule bis zum äußersten gebogen und der Beckeneingang stark nach oben gerichtet, so daß die Vulva schrägflach (anstatt vertikal, wie in der Normalhaltung) zu liegen kommt und die Vagina fast senkrecht nach unten zeigt. Zu gleicher Zeit werden die Gewebe des Dammes, infolge der Erweiterung des Beckenausgangs, straffer gespannt.

Unter diesen Umständen gestalten sich die Vergattungsreize in mancherlei Hinsicht ganz anders als bei den vorher besprochenen Lagen.

Anstatt vorne entlang dringt der Phallos über den Damm schiebend in die Vagina ein. Die stark nach vorne gelagerte Clitorisgegend bleibt völlig außer Bereich der Reibung. Die Glans penis stößt erst in der Vagina auf deren vordere Wand auf. Bei weiterem Eindringen wird der Phallos, da er sich in seiner Richtung möglichst der Vagina anpassen muß, stark nach hinten abgedrängt, woraus wegen der Elastizität des Penisansatzes ein ebenso starker Druck nach vorne, gegen die vordere Vaginalwand, resultiert. Dieser Druck bedeutet eine erhebliche Reizverstärkung gegenüber dem Coitus in Normalstellung, wo männliches und weibliches Organ gleichgerichtet sind und besagter Druck also nahezu fehlt. In Normalstellung werden die Reibungsreize sozusagen gleichmäßig über die ganzen Vergattungsapparate verteilt. In der jetzt besprochenen Lage konzentrieren sie sich aber auf die Vorderwand der Vagina und den Hinterrand ihres Eingangs, auf die Oberkante der Glans penis und die Unterfläche der Basis des Phallos.

Welche von den beiden soeben genannten Reizungsarten zu bevorzugen ist, hängt nicht nur von den augenblicklichen Abwechslungswünschen der Beteiligten ab, sondern besonders auch von dem Zustand der weiblichen Genitalien. Sind diese ausgeweitet und ist ferner die Muskulatur der Vaginalwände weniger leistungsfähig (was meistens zusammenfällt und z. B. nach wiederholten Geburten nicht selten vorkommt), so kommt die in Kapitel VI beschriebene Umschließung des ganzen Penisschaftes, die eine annähernde Gleichrichtung von Vagina und Phallos, wie bei der Normallage, voraussetzt, sowieso nicht mehr in Betracht. Damit fällt eine der wichtigsten Reizarten des normalen Coitus weg. Außerdem können die oft zu gleicher Zeit erschlafften willkürlichen Muskeln (Constrictor cuni und Levator vaginae) den von ihnen verlangten Dienst auch nicht mehr in genügender Weise leisten. Da wirkt die oben erwähnte Spannung des Dammes, zusammen mit dem verstärkten Drucke der Basis des Phallos nach hinten, wie sie bei dieser »gefalteten« Haltung zustande kommen, ausgleichend.

Außerdem kann in dieser Lage, wegen der bis zur Grenze des Möglichen gehenden Exponierung ihres Eingangs, der Phallos bis zu seinem Ansatz am Schambein in die Vagina eindringen, was sonst nicht der Fall ist. Gerade dort, wo eine erweiterte Vagina vorhanden ist, ist das natürlich wichtig.

In anderen Fällen ist mit Hinsicht hierauf aber eine gewisse Vorsicht geboten, bis man weiß, wie weit man gehen kann. Immerhin, eine Vagina von durchschnittlicher Länge und mittlerer Elastizität besitzt die Fähigkeit, einen Phallos von normaler Größe auch bei dieser maximalen Einführung in seiner ganzen Länge aufzunehmen.

Noch hinzuzufügen ist, daß bei der hier besprochenen Haltung das tiefe Eindringen des Phallos und die Richtung der Vagina konzeptionsfördernde Momente sind.

Alles in allem haben wir in der extremen Beugelage eine Haltung zu sehen, die – außer als Variation – besonders angebracht ist bei Frauen mit zu weiter und zu schlaffer Vagina.

Allein – eine so bis zum alleräußersten durchgeführte Beugelage hat für Mann und Weib ihre Schwierigkeiten, und nicht jedes Paar ist einer derartigen Gymnastik gewachsen. Auch hat die Methode mit den über die Schulter des Mannes geschlagenen Beinen den Nachteil, daß dadurch die Oberkörper voneinander getrennt gehalten werden.

Nun ist aber ein solches Extrem auch nicht nötig, um die hier auseinandergesetzten Vorteile der Beugelage zu erhalten. Die einfache *Steinschnittlage* genügt vollkommen, wenn darauf geachtet wird, die Haltung der beiden Körper doch *so* zu wählen, daß der Phallos in der beschriebenen Richtung, also den Damm nach hinten drückend und auf die vordere Scheidenwand zielend, dirigiert wird.

Die Steinschnittlage ist eine Rückenlage mit möglichst stark in den Hüften gebogenen Beinen, die dabei so weit gespreizt werden, als es bequem geschehen kann, während ebenfalls eine Beugung in den Kniegelenken stattfindet. Wie sehr diese Haltung die Gegend der Vulva und des Dammes exponiert (stärker noch als die extreme Beugelage, weil dort die Beine nicht gespreizt sind), geht aus dem Namen – der von den mittelalterlichen (Blasen-)Steinschneidern stammt – hervor und aus dem Gebrauch, den die operative Gynäkologie von dieser Lage macht.

Der Coitus in dieser Haltung ist für beide Beteiligte viel bequemer als in der forcierten Beugelage, so daß sie in denjenigen Fällen, wo eine Lage dieser Art prinzipiell zu empfehlen ist, den Vorzug verdient.

Zwischen starker Beugelage und Normallage ist natürlich eine Reihe von Abstufungen möglich. Die Beugung kann auch *während* der Vergattung verringert und verstärkt werden. Daraus ergibt sich eine Gelegenheit der Reizvermehrung und Reizvariation, deren Ausnützung bestehende anatomische Mängel wettmacht.

Während in den bis jetzt beschriebenen Haltungen der Mann auf seiner Gattin liegt, kann der Coitus auch derart vollzogen werden, daß sich die Frau über dem Manne befindet.

Eine Haltung, welche – in der Umkehrung – der Normallage entspricht, kommt praktisch wenig in Frage; doch mag sie gelegentlich wohl versuchsweise vorgenommen werden.

Die in dieser Art ausgeführte Umkehrung bietet auch für die physiologische Analyse keine wichtigen Gesichtspunkte[53]. Eine andere Haltung aber, in welcher der Mann gleichfalls unten liegt, hat um so größere Bedeutung.

---

[53] Die Richtung der Vagina stimmt, wie in der ersten Lage, überein mit der des Phallos; der Unterschied ist hauptsächlich der, daß die Reibungsbewegungen sich in weit unbequemerer, gewöhnlich auch in ungleichläufiger Weise vollziehen. Vom psychologischen Standpunkt aus betrachtet, scheint mir der Unterschied bedeutsam, zuungunsten dieser Haltung.

IV. *Reithaltung:* Es ist die, welche der römische Dichter *Martialis* als so gewöhnlich betrachtet, daß er sich das Musterehepaar Hektor und Andromache überhaupt nicht anders vorstellte[54].

Technisch wird diese Haltung folgendermaßen charakterisiert: Rückenlage des Mannes (evtl. Kissen unter das Kreuzbein), mit leicht gebeugten Beinen, so daß die Oberschenkel der Frau eine gewisse Stütze bieten. Diese läßt sich, nachdem der Phallos eingeführt ist, geradeauf sitzend rittlings auf den Mann nieder, so weit wie möglich rückwärts, das Antlitz dem Gatten zugewendet. Während der Mann seinen Körper ruhig hält, führt die Frau systematische, langsame, weit ausholende Reibebewegungen aus, indem sie sich, *immer geradeauf bleibend,* abwechselnd hebt und senkt. Während des Senkens gibt sie ihrem Becken eine möglichst starke Neigung (d. h. sie bringt das Schambein so viel als möglich nach unten hinten) und dem Körper, besonders in der Lendenwirbelsäule, eine maximale Streckung. Bei der Aufwärtsbewegung dagegen wird die Beckenneigung nach Möglichkeit verkleinert, wobei das Schambein sich hebt und nach vorne gebracht wird. Auch der hintere Rand des Eingangs der Vagina sowie der Vorderteil des Dammes bewegen sich in derselben Richtung. Die ganzen Bewegungen der weiblichen Vergattungsorgane lassen sich am besten dadurch vergegenwärtigen, daß man sich vorstellt, welche Figur der untere Rand der Schambeinverbindung (und damit die Clitoris und der Vorderrand des Introitus vaginae) annähernd beschreibt: Ein Oval, dessen Längsachse ungefähr vertikal und dessen Querachse von hinten nach vorne verläuft, während die Bewegungsrichtung von oben nach hinten und unten, und weiter wieder von unten nach vorne und oben geht.

Was nun die Art der von den weiblichen und männlichen Organen aufeinander ausgeübten Reizung betrifft, so sind natürlich bei dem Niedergang des Körpers der Frau die Reize denjenigen ähnlich, welche wir bei der Strecklage (II) beschrieben haben. Bei der Aufwärtsbewegung gleichen sie denen der Beugelage (III). Im Augenblick aber, wo der Phallos am tiefsten eingedrungen ist, besteht der Zustand der Kongruenz, der uns von der Normallage her bekannt ist. Wird der betreffende Augenblick durch eine kleine Pause etwas in die Länge gedehnt, so ergeben sich dabei alle Möglichkeiten des Muskelspiels, die wir früher beschrieben haben. Ja,

[54] »Hectoreos quoties sed erat uxor equo.«

es kommen solche von weiteren Reizarten hinzu, denen wir bis jetzt noch nicht begegneten. Sie entstehen dadurch, daß der Phallos bei dieser Haltung der Frau genauso wie in der Beugelage, maximal weit in die Vagina vordringt. Dabei kommt seine Glans in enge Berührung mit der Portio vaginalis. Die beiden Körperteile können sich jetzt aber, auch wenn sie fest aneinandergedrückt *bleiben,* gegeneinander verschieben, da die Portio elastisch in der Vagina befestigt ist und es der Frau in dieser Haltung (im Gegensatz zu III) möglich bleibt, mit dem Becken- und Bauchteil ihres Körpers seitliche Bewegungen in jeder Richtung auszuführen. Da jene Bewegungen sich der Portio mitteilen, so wird diese an der Glans penis (die bei so weiter Einführung des Phallos selbst so gut wie immobilisiert ist) gerieben. Die Reibung findet, infolge des gegenseitigen Druckes, mit einer gewissen Intensität statt, wodurch in beiden Organen mächtige Reize entstehen, deren ganz besondere Stärke – mitbestimmt durch die Tatsache, daß die sich reibenden Teile ungefähr die gleiche Konsistenz (und sogar annähernd die gleiche Form) besitzen – in keiner der vorher besprochenen Lagen erreicht wird.

Die Reibebewegungen der Portio sind dazu noch auf zwei Arten ausführbar: in gerade Linie (seitlich oder vor- und rückwärts), durch wechselnde Körperbewegungen der Frau oder kreisförmig, indem sie ihrem Becken eine mahlende Bewegung erteilt. Den beiden Nuancen entspricht eine verschiedene Tönung der Reize und der durch sie entstehenden Lustgefühle. Bei der letztgenannten Form der Bewegung sind die Gefühle, jedenfalls für den Mann, die stärksten. Doch verlangt gerade ihre Ausführung das höchste Maß der Selbstbeherrschung der Frau und eine bedeutende Übung.

Die zwei Forderungen stellt ihr übrigens dieses ganze Coitusverfahren, und zwar in solchem Grade, daß man ruhig sagen kann: Manche sind nicht imstande, es zu erlernen. Überdies gibt es auch anatomische Gründe, die einer Frau oder einem Paar diese Weise der Vergattung verbieten. Ist die Vagina zu kurz, beziehungsweise zu wenig elastisch oder leicht verwundbar, so sind zu viele Unannehmlichkeiten, ja Bedenken mit der Reithaltung verbunden.

Einer besonderen Erwähnung bedarf noch die psychische Komponente. Es fehlt bei dieser Haltung die Möglichkeit der Umarmung, des Küssens. Dagegen wirkt der gegenseitige Anblick der Körper, besonders der eines wohlgebauten weiblichen Leibes in zurückgestreckter Geradchaltung, stark erregend. Auch die sonst gewöhnlich fehlende Gelegenheit, sich ins Antlitz, in die Augen zu schauen, in dem wechselnden Spiele der Züge die Steigerung der Erregung bis zur höchsten Verzückung ausgedrückt sehen zu können, wirkt als Verstärkung der gesamten Reize.

Als Nachteil des Verfahrens ist aber, bei uneingeschränkter Anwendung, die völlige Passivität des Mannes und die Verlegung der ganzen Aktivität auf die Seite des Weibes zu nennen, weil das dem natürlichen Verhältnis der Geschlechter zuwiderläuft und sich deshalb auf die Dauer rächen müßte.

So ist denn schon aus diesem Grunde von der Reithaltung als Methode der Wahl bei der Vergattung abzuraten. Ebenso wegen der Erwägung, daß es bei keiner physiologischen Funktion richtig sein kann, die Spannung und Leistung, die Reizung und ihre Auswirkung, jedesmal wieder bis ins maximal Erreichbare zu steigern.

Daß der Coitus in der Reithaltung tatsächlich für Mann und Weib das höchst Erreichbare an Reizen und Lustgefühlen zu geben imstande ist, kann keinem Zweifel unterliegen; denn diese Haltung gestattet es, alle möglichen Reizarten, die bei anderen Lagen nur teilweise in Betracht kommen können, in jeder gewollten Kombination und Variation, mit jeder Abstufung und Verstärkung, bis zur größten Intensität, in einem einzelnen Akte zur Anwendung zu bringen. Veranlassung zur Wahl der Reithaltung gibt also in erster Linie der Wunsch, die höchstmöglichen Lustgefühle bei der Vergattung und durch sie zu empfinden. Daß diese Haltung aber eine Ausnahmestellung im regelmäßigen Geschlechtsverkehr der Gatten einnehmen soll, wiederhole ich mit besonderer Betonung.

Wirklich angebracht ist das Verfahren bei bestehendem Mißverhältnis im körperlichen Befinden von Mann und Frau – bei bedeutender Müdigkeit des Mannes, während die Frau sich kräftig und energisch fühlt. Da wird in dieser Weise der Mann am meisten geschont[55], ohne daß seine Gattin zu kurz kommt. Dagegen ist die Methode zu verwerfen, wenn ein Mißverhältnis im umgekehrten Sinne besteht. Ebenfalls darf sie nicht zur Anwendung kommen bei bestehender Schwangerschaft. Ihr Verbot bei zu kurzer Vagina haben wir schon in Betracht gezogen. Es folgt daraus die Warnung zur Vorsicht bei den ersten Versuchen in dieser Richtung.

[55] Vgl. aber das auf Seite 193ff. unter VIII (Hintere Seitenlage) hierüber Gesagte.

V. *Vordere Sitzhaltung* (vis-à-vis): Nach allem, was im Vorhergehenden besprochen ist, brauchen wir uns über die Art der Reize beim Coitus in *Sitzhaltung* (wir erörtern noch immer die Positio obversa, die erste Stellung, vis-à-vis) nicht in *allen* Besonderheiten zu verbreiten. Die Vergattung geschieht, während der Mann sitzt und die Frau in Sitzhaltung rittlings auf seinen Oberschenkeln hängt. Ich gebrauche absichtlich diesen Ausdruck, denn die Frau *sitzt* nicht, ihre Sitzbeinhöcker finden keine Stütze, weil der Mann seine Knie gespreizt hält. Er erreicht damit die weite Spreizung der Beine seiner Gattin und die Exponierung ihrer Geschlechtsorgane; auch kann er ihr Becken nach Wunsch heben oder senken. Die Einführung des Phallos geschieht nun, indem das Organ ziemlich stark hintergedrückt wird und deshalb einen elastischen Gegendruck auf die Clitorisgegend ausübt. In dieser Phase und in den übereinstimmenden Phasen des weiteren Verlaufs kommt also die Reizungsart zur Geltung, die wir bei der Strecklage (II) kennengelernt haben. Durch zeitweilige Verstärkung der Beckenneigung kann die Frau die Intensität der Reibung gegen Schambeinbogen und Clitoris vergrößern. Sodann wird die Beckenneigung nach Möglichkeit verkleinert und die Vulva nach vorne gebracht, während der Mann ihr sein Becken entgegendrückt, so daß der Phallos *tief* in die Vagina eindringt. Die ganze Bewegung wird kräftig unterstützt durch die Hände des Mannes, die den unteren Teil des Körpers seiner Gattin umfassen und diesen an sich ziehen. Ist das männliche Organ so weit wie möglich eingedrungen, so besteht auch hier wieder der Kongruenzzustand und damit die Gelegenheit zu allen den bekannten unwillkürlichen und willkürlichen Muskelwirkungen in und um die Vaginalwände. Außerdem ist auch in dieser Haltung, bei günstigen Größenverhältnissen der Organe, jene Möglichkeit der gegenseitigen Reibebewegungen von Portio vaginalis und Glans penis gegeben, die wir bei der Reithaltung beschrieben haben. Ja, die Sitzhaltung hat dieser gegenüber sogar den Vorteil, daß *beide* Körper ihre Beweglichkeit behalten, wenn auch gleich hinzugefügt werden muß, daß damit auch die Gefahr der Ungleichläufigkeit der diesmal von beiden Beteiligten gemachten Bewegungen und demzufolge eine Beeinträchtigung des Effekts eintritt.

Im allgemeinen kann man die Reize der Sitzhaltung als gleichartig mit denen der Reithaltung betrachten. Nur fehlt der ersten Haltung die Reizungsart der Beugelage. Das ist aber nicht ausschlaggebend bei dem Vergleich des Wertes dieser beiden Haltungen. Schwerer fällt da ins Gewicht, daß die Sitzhaltung doch in der Praxis nicht *die* Feinheiten und Abstufungen der Reize zu geben und auch nicht *die* Intensität der Gefühle zu erwecken vermag, welche der Reithaltung eigen sind.

Weshalb ist sie trotzdem als eine Haltung mit prinzipieller Bedeutung zu betrachten? – Weil sie die hauptsächlichsten Reizarten der Reithaltung ermöglicht und dabei deren Nachteile vermeidet. Außerdem kann bei der Sitzhaltung die Einführung des Phallos unter einer gewissen Schonung der Hymenalgegend (analog wie bei II beschrieben) stattfinden. Zum Schluß ist noch zu bemerken, daß in dieser Haltung eine oberflächliche, die Geschlechtsorgane der Frau in hohem Maße schonende Ausführung der Vergattung möglich ist, wenn es vermieden wird, den Phallos *tief* in die Vagina eindringen zu lassen. Die Reize werden dann stark beschränkt; sie können trotzdem bei normaler Erregbarkeit den beiderseitigen Orgasmus erzielen.

Für den ermüdeten Mann bedeutet die Sitzhaltung keine Erleichterung des Aktes im Vergleich zur Reithaltung.

Da die Clitorisreizung in der Sitzlage vielleicht stärker ist als bei jeder anderen und da der Mann die aktive Rolle nötigenfalls *ganz* übernehmen kann, ist ihre gelegentliche, sogar häufige Anwendung als rationell zu betrachten im Falle der Untererregbarkeit der noch wenig erfahrenen Frau.

Die Sitzhaltung ist *in ihrer weniger tiefen Ausführung* weiter überall dort indiziert, wo eine besondere Schonung der weiblichen Geschlechtsorgane notwendig ist, weshalb sie auch besonders in der Schwangerschaft in Betracht kommt. Wird der Coitus in dieser Form noch dazu in vorsichtiger Weise vollzogen, so wird die Möglichkeit einer Schädigung sogar bei sehr großer Schonungsbedürftigkeit wohl auf ein Minimum (den Einfluß des sexuellen Reizes überhaupt) herabgedrückt.

VI. *Vordere Seitenlage:* Als letzte Haltung vis-à-vis haben wir jetzt noch die *Seitenlage* zu besprechen.

Die linke Seitenlage ist ebensogut anwendbar und hat keine andere Bedeutung, doch zieht die Praxis die rechte vor (rechts für die Frau, also die linke für den Mann).

Die Anwendung dieser Seitenlage ist wohl nicht anders möglich als mit mehr oder weniger hochgezogenem, unterliegendem Bein der Frau. Mit Rücksicht auf dieses Bein entsteht auch aus der vollen

Seitenlage praktisch doch gewöhnlich eine Seitenrückenlage der
Frau (und eine entsprechende Lage des Mannes, wozu er einige
Kissen braucht). Das oben liegende Bein der Frau kann nach
Wunsch gebeugt oder gestreckt werden.

Die Vor- und Nachteile sowie die Art der Reize dieser Lage
halten ungefähr die Mitte zwischen denen der Normallage und der
mäßigen Beugelage. Verstärkung oder Verminderung der Beckenneigung der Frau (aber auch des Mannes) läßt auch hier bedeutende Abstufungen zu. Die Hauptvorteile der Seitenlage sind ihre
Bequemlichkeit und die Vermeidung eines zu großen Druckes auf
die Frau durch einen für sie zu schweren Mann. Ihre Sondernach-
teile ergeben sich aus dem Druck auf das unterliegende Bein (nur
zu umgehen durch sehr starkes Hochziehen oder durch Annäherung
an die Rückenlage) und im gewissen Sinne auch aus dem geringeren
Bewegungsvermögen des Mannes in dieser Halblage.

B. Zweite Stellung. Portio aversa

Wir kommen jetzt zu der zweiten Stellung, der Vergattung von der
Hinterseite (Coitus a tergo. Positio aversa). Auch in dieser Stellung
gibt es verschiedene Haltungen (Lagen).

VII. *Bauchlage:* Bei paralleler Lage der Körper haben Vagina
und Phallos in dieser Haltung *nicht* (wie in der ersten Stellung) die
gleiche Richtung. Die der Vagina geht in der Horizontallage (Bauchlage) des Körpers schräg von außen-unten nach innen-oben; die des
Phallos geht (in derselben Lage), vom Ansatz des Penis an gerechnet, schräg von oben nach unten.

Der Unterschied in der Richtung ist so erheblich, daß der Coitus
in dieser Lage nur dann gut ausführbar ist, wenn die Differenz verkleinert wird. Geschieht das nicht, so ist nicht nur ein tiefes Eindringen des Phallos unmöglich, sondern das männliche Organ schießt,
wenn es bei den hin- und hergehenden Reibungsbewegungen rückwärts bewegt wird, sehr leicht unter dem Schambeinbogen durch aus
der Vagina heraus. Es gelingt meistens, den Richtungsunterschied
praktisch genügend auszugleichen, wenn die Frau durch Einziehung
der Lenden die Beckenneigung so viel als möglich verstärkt, wodurch
sie die Aufwärtsrichtung der Vagina abschwächt und zu gleicher Zeit
die Vulva und den Introitus vaginae nach hinten-oben bringt. Zusammen mit der veränderten Lage des Schambeinbogens ist das in
der Regel wirksam genug, um dem plötzlichen Austreten des Phal-

los vorzubeugen und ein tieferes Eindringen des Organs zu ermöglichen. Das Austreten wird überdies noch bedeutend erschwert, wenn die Frau die Schenkel zusammenhält oder kneift, was auch noch die Reibungsreize verstärkt.

Die Lage mit angezogenen Lenden wird der Frau erleichtert durch Unterlegung eines kleinen Kissens unter das Becken (nicht unter den Bauch, das hätte einen entgegengesetzten Effekt).

Nur eine erfahrene, leicht erregbare Frau kann in dieser Lage zur Befriedigung gelangen. Eine, die diese Eigenschaften nicht besitzt, bleibt unbefriedigt, um so mehr, als die Clitorisgegend nicht, oder fast nicht, gereizt wird – ein Mangel, der dem Coitus a tergo in allen Haltungen anhaftet.

VIII. *Hintere Seitenlage:* Viel wichtiger als die Bauchlage, wichtiger auch als die Seitenlage in erster Stellung, ist die *hintere* Seitenlage für die Praxis des Ehelebens.

Während der langjährigen Dauer der Ehe sind kleinere oder größere Zeitabschnitte, in denen einer der Gatten – sei es im allgemeinen, sei es besonders in Beziehung zum Geschlechtsverkehr – schonungsbedürftig ist, unvermeidlich.

Darunter leidet manchmal die andere Ehehälfte stärker als die selbst betroffene. *Verbietet* der Zustand die Vergattung, so hat man sich damit abzufinden. Aber das Verbot soll nicht anders als aus durchaus zwingenden Gründen auferlegt werden, denn besonders bei längerer Dauer kann es schwerwiegende und in ihrer Tragweite unabsehbare Folgen haben. So sei denn den Gatten die größte Zurückhaltung in dieser Auferlegung empfohlen. Auch der Arzt soll es sich wohl überlegen, bevor er ein Coitusverbot, besonders für längere Zeit, erläßt. Man sieht nicht selten, daß eine Ehe durch ein solches Verbot – das so streng vielleicht nicht nötig gewesen wäre – zerstört wird.

Das ganze Problem des Vergattungsverbots beansprucht also größte Vorsicht. In weitaus den meisten Fällen ist es richtiger und besser, anstelle des Verbots die Mahnung zur Schonung zu setzen, unter Voraussetzung, daß diese nicht in einer unbestimmten Form gegeben wird, sondern daß sie die genauen technischen Ratschläge enthält, die der Fall verlangt.

Diese Ratschläge werden verhältnismäßig häufig nicht allein die Empfehlung der hinteren Seitenlage enthalten, sondern auch Einzelheiten, die sich aus nachstehenden Ausführungen herleiten lassen.

Der Coitus in dieser Lage kann tatsächlich für beide Beteiligte die schonendste Weise der Vergattung darstellen, die überhaupt möglich ist. Denn die Haltung ist für die Frau sowohl wie für den Mann die denkbar bequemste, die Anstrengung die geringste. Die Reizung kann so abgestuft werden, daß sie gerade zur angestrebten Abreaktion genügt, und der Phallos braucht nicht weiter eingeführt zu werden, als mit Hinsicht auf eine vielleicht bestehende Verletzbarkeit oder Empfindlichkeit der Vagina und der inneren weiblichen Geschlechtsorgane zulässig ist. Schließlich fehlt in dieser Lage jeder Druck der Körper aufeinander.

Es gibt eine rechte und eine linke Seitenlage. Die Praxis bevorzugt die linke, vermutlich weil der Mann seine rechte Hand freizubehalten sucht, um damit die Frau an sich zu ziehen, sie zu streicheln usw. Aus dem, was wir bei der Bauchlage über den Richtungsunterschied des männlichen und des weiblichen Vergattungsorgans in dieser Stellung gesagt haben, erhellt zur Genüge, daß in der Seitenlage eine mühelose Vergattung nur dann möglich ist, wenn die Körper nicht parallel liegen. Erst wenn die gegenseitige Haltung so gewählt wird, daß die Längsachsen der beiden Körper nach oben zu (kopfwärts) ziemlich stark auseinandergehen, wird der Richtungsunterschied zwischen Vagina und Phallos so weit ausgeglichen, daß die Einführung ohne Schwierigkeit möglich wird. Verstärkung der Beckenneigung bei der Frau und Verringerung dieser Neigung beim Manne erleichtern den Vorgang und erlauben die tiefe Einführung.

Der Akt geht also am leichtesten vor sich, wenn die Frau mit mehr oder weniger stark in den Hüften gebeugten Beinen, sozusagen »vornüber« (immer in der Seitenlage gerechnet) liegt, während der Mann sich mehr »geradeauf« (d. h. auch nur in Beziehung zu seiner Längsachse) hält. Durch Abstufung dieses Verhältnisses und der Beckenneigung in Beziehung der Körper zueinander wird ohne Anstrengung eine genaue Abstufung der Tiefe des Eindringens erreicht.

Die Art der Reizung ist in der hinteren Seitenlage ähnlich wie bei der Beugelage. Wie dort konzentriert sie sich bei der Frau auf den hinteren Rand des Introitus vaginae und auf die vordere Vaginalwand. Dieser zweite Reiz – in beiden Fällen der bedeutendere – ist allerdings in der Beugelage stärker, weil dort die Elastizität des zurückgedrängten Phallos verstärkend einwirkt, während sich der genannte Faktor in dieser Seitenlage umgekehrt verhält, so daß er die (wichtigere) Reizung der vorderen Vaginalwand verringert, dagegen die (weniger bedeutende) des hinteren Randes des Eingangs der Vagina verstärkt. So läßt sich wohl sagen, daß die stärkste Reibung und Reizung der weiblichen Teile gerade dort stattfindet, wo sie am wenigsten wirksam ist. Da überdies die Clitoris völlig außer Kontakt mit dem Phallos bleibt, ist die Summe der Reize, welche die Frau bei dieser Art des Coitus empfängt – solange wenigstens der Phallos nicht tief eindringt –, denkbar klein. Die Reize genügen denn auch nur für eine leicht erregbare und auf ihren Mann eingestellte Frau, um einen Orgasmus mildester Art zu erzeugen, wobei dessen Auslösung mehr der psychischen Komponente zu verdanken ist als der örtlichen Reizung.

Ein unter derartigen Umständen eintretender milder, das heißt als Reflex eben genügender Orgasmus ergibt dennoch eine befriedigende Abreaktion. Auch ist er in dieser Form in weitaus den meisten Fällen von Schonungsbedürftigkeit wegen Erkrankung als harmlos zu betrachten und jedenfalls weniger schädlich als die Kongestion der Organe und die Spannung der Psyche, welche die Folge von unerfüllten sexuellen Wünschen sind. Für eine wenig erregbare schonungsbedürftige Frau hat der Coitus in dieser Lage und in dieser Form sozusagen gar keine Bedeutung, weil seine Reize für sie zu gering sind, um überhaupt Lustgefühle erwecken zu können.

Am schwierigsten liegen die Fälle mit mittlerer Erregbarkeit: Die auf die vordere Vaginalwand und am Hinterrand des Introitus vaginae ausgeübten Reize erregen die Frau zu stark, als daß der Vorgang ohne Reaktion enden dürfte, und sind zu schwach, um diese Reaktion hervorzurufen. In diesen Fällen muß man entweder von jeder Reizung, also auch von dem Coitus in Seitenlage, absehen oder – wenn es einmal zu einem Erregungszustand gekommen ist – die Reize verstärken. Das kann in dreierlei Weise geschehen: erstens, indem durch Veränderung der gegenseitigen Haltung der Körper und der Becken ein *tiefes* Eindringen des Phallos ermöglicht wird, wodurch weitere Stellen der Reizung zugänglich werden und auch die Clitoris mit der Unterseite des Penis in Berührung kommt; ferner durch Verstärkung der Reibebewegungen des Phallos; schließlich durch gleichzeitige manuelle Reizung der Clitoris (die besonders dann in Betracht kommt, wenn die vorher genannten stärkeren Reizungsarten verboten sind).

Wenn die Vergattung in Seitenlage in der beschriebenen schonenden Weise ausgeführt wird, genügen die Reize für den (normalerregbaren) Mann ebenfalls, um die Ejakulation zustande zu bringen. Auch für ihn ist das die schonendste und am wenigsten ermüdende Weise, um die Abreaktion zu erzielen. Man könnte geneigt sein, zu meinen, daß die Reitlage den Mann noch mehr schonen würde, weil er dabei selbst nichts zu tun hat und sich durch keine Bewegung zu ermüden braucht. Er kann aber dabei die Intensität der von ihm zu empfangenden Reize nicht selber bestimmen, und außerdem ist diese Intensität im allgemeinen sehr viel größer als bei dem ruhigen Coitus in Seitenlage. Die Reitlage *kann* für den Mann die schonendste Weise der Vergattung darstellen. In weitaus den meisten Fällen aber wird sie ihn, wegen der Stärke der Reizung, mehr anstrengen als die aktive Bewegung, die der Coitus in Seitenlage von ihm erfordert.

Die Indikation der hinteren Seitenlage ergibt sich aus dem Gesagten von selbst: Allgemeinerkrankungen oder Schwächezustände von Mann oder Frau und Schwangerschaft. In dem letztgenannten Zustand gestaltet sich der so ausgeführte Coitus um so schonender, je weniger tief der Phallos eindringt.

Für die Befruchtungsaussichten ist die hintere Seitenlage an sich nicht viel ungünstiger als die Normallage.

IX. *Knielage:* Unter Knielage verstehe ich diejenige Haltung, bei der die Frau auf den Knien liegt, während ihr Körper mit den Oberschenkeln einen rechten oder leicht stumpfen Winkel bildet. Der Körper kann horizontal ausgestreckt sein und sich dabei auf die Hände und Vorderarme oder auf eine entsprechend erhöhte Unterlage stützen. Er kann auch (vom Becken zum Kopf gerechnet) stark hinunterneigen, sich mit Ellenbogen und *Schulter* auf die nicht erhöhte Unterlage stützen (Knie-Ellenbogen-Lage der Gynäkologie) und dabei mit den geradeauf gerichteten Oberschenkeln einen scharfen Winkel machen. Der Mann kann hinter der auf dem Rand eines niedrigen Bettes, eines Diwans, knienden Frau[56] stehen oder ebenfalls auf den Knien liegen. Er kann seinen Körper mehr oder weniger aufrecht halten oder ihn so weit vornüberbeugen, daß er dem ungefähr horizontal gestellten Rücken der Frau aufliegt. In dieser zweiten Haltung stimmt die Richtung des Phallos ungefähr überein mit der der Vagina, wobei immerhin zu bedenken ist, daß bei dem

[56] Eine Haltung, in der die Frau, anstatt zu knien, mit vornübergebeugtem Körper steht, bietet keine prinzipiellen Unterschiede gegenüber der Knielage.

Coitus a tergo die leichten Krümmungen, die Phallos und Vagina eigen sind, einander in jeder Haltung entgegengesetzt sind.

Wenn der Mann seinen Körper aufrecht hält, während der Rücken der Frau ungefähr horizontal gestellt ist, weicht die Richtung des Phallos nach oben zu von der der Vagina ab, so daß das männliche Organ bei seiner Einführung mit der oberen Seite der Glans auf die hintere Vaginalwand stößt. Eine tiefere Einführung ist nur möglich, wenn der Phallos durch diese Vaginalwand nach unten gedrückt wird und sie von sich aus wegen seiner Elastizität nach oben (rückwärts) drückt. Daß dieser durch die elastische Wirkung verstärkte gegenseitige Druck eine Verstärkung der Reibungsreize erwirkt, versteht sich.

Die Richtungsdifferenz wird noch größer, wenn der Oberkörper der Frau gesenkt wird; sie wird ebenfalls vergrößert durch Verstärkung der Neigung des weiblichen Beckens. Sie ist also am allergrößten in Knie-Ellenbogen(Schulter-)Lage mit eingezogenen Lenden; in dieser Haltung ist die Vagina sogar etwas nach abwärts gerichtet. Weil sich dabei die Unterseite der Schambeinverbindung stark nach hinten bewegt, wird die Clitoris dem Phallos, mit dessen Unterseite sie in Berührung tritt, entgegengedrängt. So wird durch diese Haltung ausnahmsweise auch in der zweiten Vergattungsstellung eine Reizung der Clitoris durch die Reibebewegung des Phallos erreicht.

In der Knielage, und noch mehr in der Knie-Ellenbogen-Lage, tritt übrigens ein Faktor in Tätigkeit, dem wir in keiner der anderen Haltungen begegnet sind: Der Inhalt der Bauchhöhle, insbesondere die Därme, sinken wegen der auf sie einwirkenden Schwerkraft zurück in den dann am tiefsten gelegenen Teil des Leibeshohlraums, die Lebergegend; zugleich wölbt sich die Bauchwand hervor. Es entsteht ein negativer Druck im Beckenteil der Bauchhöhle. Der Uterus sinkt, soviel seine Bänder es erlauben, nach vorne und kopfwärts. Die Vagina wird in die Länge gezogen, die Portio vaginalis entfernt sich vom Introitus. Praktisch das wichtigste ist aber, daß wegen des erwähnten negativen Druckes *Luft* in die Scheide gesogen wird, sobald das durch Öffnung des Eingangs der Scheide und Zurückdrücken der hinteren Vaginalwand möglich wird. Dann füllt sich die ganze Vagina mit Luft, die Wände dehnen sich aus und das Organ bildet – was es sonst nie tut – einen wirklichen hohlen Raum, der ziemlich glatte Wandungen hat, weil die Leisten und Querfalten durch den Luftdruck und die Ausdehnung größtenteils verschwinden, jedenfalls bedeutend abgeflacht werden. Wir Frauenärzte machen von dieser Ausdehnung der Scheide durch die eindringende Luft Gebrauch, wenn wir die Oberfläche der Wände des Organs genau betrachten wollen. Dazu dient uns gerade die Knie-Ellenbogen-Lage, die wir auf Grund derselben Eigenschaft auch zu gewissen operativen Zwecken verwenden.

Beim Coitus in dieser Lage wirkt das Eindringen der Luft in die Vagina ungünstig, indem die Ausweitung und Glättung der Wände die Gelegenheit der Reizung durch reibende Bewegung des Phallos für Frau und Mann bedeutend verkleinert. Außerdem wird bei dem Hin- und Herdrücken des Phallos gelegentlich ein Teil der eingesogenen Luft wieder ausgepreßt, was mit wenig angenehm anmutenden Geräuschen einhergehen kann. Auch wenn die Luft bei der Einnahme einer mehr normalen Körperhaltung nach Beendigung der Vergattung (oder manchmal auch noch einige Stunden später) die Vagina wieder verläßt, können Geräusche entstehen, die nur allzu hörbar sind und dadurch außerordentlich unangenehm werden können.

Bei relativ engem Introitus vaginae ist die Gefahr, daß Luft eindringt, weniger groß, weil der Phallos immerfort genau umschlossen wird; ist der Eingang aber weiter und sind seine Ränder schlaff, dann ist es so gut wie sicher, daß diese Erscheinung in der Knie-Ellenbogen-Lage eintreten wird, weshalb man dies in solchen Fällen besser ganz vermeidet.

Die Knielage ist als Variation sehr beliebt. Sie ist vielleicht die erste, zu der ein Paar, das Abwechslung von der Normallage sucht, kommt. Weshalb? Sind die Reize so groß, ist die Haltung so bequem oder vielversprechend, ist der Anblick so ästhetisch? – Nichts von alledem.

Ich denke mir, daß gerade *diese* Lage gewählt wird, wenn man etwas anderes als das Gewohnte will, aber nicht weiß *was*. Da entschließt man sich ganz einfach für das Verfahren, das man in der Natur allgemein angewendet sieht. Doch mag bei der unzweifelhaften Neigung der Menschen zu dieser Art des Coitus auch der Atavismus mit hineinspielen.

Zweckmäßig ist die Knielage zur Förderung des Eindringens der Spermien in den Uterus, besonders dann, wenn die Ejakulation bei nicht zu stark vornübergebeugtem Körper der Frau stattfindet, während sofort danach diese Beugung verstärkt wird. Die Frau soll dann noch einige Zeit in dieser Haltung verharren.

Angebracht ist die Knielage (ohne Senkung des Rumpfes!) ferner bei Schwangerschaft, weil sich der Uterus wegen der oben genannten Umstände und auch durch seine eigene Schwere der Berührung mit dem Phallos und seinen Stößen entzieht. Andererseits mahnt aber gerade die Schwangerschaft zur Vorsicht bei starkem Richtungsunterschied der Vergattungsorgane; die in der Gravidität sehr verwundbare hintere Wand der Vagina darf nicht starken Stößen in ungefähr senkrechter Richtung ausgesetzt werden. Außerdem ist jeder Kontakt der tiefer gelegenen Teile der Vagina mit der Außenwelt wegen der Bakterieneinschleppungsgefahr zu vermeiden, wenn die Geburt bald zu erwarten ist. Aus diesem Grunde und auch weil die Gebärmutter, und damit das Kind, dann nicht mehr die normale Lage ändern soll, muß diese Haltung in den beiden letzten Schwangerschaftsmonaten als verboten gelten.

X. *Hintere Sitzhaltung:* Als letzte haben wir schließlich eine Haltung zu besprechen, wobei der sitzende Mann seine ihm den Rücken zuwendende Gattin auf den Schoß nimmt. Die Schenkel des Mannes werden dabei nur leicht, die der Frau dagegen stark gespreizt, so daß die Vulva stark exponiert wird. Sie ist aber beim gewöhnlichen Sitzen mehr oder weniger nach vorne gerichtet, so daß die Immissio penis schwierig ist und die Gefahr besteht, daß beim Hin- und Herbewegen des Phallos dieser den Weg verliert und unter dem Schambeinbogen hinausschießt. Das kann nur vermieden werden, indem die Frau die Beckenneigung vergrößert (die Lenden einzieht) und damit den Introitus vaginae nach hinten bringt, oder (und) durch Vornüberbeugen ihres Körpers sowie durch Zurücklehnen des Körpers des Mannes. Nur bei Anwendung einer dieser Maßnahmen, oder besser noch durch ihre Kombination, ist ein gehörig tiefes Einführen des Phallos überhaupt möglich. Daß die Frau dabei zu gleicher Zeit genügend weit nach hinten, sozusagen auf dem Unterbauch des Mannes, sitzen muß, ist selbstverständlich. Die Haltung nähert sich in dieser Weise einigermaßen der einer »hinteren Reithaltung«, die aber im Vergleich zu der hier besprochenen Haltung weder Vorteile noch neue Gesichtspunkte erkennen läßt und deshalb nicht besonders behandelt wird.

Es ist bei dieser Haltung, wie übrigens auch bei der vorderen Sitzhaltung, einer gut geübten Frau möglich, durch abwechselnde Verstärkung und Verringerung der Beckenneigung während der Hebung und Senkung eine Art elliptische Bewegung auszuführen, die, durch entsprechende Bewegungen des Mannes verstärkt, einen Effekt erzielt, der dem bei der vorderen Reithaltung beschriebenen gewissermaßen entspricht. Doch ist die richtige Ausführung der betreffenden Bewegungen hier (in X) viel schwieriger als dort (in IV). Außerdem wird doch nie *das* erreicht, was die Reithaltung bieten kann.

Dagegen kann wohl, wenn einmal die tiefe Einführung des Phallos in der erwähnten Weise stattgefunden hat, auch wenn danach die Haltung einigermaßen geändert wird, eine genügende Kongruenz der Vergattungsorgane bestehen bleiben, so daß bei geeigneten Größenverhältnissen verschiedene Bewegungen möglich werden, welche die Portio vaginalis und Glans penis gegenseitig reizen. Damit wird also in *dieser* Hinsicht eine gleiche Art von Reizung erreicht, wie wir sie bei der vorderen Sitzhaltung und in ihrer Vollendung bei der Reithaltung gefunden haben. Daß die Reizung hier aber in unvollkommener Weise geschieht, liegt vor allem an der weniger tiefen Einführung des Phallos, wodurch der stärkere gegenseitige Druck von Glans und Portio fehlt. So hat denn die hintere Sitzhaltung anderen Lagen und Haltungen gegenüber mehr Nach- als Vorteile aufzuweisen. Sie wird nur hauptsächlich deshalb eingenommen, weil sich in dieser Haltung die Vergattung am leichtesten und am besten mit gleichzeitigem Reizspiel kombinieren läßt. Die Indikation zu dieser Superponierung verschiedener Reizprinzipien ergibt sich aus allem, was wir bisher gesehen haben, von selbst.

Eine Übersicht der Coitushaltungen und ihrer Eigentümlichkeiten bringt die Tabelle auf Seite 202 f.

Wir sind am Ende unserer physiologisch-technischen Betrachtung der Vergattung angelangt.

Es ist aus dieser Betrachtung eine regelrechte »*Synousiologie*«[57] von respektablem Umfang geworden. Ich bedaure das nicht, denn sie mußte geschrieben werden, sowohl für den Arzt wie für den Laien.

Für den Arzt, weil es nicht genügt, daß er die *krankhaften* Abweichungen des Paarungsvorgangs kennt. Soll er seine Schutzbefohlenen in allem, was mit der Ehe zusammenhängt, richtig beraten, so *muß* er sich klarmachen, auf welche Einzelheiten es bei dem Coitus in seinen mannigfachen – durchaus im Rahmen des Normalen und Gesunden bleibenden – Variationen ankommt und sich nicht

[57] ουνουσία = Coitus

scheuen, das, was ihm klar geworden ist, wenn nötig in allen technischen Besonderheiten dem Ehemann einzuprägen. Nur *so* kann er Gutes wirken. Redensarten und Gemeinplätze helfen da nichts. In Krankheitsfällen, zur Erhöhung der Chancen einer Befruchtung und nicht am wenigsten in jenen Fällen, wo die Diskrepanz im Geschlechtsverkehr das Eheglück, die eheliche Treue, die seelische und körperliche Gesundheit zu verwüsten droht, soll der Arzt durch genaue, auf der Physiologie fußende, technische Ratschläge segensreich eingreifen können. Das Können aber wird bedingt durch das Kennen – auch *hier*.

Und was den Laien anbetrifft . . .

In einem seiner sprudelnden Aphorismen über die Ehe hat Balzac gesagt, daß die Frau in der Liebe, abgesehen von dem Seelischen, einer Harfe zu vergleichen sei, die ihre Geheimnisse nur dem preisgibt, der sie gut zu spielen weiß. Wer aber könnte die Harfe gut spielen, der ihre Saiten nicht kennt und nichts weiß von Noten und Tonarten? Nur der besonders Talentierte – nachdem er sich lange geübt und viele, viele Mißklänge hervorgerufen hat.

In der Ehe aber sind Mißklänge dieser Art am peinlichsten. Deshalb muß der Ehemann, der mehr sein will als ein Stümper – und jeder, der seine Ehe glücklich sehen will, *soll* mehr sein – Harfe und Spiel *studieren*. Die Elemente dazu fehlten ihm bis jetzt. In dem Vorhergehenden sind sie ihm zugänglich gemacht. Er bedenke aber, daß das hier Beschriebene kein einfacher »Lesestoff« ist – und fürwahr noch viel weniger »pikante« Lektüre –, sondern ernstes Studienmaterial!

Hat er sich das darin enthaltene Wissen zu eigen gemacht, so kann er an das »Tema con variazioni« herangehen. Und wenn er schließlich das Kennen und das Können, das Wissen und die Technik, die *diese* erfordern, beherrscht, dann stehen ihm nach dem Maße seiner Veranlagung die Gebiete der freien Phantasie offen.

Indessen ist das Wunderbare geschehen: aus dem klingenden Instrument ist ein singendes Wesen geworden – das mit seinen *eigenen* Vollkommenheiten den Gatten dermaßen entzückt und beglückt, daß er dankbar bezeugt: »Nie war eine so Weib wie du, und noch keine verstand es wie du, zu kosten und den Seligkeiten der Umarmung immer wieder neue Gestalt zu schenken.«[58]

---

[58] Nach einem georgischen Lied von A. Thalasso, wiedergegeben im »Mercure de France«, 1907

	Coitushaltung bzw. -lage	Art des Reizes bei der Frau	Art des Reizes beim Mann
Stellung 1: Mann und Frau sind einander zugewandt (Positio obversa)	I Normallage	Mittelstark im gesamten Vaginalbereich. Die Clitoris wird meist kaum gereizt.	Mittelstark. Die Reize sind über den ganzen Penis verteilt.
	II Strecklage	Hintere Scheidenwand, Clitorisgegend.	Vorhautbändchen, Rücken des Penisschafts.
	III Beugelage	Vordere Scheidenwand, hinterer Rand des Scheideneingangs. Die Clitoris wird nicht gereizt.	Oberer Teil der Eichel und untere Seite des Penisschafts.
	IV Reithaltung	Außerordentlich stark infolge der Reibung der Eichel an dem in die Scheide hineinragenden Gebärmuttermund. Hinzu kommen die in I–III genannten Reize.	Vgl. die Angaben zur Art des Reizes bei der Frau.
	V Vordere Sitzhaltung	Clitorisreizung. Bei tiefem Eindringen des Penis ist die Reizung fast ebenso stark wie die unter IV beschriebene. Bei weniger tiefem Eindringen werden nur die unter II beschriebenen Stellen gereizt.	Vgl. die Angaben zur Art des Reizes bei der Frau.
	VI Vordere Seitenlage	Etwa wie bei der Normalhaltung. Variationen sind leichter möglich.	Vgl. die Angaben zur Art des Reizes bei der Frau.
Stellung 2: Die Frau kehrt dem Mann den Rücken zu (Positio aversa)	VII Bauchlage	Die Clitoris wird nicht gereizt, dagegen die vordere Scheidenwand und der hintere Rand des Scheideneingangs. Nur eine erfahrene und leicht erregbare Frau kann in dieser Lage zur Befriedigung gelangen.	Vorhautbändchen und Rücken des Penisschafts.
	VIII Hintere Seitenlage	Sehr geringer Reiz (wie in Lage VII).	Wie unter VII.
	IX Knielage	Starke Reizung der hinteren Scheidenwand; bei einer Frau, die sich auf die Knie und Ellbogen stützt, wird auch die Clitoris gereizt.	Starke Reizung des oberen Teils der Eichel und des ganzen Penisrückens. Ist die Frau stärker vornübergebeugt, wird der untere Penisschaft durch die Reibung am Schambogen und der Clitoris gereizt.
	X Hintere Sitzhaltung	Vordere Scheidenwand, hinterer Rand des Scheideneingangs. Bei tiefem Eindringen des Penis Reize durch Reibung des in die Scheide hineinragenden Gebärmuttermundes an der Eichel. Kann mit gleichzeitigem Reizspiel kombiniert werden.	Vorhautbändchen, Penisrücken. Zu tiefem Eindringen vgl. die Angaben zu der Art des Reizes bei der Frau.

Coitushaltungen und ihre Eigentümlichkeiten

Empfohlen bei	Ungeeignet, eventuell gesundheitsgefährdend bei	Befruchtungschancen
Normalcoitus.	Schwangerschaft nach dem 4. bis 5. Monat.	Günstig.
Zu kleinem oder ungenügend erigiertem Penis. Verhältnismäßig schmerzfreie Defloration. Coitushaltung in den ersten Monaten einer Schwangerschaft. Bei chronischer Eileiterentzündung.	Strecklagen in den ersten Monaten einer Schwangerschaft, Überstreckungslagen während der ganzen Schwangerschaft.	Weniger günstig, doch nicht ausgeschlossen.
Zu weiter oder zu schlaffer Scheide.	Schwangerschaft, chronischer Eileiterentzündung, Gebärmuttervorfall.	Günstig.
Ermüdungserscheinungen und Schwächezuständen des Mannes. Verschafft beiden Gatten die höchsten Lustgefühle.	Kurzer Scheide, Schwangerschaft, chronischer Eileiterentzündung, Gebärmuttervorfall. Von einer ausschließlichen Anwendung der Reitstellung ist abzuraten.	Weniger günstig, doch nicht ausgeschlossen.
Die Hymenalgegend wird beim Eindringen des Penis geschont. Tiefes Eindringen des Penis empfiehlt sich, wenn die Frau wenig erfahren und nur schwer erregbar ist; weniger tiefes Eindringen ist anzuraten, wenn die Geschlechtsorgane der Frau geschont werden müssen. Ferner bei Schwangerschaft, chronischer Eileiterentzündung und Gebärmuttervorfall.	Alle Empfehlungen für den Coitus mit weniger tief eingeführtem Penis gelten nicht für den Coitus mit tief eingeführtem Glied und umgekehrt.	Weniger günstig, doch nicht ausgeschlossen.
Ermüdungserscheinungen und Schwächezuständen. Zur Vermeidung eines zu großen Drucks auf den Bauchraum der Frau (durch einen zu schweren Mann).		Günstig.
	Schwangerschaft, starker Fettleibigkeit, zu großem Gewicht des Mannes.	Weniger günstig, doch nicht ausgeschlossen.
Allgemeinerkrankungen und Schwächezuständen. Weniger tiefe Coitusart bei Schwangerschaft, chronischer Eileiterentzündung und Gebärmuttervorfall.	Frauen von mittlerer Erregbarkeit, die zwar so stark gereizt werden, daß sie in Erregung geraten, jedoch nicht zum Orgasmus kommen.	An sich fast ebenso günstig wie bei der Normallage.
Empfängnisfördernde Coitushaltung. Bei Schwangerschaft, Gebärmuttervorfall und in gewissen Fällen chronischer Eileiterentzündung nur mit Einschränkungen zu empfehlen.	Weitem und schlaffem Scheideneingang (Eindringen von Luft in die Scheide). In den letzten zwei Schwangerschaftsmonaten.	Sehr günstig.
Schwer erregbaren Frauen in Kombination mit dem Reizspiel.	Tiefer Einführung des Penis. Vgl. unter IV.	Weniger günstig, doch nicht ausgeschlossen.

Es ist das Höchste im Geschlechtsverkehr, *füreinander* die Freuden der Vergattung immer weiter zu vervollkommnen, *füreinander* ihnen immer wieder neue Reize zu verleihen – und damit zu zeigen, daß man Glück *spenden,* Lust *schenken* will, daß man nicht sich selbst sucht, sondern den andern, daß es die *Liebe* ist, die schenkende, spendende Liebe, die jede Einzelheit der sexuellen Handlung bedingt, und daß *das,* was man in der lusterfüllten Vereinigung der Körper zu geben und zu finden sucht, vor allem die Verschmelzung, das Einswerden der *Seelen* ist.

Siebentes Kapitel: Allgemeinerscheinungen beim Coitus/Nachspiel

Wir haben jetzt am Schlusse unserer Synousiologie noch die Erscheinungen zu erwähnen, die sich beim Geschlechtsakt im ganzen Organismus – dem männlichen wie dem weiblichen – abspielen.

Wie wir gesehen haben, lassen sich bei der Paarung die Vorgänge in den Geschlechtsorganen selbst unterscheiden in solche, die die Drüsen, solche, die das Blutgefäßsystem, solche, die die Muskeln, und solche, die die Nerven betreffen.

Dasselbe gilt von den Allgemeinerscheinungen.

Die Wirksamkeit vieler Drüsen im Körper zeigt sich merkbar verändert und in der Hauptsache verstärkt. Die Absonderung des Speichels kann, wenn die Befriedigung des Entspannungstriebs zu lange auf sich warten läßt, vermindert sein (sogar in unangenehm spürbarer Weise); beim Herannahen des Orgasmus ist sie deutlich vermehrt und steigert sich gelegentlich zu einem Speichelfluß, der häufigeres Schlucken bedingt. Die Harnsekretion wird durch die sexuelle Erregung vermehrt, eine Erscheinung, die uns auch als Folge von psychischer Erregung anderer Art bekannt ist. Die Schweißdrüsen treten in lebhafte Tätigkeit, und zwar nicht nur im Höhenstadium der Erregung, wo das durch die Anstrengung des ganzen Körpers mitbedingt sein mag, sondern schon vorher. Es bestehen in dieser Hinsicht ziemlich große persönliche Unterschiede, aber die Erscheinung macht sich, zum Beispiel in den Achselhöhlen, oft auch in den Kniekehlen, bei den meisten Menschen, besonders aber bei Frauen, deutlich bemerkbar; in der Regel schon *vor* dem Coitus, besonders beim Liebesspiel, manchmal sogar schon beim Vorspiel. Es dürfte dabei der erhöhten Tätigkeit der Hautdrüsen wahrscheinlich neben der allgemeinen Bedeutung (als Teilerscheinung der vermehrten sekretorischen Wirksamkeit des Körpers überhaupt) die besondere Aufgabe zukommen, durch vermehrte Absonderung von Riechstoffen (vielleicht sogar mit einer spezifischen Geruchsnuance) die sexuelle Erregung des Partners zu steigern.

Als Erscheinungen des Kreislaufs sind sowohl Erweiterungen wie Zusammenziehungen der kleinen Blutgefäße im ganzen Körper zu erwähnen. Blässe wechselt mit hochroter Gesichtsfarbe. Das Weiße der Augen enthält oft starke rote Äderchen. Der Blutdruck ist erhöht. Das Herz arbeitet stärker und schneller. Diese Erscheinungen wachsen mit dem Fortschreiten der Erregung und der Spannung. Sie erreichen ihr Maximum unmittelbar vor dem Orgasmus, behalten es während des Anfangs des Orgasmus und verlieren sich mit dem Abklingen der Erregung. (Ihre Kurve geht also annähernd parallel mit der normalen Vergattungskurve.) Die Intensität der zirkulatorischen Veränderungen wird erhöht durch das eigentümliche Verhalten der Atmung. Wenn die Erregungskurve sich ihrem Gipfel nähert, wird die Atmung oberflächlich, schnell und mehr und mehr stockend.

Als weniger günstig – ja nicht selten sogar sehr ungünstig – ist der stark erhöhte Blutdruck in anderer Hinsicht zu betrachten, weil auf diese Weise bei manchem älteren Mann mit brüchigen Gehirngefäßen bei dem Coitus ein Schlaganfall bedingt wird.

Das Muskelsystem des Körpers beteiligt sich ebenfalls ganz an der Tätigkeit der Vergattung. Neben den koordinierten, teilweise noch tatsächlich willkürlichen, teilweise aber auch schon automatischen bis reflektorischen Muskelkontraktionen, welche die eigentlichen Coitusbewegungen darstellen, macht sich eine allgemeine Neigung zu halb oder ganz willkürlichen Muskelanstrengungen geltend, die schließlich vor und beim Orgasmus einen krampfartigen Charakter annehmen können, zum Teil selbst gesetzmäßig diesen Charakter zeigen. So sind, um ein auffallendes Beispiel zu nennen, die krampfartigen Bewegungen der Augenmuskeln und der Augenlider derart typisch für den unmittelbar bevorstehenden und für den eben eingetretenen Orgasmus, daß der Zustand der höchsten geschlechtlichen Spannung sich hierdurch dem Partner in unleugbarer Weise erkennbar macht. Wadenkrämpfe können bei dazu neigenden Personen als Teilerscheinungen des allgemeinen Spasmus auftreten und dann unliebsame Störungen bereiten. Auch die Ausstoßung unartikulierter Laute und kleiner Schreie gehört (jedenfalls zum Teil) in diese Kategorie der Allgemeinerscheinungen bei der Paarung.

Die glatte (unwillkürliche) Muskulatur ist ebenfalls stark beteiligt. Außer in den Geschlechtsorganen selbst, wo sie, wie wir gesehen haben, eine sehr wichtige Rolle spielt, und in den Wänden der Blutgefäße, in denen gerade *sie* die oben erwähnten Veränderungen des Kreislaufs und den erhöhten Blutdruck bedingt, zeigt sich die – oft ebenfalls krampfhafte – Kontraktion der glatten

Muskelfasern unter anderem durch den gelegentlichen Ausbruch von Darmgasen und durch Harndrang infolge Zusammenziehung der Blase. Dies kann beim Manne während des Coitus nicht zum Abgang von Urin führen, weil die bei der Erektion bestehende Schwellung der betreffenden Teile der Urethra dessen Durchtritt verhindert. Wird aber die mechanische Reizung des erschlafften Penis nach Vollendung des Coitus fortgesetzt, so kann es vorkommen, daß, bevor eine genügende Erektion zustande gekommen ist, Harn ausfließt. Bei der Frau liegt die Sache sowieso anders, weil die Schwellung der erektilen Gewebe bei ihr für den Durchgang des Harnes kein Hindernis bildet. So kann es bei großer Reizbarkeit oder bei besonders starken Reizen leicht zum Abgang von geringen Mengen Urin kommen.

Die Entstehung der beiden letztgenannten Erscheinungen (Blasen- und Mastdarmkontraktionen) ist wohl in der Hauptsache die Folge eines Übergreifens der Erregung der genitalen Nervenzentren auf die benachbarten Zentren dieser Organe. Ein derartiges Übergreifen der Zentrenerregung auf Nachbargebiete, eine allmähliche Ausbreitung, ein weiter und weiter Sichfortpflanzen des Erregungszustands auf immer mehr vom ersten Zentrum entfernte Gebiete in Gehirn und Rückenmark, ist übrigens charakteristisch für den ganzen Ablauf der geschlechtlichen Exzitation. »In den Hinterlappen des Hirns (den Gesichts- und Gehörszentren) anfangend, geht sie über die Vorderlappen (mit ihren Gefühls- und Bewegungszentren), erstreckt sich auf die Unterlappen (die Geruchszentren) und breitet sich schließlich, während des Verlaufs des Zeugungsaktes, über das verlängerte Mark auf das Rückenmark aus (Luciani).« Das ganze Nervensystem wird durch die sexuelle Erregung in einen hochgradigen Spannungszustand versetzt, von dem alle örtlichen und allgemeinen Vorgänge abhängig sind; auch die vorhin beschriebenen (sekretorischen, zirkulatorischen, motorischen) Erscheinungen sind auf ihn zurückzuführen.

Die Empfänglichkeit der Sinnesorgane für Eindrücke ist erhöht. Das Auge ist für Licht empfindlicher als sonst; durch die beim Herannahen des Orgasmus eintretende Erweiterung der Pupillen wird die Lichtempfindlichkeit zu Lichtscheu gesteigert; dieses verursacht, zusammen mit den schon erwähnten krampfartigen Kontraktionen der Augenmuskeln, das eigentümliche Verhalten der Augen, das so typisch für den Orgasmus ist.

Der Geruchssinn ist verschärft. Da außerdem zwischen bestimmten Stellen der Nasenschleimhaut und den Geschlechtsorganen, besonders beim Weibe, gewisse eigenartige reflektorische Beziehungen bestehen, können sich während des Geschlechtsverkehrs eigentümliche Erscheinungen in der Nase einstellen, von denen Anfälle von Niesen und Überempfindlichkeit für Gerüche am meisten auffallen. – Auch das Gehör ist verschärft.

Die meiste Bedeutung kommt der vermehrten Empfindlichkeit des Tastgefühls zu, die sich gewöhnlich schon während der Präliminarien zum Coitus geltend macht und während des stärksten Ansteigens der Erregungskurve beim Akte selbst noch weiter erhöht wird.

Natürlich übt diese mitunter zu übergroßer Kitzlichkeit mit dazugehörigen Reaktionen sich steigernde Empfindlichkeit im allgemeinen eine begünstigende Einwirkung auf die Wahrnehmung der verschiedenen Reize und dadurch auf den fortschreitenden Verlauf der sexuellen Erregung aus. Besonders macht sie sich in einer gesteigerten Aufnahmefähigkeit für die auf die Geschlechtsorgane selbst einwirkenden Reize geltend und trägt dadurch das Ihrige zur Erreichung der Akme (des Gipfels) bei.

Mit dieser erhöhten Empfindlichkeit der Sinnesorgane in scheinbarem Widerstreit steht die Tatsache, daß ein Individuum, welches sich in starker geschlechtlicher Erregung befindet, in der Regel überhaupt nicht auf Eindrücke antwortet, die sonst die heftigsten Reaktionen herbeiführen würden. Der in dem Paarungsakt völlig Aufgehende mag noch so starke Eindrücke bekommen, mag sogar Schmerzen erleiden –, er merkt sie nicht, weil er sie nicht merken *will*. Wenn auch die Überempfindlichkeit seiner Sinne diese Eindrücke verstärkt – zu seinem Bewußtsein läßt er sie nicht durchdringen, weil er *alles* ausschaltet, was sich seinem Befriedigungstrieb entgegenstellt. Denn es ist das Kennzeichen der maximalen geschlechtlichen Erregung, daß auch die höchsten Gehirnfunktionen, wie die Betätigung des Geistes, ihr völlig unterstellt werden, und daß die seelischen Triebe sich gänzlich mit denen des Körpers identifizieren.

Ist es zu verwundern, wenn ein Vorgang, der Psyche und Körper so vollkommen und so intensiv für sich in Anspruch nimmt, eine Anstrengung bedeutet, der natürlicherweise eine gewisse Müdigkeit folgt?

Wahrlich nicht! Wollen wir aber diese Ermüdung richtig verstehen und werten – was mit Hinsicht auf praktische Schlußfolgerungen durchaus nötig ist –, so haben wir doch einige Punkte etwas näher zu betrachten.

Es ist an erster Stelle zu betonen, daß der normale Coitus nicht wegen der Muskelanstrengungen ermüdet, sondern ausschließlich wegen der Beanspruchung der Nervenzentren. Daß dabei auch die mehr oder weniger plötzliche Entspannung, die einer so stark gesteigerten Spannung folgt, nicht nur eine einfache Ermüdung, sondern vorübergehend sogar eine gewisse Erschlaffung erzeugt, ist eine Erscheinung, der wir auch bei analogen Vorgängen auf rein psychischem Gebiet begegnen.

Je höher die Spannung und je steiler ihr Abfall, um so ausgesprochener das Gefühl der Müdigkeit oder der Erschlaffung. Der erste Faktor erklärt, weshalb ein, sozusagen in ruhiger, sachlicher Weise, innerhalb kurzer Zeit, ohne aufregende Präliminarien erledigter Coitus weniger ermüdet als eine unter Einsetzung der ganzen Seele, mit verfeinerter Technik, in höchster Liebesbegeisterung ausgeführte Vergattung. Der zweite erklärt die alt- und allgemeinbekannte Tatsache, daß die Frau mit ihrer allmählich abklingenden Erregung (vergleiche die Kurve A, Seite 155) viel weniger dieser Ermüdung ausgesetzt ist als der Mann. Der Satz »Post coitum omne animal triste« – »Nach dem Coitus ist jedes Lebewesen traurig« – stammt denn auch von einem Manne.

Indessen ist es mit dem Müdigkeits- und Erschlaffungsgefühl in der Regel nicht so schlimm: dieses gibt sich normalerweise bloß in einem gewissen Schlafbedürfnis kund. Nur in Fällen, wo ein Zuviel verlangt wurde – sei es durch zu häufige Wiederholung des Aktes, sei es bei schon vorher bestandener anderweitiger Übermüdung –, kann ein wirkliches Erschöpfungsgefühl und sogar ein richtiger Erschöpfungszustand eintreten. Dann trägt auch die körperliche Überanstrengung, die in solchen Fällen von der aktiven Partei gefordert wurde, um überhaupt den Orgasmus zu erreichen, noch das ihrige zu dieser Erschöpfung bei.

Daß unter derartigen Umständen der Geschlechtsverkehr schädigend auf das betreffende Individuum einwirkt, ist selbstverständlich. Doch kommt das verhältnismäßig nur selten vor; am meisten noch dort, wo mehrere ungünstige Faktoren zusammentreffen, wie das zum Beispiel der Fall ist, wenn von einem durch Krankheit schon geschwächten Körper außerordentliche sexuelle Leistungen verlangt werden. Gewöhnlich aber schadet die nicht forcierte Erfüllung der geschlechtlichen Funktionen nicht einmal dem kranken Körper.

Unter normalen Umständen wirkt die Vergattung auf das seelische und körperliche Wohlbefinden der beiden Beteiligten geradezu wohltätig ein. Besonders wenn nachher dem Schlafbedürfnis durch eine, sei es auch nur kurze, Ruhe – die nicht ein wirklicher Schlaf zu sein braucht – genügt wird, stellt sich ein Gefühl des Befriedigtseins ein, des Gleichgewichts, des Selbstvertrauens, der Gesundheit und der geistigen und körperlichen Kraft, wie es auf andere Weise nur selten in dem Maße erreicht wird.

Das Summum an Glücksgefühl jedoch – das höchste Glück, das Menschen zu empfangen imstande sind – bietet, wenn die Gatten wirkliche *Liebende* sind, gerade diese der Vergattung unmittelbar folgende Zeit der Ruhe. Mehr, weit mehr noch als die Ekstase des idealen Zusammengenießens bindet die Liebenden die glückselige Wunschlosigkeit, die aus der restlosen Befriedigung ihrer heißesten Wünsche entsteht, wenn sie, einander in den Armen liegend, dem natürlichen Ruhebedürfnis nachgeben und im wachen Traume das Genossene nacherleben, im Vollgefühl, daß ihre Seelen noch ineinander überfließen, wenn auch die Vereinigung der Körper ein Ende nehmen mußte.

Das ist das Anfangsstadium des Nachspiels.

Das *Nachspiel* bildet einen wesentlichen Teil des Geschlechtsverkehrs – der aber leider nur allzusehr vernachlässigt wird.

Der Mann, der es sich zur Gewohnheit macht, nach vollendetem Coitus seinem Schlafbedürfnis ohne weiteres nachzugeben – und es gibt auch *liebende* Männer, die das aus Unwissenheit oder Gedankenlosigkeit tun –, der sich umdreht und schnarcht, während bei seiner Gattin die geschlechtliche Erregung erst im Abklingen begriffen ist, bringt sich nicht nur selbst um die schönsten seelischen Empfindungen – er zerstört auch Illusionen bei seiner Frau und zeigt, daß er von ihrem Wesen, von der Schönheit ihrer Liebe, von den Gefühlen, die er in ihr erweckt hat, von ihrem Verlangen nach Liebkosungen, nach lieben Worten – ein Verlangen, das den erreichten Orgasmus weit überdauert – keine Ahnung hat. Im Nachspiel zeigt sich die Liebeskultur des Mannes.

Auch nach Beendigung der Vergattung bleibe er darum bemüht, die Glücksgefühle des Weibes zu erhalten. Das kann er mit einem Wort erreichen oder mit einem Kuß, einem Streicheln, einem Ansich-Ziehen. Es genügt der liebenden Frau, zu fühlen, daß auch bei ihrem Gatten nicht plötzlich alles zu Ende ist, daß auch er beseligt bleibt wie sie. Sie selbst wünscht nichts Besseres als eine Gelegenheit, um ihm ihre Beseligung zeigen zu können.

Das Nachspiel ist, wie gesagt, ein wesentlicher Teil des Geschlechtsverkehrs. Wesentlich, weil es die Liebesverstärkung, die durch die Vergattung erzielt wurde, konsolidiert. Und zum Geschlechts*verkehr* gehört es, weil es aus einem Austausch von erotisch betonten Eindrücken besteht. Daß diese Eindrücke ein essentiell-psychisches Gepräge tragen, so daß körperliche Berührungen allein als Hilfsausdrucksmittel in Betracht kommen, verkleinert ihre Bedeutung sicher nicht. Denn das stempelt das Nachspiel zum feinsten und zartesten Teil der ganzen Vergattungssymphonie.

Deshalb läßt sich aber hier nicht viel mehr darüber sagen. Die Technik des Nachspiels liegt auf rein psychologischem Gebiet, und es hieße eine vollständige Psychologie der Liebe – mit Einschluß ihrer subtilsten Regungen, ihrer geringsten Strömungen, Unterströmungen und Gegenströmungen – schreiben, wollte man ihr Genüge leisten.

Ich beschränke mich auf *einen* Rat: Pfleget diesen Teil eurer sexuellen Beziehungen mit größter Sorgfalt und Hingabe! Zugleich aber hütet euch vor einem Zuviel! Überschwenglichkeiten schaden in keinem Stadium so sehr wie hier, wo alles so fein nuanciert ist, so zart getönt, daß es nur angedeutet werden kann.

Die Physiologie der Nachspielperiode läßt sich für das erste Stadium zusammenfassen in den Begriffen: Abklingen des Erregungszustands und Rückkehr zum Gleichgewicht; und für die weitere Zeit im Wort: Ruhezustand. Die Technik hat sich wie in den übrigen Abschnitten des Geschlechtsverkehrs so auch hier in Einklang zu setzen mit den physiologischen Vorgängen. Es läßt sich denn auch, besonders solange das Gleichgewicht noch nicht erreicht ist, nur *eine* Richtschnur empfehlen – das ist die Enthaltung jeglicher Reizung, die Veranlassung geben könnte, die gesetzmäßige Rückkehr zum Gleichgewichtszustand zu beeinträchtigen. Mag jugendlicher Übermut es gelegentlich bevorzugen, das post-orgastische Nirwana mit einer Spanne des Scherzens und Schäkerns zu vertauschen, bis eine neue Erregungswelle sich Bahn bricht; mögen auch reifere Paare im Vollgefühl ihrer sexuellen Kräfte nicht selten ein neues Liebesspiel anfangen, bevor der erste Erregungszyklus gänzlich abgelaufen ist[59]; das bedeutet nur eine Hinausschiebung des eigentlichen Nachspiels auf später und schwächt keineswegs den Grundsatz ab, daß das endgültige Abklingen der Erregung sich unmittelbar an einen Orgasmus anschließen soll und durch keine Genitalreizung gestört werden darf.

Die Dauer des Nachspiels läßt sich nicht angeben, weil sein Ende sich nicht bestimmen läßt. In der Hoch-Ehe geht es unmerklich in ein neues Vorspiel über. Denn auch, wenn dieses erst nach längerer Zeit wieder anfängt, klingt doch inzwischen jenes weiter – in einem Liebeswort, in einem Blick, einer leise gesprochenen Erinnerung an das zusammen Genossene und einer zarten Anspielung auf das kommende Glück einer neuen Vereinigung.

Und wenn eine Erneuerung dieses Glücks ausgeschlossen ist, wenn die Gatten getrennt sind, sei für immer, so tönt es fort und klingt es nach . . . solange die Seele fähig ist, sich zu erinnern.

Denn der Nachklang einer *solchen* Glückseligkeit erlischt *nie*.

[59] Wir werden im vierten Teil dieses Buches die Wiederholung der Vergattung und verwandte Fragen näher betrachten.

VIERTER TEIL

Hygiene der Hoch-Ehe

Achtes Kapitel: Körperliche Hygiene

Die Hygiene der Ehe umfaßt alles, was geeignet ist, das Zusammenleben der Gatten auf einer gesunden Grundlage aufzubauen, die Gesundheit – und damit das Glück – dieses Zusammenlebens zu pflegen und den Umständen, die dieses Glück beeinträchtigen können, nach Möglichkeit zu begegnen.

In ihrer ganzen Weite genommen, würde sie also die gesamte geschlechtliche Gesundheitslehre und einen großen Teil der sexuellen Psychologie umfassen. Der Leser weiß, daß uns das über die gesteckten Ziele hinausführen würde, und wird deshalb verstehen, daß wir uns in der Hauptsache auf die Gesundheitspflege des ehelichen Sexuallebens in engerem Sinne zu beschränken haben.

Zur Erleichterung ihrer Besprechung läßt sich die eheliche Hygiene ungezwungen in eine körperliche und eine seelische Gesundheitspflege einteilen, wenn wir uns unablässig vor Augen halten, daß seelische und körperliche Faktoren fortwährend ineinander überspielen und aufeinander einwirken und vor allem uns jeden Augenblick dessen bewußt bleiben, daß das körperliche Element des Geschlechtslebens bei Menschen, die sich *lieben,* also in der Hoch-Ehe, *immer* einen starken *seelischen* Einschlag hat.

1. Defloration – Flitterwochen

Beginnen wir mit dem Anfang, das ist die körperliche Vollziehung der Ehe. Sie ist lange nicht immer mit der Defloration (Entjungferung) identisch, denn bei weitem nicht jede Frau kommt als *Virgo intacta* (unberührte Jungfrau) in die Ehe. Für diejenigen Fälle, wo die Neuvermählte schon an geschlechtlichen Verkehr gewohnt ist, hat das, was in den folgenden Zeilen zur Erörterung gelangt, selbstverständlich keine oder nur beschränkte Geltung. Für einen Mann, der eine Jungfrau heiratet, hat es aber um so mehr Bedeutung, da er sich nicht etwa vorstellen darf, daß die Defloration seiner jungen Gattin eine in jeder Hinsicht leichte oder gar leicht-zunehmende Sache ist.

Zwei Widerstände gibt es zu überwinden, einen seelischen und einen körperlichen. – Der seelische (man sieht es: schon sind wir im Gebiet der Psyche) besteht *immer,* auch bei ungehemmter Liebe, bei voller Bereitschaft, bei aller Hingabe – selbst wenn es der Braut gelingt, ihn (sogar vor sich selbst) zu verbergen.

Ich will das deutlich machen und beweisen durch ein Vorgehen, das ich sonst in diesem Buche absichtlich zu vermeiden suche – durch einen Vergleich mit dem Verhalten in der Tierwelt. Beobachten wir die Weibchen irgendeiner Tierart während der Brunst! Sie alle wollen die Belegung, aber die, welche noch nicht gedeckt wurden, betragen sich ganz anders als die, welche »wissen«. Allerdings suchen auch diese oft noch dem Männchen zu entfliehen, aber es ist deutlich, daß dabei eine Werbungshandlung vorliegt, die den Zweck hat, das Männchen und sich selbst nur noch mehr zu reizen und in stärkste Bereitschaft zu bringen. Ganz anders dagegen die »jungfräulichen« Weibchen. Bei diesen geht der Fluchtversuch weit über das Reizmaß hinaus, und aus ihrem ganzen Benehmen geht hervor, daß der Drang zur Geschlechtsvereinigung einen schweren Kampf führt mit einer Art Scheu, einer Angst, in dem jener Drang manchmal erst nach relativ langer Zeit siegt. Wer Hündinnen hat, zu denen er in dem wundervollen Freundschaftsverhältnis steht, das zwischen Meister und Hund bestehen kann, braucht ihnen während der Werbung des Rüden nur in die Augen zu sehen: Bei der »Jungfrau« ist die Angst, trotz dem deutlichen, heißen Annäherungstrieb, unverkennbar, während die »Erfahrene« nur den Wunsch zeigt, sich zu stellen.

Diese Angst ist im Wesen gewiß mehr als bloße Furcht vor Schmerz, wie sie die menschliche Jungfrau kennt, die weiß, daß die Zerreißung des Hymens ihr Schmerz verursachen wird. Sie besteht bei Tieren, die kein Hymen haben, und bei denen der Coitus nicht schmerzhaft ist. Sie besteht erst recht bei dem völlig unwissenden Mädchen, das von Hymen und Defloration keine Ahnung hat.

Es ist nicht daran zu zweifeln: Diese Angst, die einen unbewuß-ten Widerstand einschließt, hat tiefere Ursachen und größere Be-deutung als nur die der Furcht vor kleinen Schmerzen. Wer sie einigermaßen verstehen will, braucht sich nur zu vergegenwärtigen, daß es hier um den Eintritt der allerwichtigsten Veränderungen im Leben des Weibes geht – um den Eintritt in das aktive Geschlechts-leben mit allen seinen Folgen, Aufgaben und – Gefahren.

Jedenfalls – die Angst möge unbewußt, unterbewußt oder (zum kleinsten Teile) bewußt sein –, es liegt aller Grund vor, ihr gebührend Rechnung zu tragen. Das soll gewiß nicht heißen, daß der Mann ihr mit Schwachheit, geistiger Schlaffheit oder sogar mit unangebrachtem Mitleid begegnen soll, aber wohl, daß ihm hier die erste, jedoch gewiß nicht die letzte und noch viel weniger die bequemste Gelegenheit, nein die Forderung entgegentritt, jenen souveränen Takt in der Ehe zu zeigen, von dem sein Glück und das seiner Gattin in hohem Maße abhängen werden. »Das Los einer Ehe hängt von der Brautnacht ab.«

Der zu überwindende körperliche Widerstand wird ausschließlich durch das Hymen gebildet, denn von einem anderen – durch Abwehrbewegungen, durch festes Adduzieren der Oberschenkel – *darf* nicht die Rede sein. Wenn sich derartige Erscheinungen dennoch zeigen, so ist das ein untrügliches Zeichen, daß die psychische Vorbereitung der Braut durchaus ungenügend war. Da muß jeder Versuch, die Defloration dennoch vorzunehmen, unterbleiben, bis das Fehlende nachgeholt ist. »Du sollst deine Ehe nicht mit einer Vergewaltigung anfangen«, lehrt Balzac. Und ich möchte hinzufügen: denn das rächt sich viele Jahre hindurch.

Zur Technik der Defloration ist im Kapitel VI 2 schon Wichtiges gesagt worden. Es genügt also, darauf hinzuweisen, daß der andringende Phallos am besten in der Richtung von oben-vorne (bei auf dem Rücken liegender Frau) kommen soll, damit seine Spitze, der vorderen Wand des Vorhofs entlanggleitend, in die bestehende Öffnung eintritt. Bei weiterem Vordringen wird dann der vordere Hymenalsaum gespannt, um alsbald – gewöhnlich nach links und rechts hinten – einzureißen. Daß das der Frau einen gewissen Schmerz bereitet, ist selbstverständlich. Für die nicht überempfindliche Frau mit anatomisch normalem Hymen ist dieser Schmerz aber sehr gut erträglich. Seine Dauer wird erheblich verringert, ja zu einem Augenblick abgekürzt, wenn der Gatte in dem Moment, da er fühlt, daß die Glans penis eindringt, den Widerstand, dem er sofort darauf begegnet, mit einer nicht rohen, aber genügend kräftigen Durchdruckbewegung beantwortet. Zieht dabei die Frau dann nicht, um Schmerzen zu vermeiden, zurück, sondern drückt sie sogar mit einem kleinen, kurzen Ruck entgegen, so ist die Zerreißung des Hymens mit einem Male zustande gekommen, die Defloration vollzogen und die Immissio penis erreicht. Die Blutung, die gewöhnlich aus den kleinen Rissen stattfindet, ist nur sehr leicht und hört von selbst auf. Ausnahmsweise ist sie ausgiebiger und hält länger an. In diesem Falle sollte die Braut sich auf den Rücken legen und zwischen ihren geschlossenen Beinen einen Baumwollstreifen gegen die untere Partie des Scheideneingangs pressen. Die Blutung hört so von selbst rasch auf. Nur in den allerseltensten Fällen ist ärztliche Hilfe nötig.

Wenn das Jungfernhäutchen nicht so leicht wie wünschbar – und oben beschrieben – zerreißen oder gedehnt werden kann, so sollen die Versuche dazu lieber auf später, das heißt auf den nächsten, vielleicht auch auf den übernächsten Tag verschoben werden. Lange andauernde, zu früh wiederholte oder allzu kräftige Bemühungen ergeben meistens nur eine Verstärkung der Empfindlichkeit oder der Furcht vor Schmerz und damit nur um so geringere Aussichten auf Erfolg. Deshalb muß auch bei der obenerwähnten »genügend kräftigen Druckbewegung« immer eine gewisse Vorsicht walten, so daß dem Vordringen des Phallos sofort Halt geboten werden kann, wenn sich die Resistenz des Hymens als zu groß, der Schmerz als zu erheblich oder die Furcht als zu stark erweist. »Verfahre denn mit Milde und Vorsicht, versuche nicht, mit einem kräftigen Stoß den unaussprechlichen Widerstand ihres verschlossenen Kelches zu brechen. Verstehe es, die Gewalt deines heißen Verlangens im Zaume zu halten; und wenn die Natur dich zu groß und zu mächtig geschaffen hat, so zögere nicht, die Vollendung deiner Deflorationsversuche auf den nächsten oder sogar auf den übernächsten Tag hinauszuschieben.« Es ist der alte mohammedanische Weise Omer Haleby, der in seinem Buche (»El Ktab«) so spricht.

Wie sind doch die Orientalen auch in *dieser* Hinsicht in Liebessachen weiser, klüger, verständnisvoller als die meisten *unserer* Männer, die meinen, jeder weitgehenden Rücksicht spotten zu müssen, weil sie sich selbst nicht als »unfähige Trottel« vorkommen wollen! – Bei manchen Völkern schreibt sogar Religion oder Brauch die Verschiebung des *ersten* Coitus auf den zweiten oder dritten Tag nach der Vermählung vor[60].

Indessen hat auch *hier* der altbewährte Grundsatz: Ne quid nimis

---

[60] Im Banda-Archipel zum Beispiel dürfen die Jungvermählten erst nach dem Verlauf dreier Nächte den Beischlaf ausüben. Eine alte Frau oder ein junges Kind muß bis dahin zwischen ihnen schlafen. (Ploss-Bartels, »Das Weib« I, Seite 549.)

(Von nichts zuviel!) zu gelten. Eine Übertreibung des Hinauszögerns der Defloration kann nach mancherlei Richtung schaden. Wer von mir einen genau umschriebenen Rat in dieser Angelegenheit verlangt, dem möchte ich sagen: Wenn es im Verlauf von vier Tagen, bei dreimal wiederholtem Versuch, nicht gelungen ist, den ersten Coitus richtig auszuführen, so wende das Paar sich an einen gynäkologisch-technisch und sexual-psychologisch geschulten Arzt um Hilfe. Dieser wird, sei es durch ein paar kleine Einschnitte in das Hymen, sei es durch psychische Behandlung oder durch beides – gegebenenfalls auch durch Beratung oder Behandlung des Mannes – fast immer noch Abhilfe schaffen können, während das, nachdem die betreffenden Noxen längere Zeit auf die Psyche eingewirkt haben, je länger je schwieriger wird.

Ist die Immissio penis gelungen, so wird es gewöhnlich nur einer verhältnismäßig geringen Zahl von Bewegungen bedürfen, um den Mann, der sich in starker psychisch-geschlechtlicher Erregung befindet, zur Ejakulation zu bringen.

Bei der Frau werden diese Bewegungen nur selten genügen, um den Orgasmus hervorzubringen. Und da auch eine, bestenfalls vorherbestehende, geschlechtliche Erregung durch die in entgegengesetzter Richtung wirkenden psychischen und körperlichen Faktoren wettgemacht wird, ist die Möglichkeit der geschlechtlichen Befriedigung für sie beim ersten Coitus jedenfalls nur gering.

Ich würde es auch nicht für richtig halten, zu versuchen, durch Fortsetzung der Bewegungen sie dennoch zum Orgasmus zu bringen. Es ist für die frisch entstandenen wunden Stellen am Hymen viel besser, wenn sie nicht länger und nicht mehr gereizt werden, als unumgänglich notwendig ist. Das scheint mir in diesem Falle von größerer Bedeutung als die Erzielung der Abreaktion bei der Frau, auf die ich sonst, wie ich immer wieder betont habe, den allergrößten Wert lege.

Man kann sich nun fragen, ob denn diese Abreaktion nicht im Anschluß an den Coitus durch Reizspiel erzielt werden sollte. Die Antwort muß meines Erachtens folgendermaßen lauten: Wenn nach Beendigung des Coitus, das ist in diesem Falle nach der Ejakulation des Mannes, die Frau trotz allem einen solchen Grad von sexueller Erregung erreicht hat, daß sie sich nach Fortsetzung der Reizung bis zur Lustlösung sehnt, und wenn das Verhältnis der Neuvermählten schon derart innig ist, daß sich eine natürliche Zurückhaltung dem nicht widersetzt, so ist diese Fortsetzung der Reizung durch Reizspiel zu befürworten unter der Voraussetzung, daß ausschließlich die Clitoris berührt und die Hymenalgegend vermieden wird.

Ob dem ersten Coitus ein Reizspiel *vorauszugehen* hat, hängt völlig von der psychischen Einstellung der Braut ab. Im allgemeinen würde ich sagen: nein. Der Effekt wird doch durch die Defloration selbst zunichte gemacht. Auch hat es sogar bedeutende Vorteile, wenn der Einfluß des ersten Coitus sich für die Frau körperlich auf die Aufgabe der hymenalen Barriere und die Gangbarmachung des Vergattungswegs beschränkt.

Außerdem könnte eine mehr als strikt notwendige Aktivität des Mannes eine mehr oder weniger scheue, wirklich jungfräulich fühlende Braut leicht in ihrem Schamgefühl verletzen, was nach Möglichkeit vermieden werden muß, weil das die an sich schon erhebliche psychische Belastung, welche die Situation mit sich bringt, noch vergrößern würde. Ferner ist das Schamgefühl des Weibes an sich eine zu schöne und zu feine – leider durch »moderne« Gewohnheiten und Kleidung oft nur allzusehr beeinträchtigte – Eigenschaft, als daß der Gatte sie nicht in jeder Richtung schonen und pflegen sollte!

Aus diesem Grunde hat er auch mit der Art seines der ersten Geschlechtsvereinigung vorangehenden Liebesspiels vorsichtig zu sein. Dem Vorspiel, als dem zarteren Teil des Liebesspiels, dem Küssen und Kosen, den süßen Worten, dem Streicheln, gebührt der größtmögliche Raum; beim intensiver erotischen, unter diesen Umständen allzu deutlichen Teile dieses Spieles aber ist eine gewisse Zurückhaltung geboten.

Besonders wichtig ist diese Zurückhaltung auch mit Hinsicht auf den Anblick des Körpers. Von der scheuen Braut zu verlangen, daß sie ihren Körper auf einmal völlig den Blicken des – sei es auch noch so sehr geliebten – Mannes preisgibt, würde eine allzugroße Zumutung bedeuten. Und sie mit dem Anblick des Phallos, der ihr riesenhaft scheinen würde, zu erschrecken, hieße nur ihren ungewollten psychischen Widerstand vergrößern.

Indessen – nicht jede Braut ist ein scheues, keusches Kind. Und daß die Umsicht, Nachsicht und Vorsicht, die einem derartigen Kinde gegenüber angebracht sind, bei einem Mädchen, das diesen Namen allein noch der Unversehrtheit ihres Hymens verdankt, nicht am Platze sind, ist wohl klar.

Zum Schluß eine rein technische Angelegenheit. Da gewöhnlich bei der Braut eine stärkere örtliche Erregung fehlt, wird oft auch die Schleimabsonderung nicht genügen, um ein richtiges Gleiten des Phallos zu gewährleisten. Dadurch wird der Vorgang erschwert und schmerzhafter gemacht. So ist es zweckmäßig, ein Gleitmittel anzuwenden, das am besten direkt in die Vulva gebracht wird. Wenn der Mann seiner Braut erklärt, daß es dazu dient, ihr den Akt zu erleichtern, wird sie es gerne dulden, und auch die suggestive Wirkung wird von Vorteil sein.

Das Gleitmittel soll rein sein (siehe Seite 143), ebenso wie die Geschlechtsorgane der beiden Gatten. Abgesehen von ästhetischen Rücksichten muß diese Reinheit verlangt werden, weil Schmutz von jeder Stelle, wo eine, sei es auch kleine Verwundung erwartet werden kann, fernzuhalten ist.

Jetzt folgen die *Flitterwochen*. Auch über sie bestehen meistens große Irrtümer, besonders bei den noch nicht verheirateten Männern. Wie diese sich in ihrer Phantasie oder in Gesprächen unter sich die Brautnacht als ein Taumeln im Hochgenuß ausmalen, so glauben sie auch, daß die ersten Wochen der Ehe eine lückenlose Kette uneingeschränkter geschlechtlicher Freuden bringen werden.

Sie irren sich. Diese Zeit ist eine Lehrzeit. Es besteht eine auffallende Übereinstimmung bei den ernsten, sachverständigen Autoren – männlichen sowohl wie weiblichen – darüber, daß die Frau unserer Regionen und unserer Zeit erst *lernen* muß, geschlechtliche Lustgefühle zu empfinden, und erst allmählich dazu fähig wird, beim Coitus den Orgasmus zu erreichen. Gerade während ich dies schreibe, bringt mir die Post das Zentralblatt für Gynäkologie, in dem über einen Aufsatz von Edelberg und Galant referiert wird, der diese und verwandte Fragen behandelt[61]. Diese Forscher sind der Meinung, daß eine ungenügende Empfindlichkeit beim Coitus im Anfang des aktiven Geschlechtslebens als physiologisch – das ist also eine normale Erscheinung – zu betrachten sei; die Frau *lernt* erst, Wollust und Orgasmus zu fühlen. Die Frequenz des temporären ungenügenden Empfindens kann nach ihrem Dafürhalten fast auf hundert Prozent veranschlagt werden.

Mag nun diese Schätzung mit ihrer absoluten Zahl vielleicht auch

[61] Monatsschrift für Geburtshilfe und Gynäkologie, Band LXVII, Heft 6, Ref. im Z. f. G., 24. Januar 1925

etwas allzu hoch bemessen sein und mögen sich ein paar Prozent abhandeln lassen – das ändert nichts an der Tatsache, daß die Frau nicht allein lernen muß, wie sie sich beim Coitus zu benehmen hat, sondern vor allem, wie und was sie beim Geschlechtsakt zu fühlen hat.

Daß also die erste Zeit der Ehe für sie tatsächlich eine Lehrzeit bedeutet, darüber kann auch nicht der geringste Zweifel bestehen.

Der Gatte ist der Lehrer. Und ein Lehrer muß an erster Stelle über Geduld und Selbstbeherrschung verfügen. Das sind zwei Eigenschaften, die der Mann in einer akuten Periode seines geschlechtlichen Lebens wahrlich nicht leicht aufbringt. Und so stellen sich meistens auch für ihn die heißersehnten Flitterwochen als eine Lehrzeit heraus, eine Lehrzeit in ehelichem Altruismus und in sexueller Selbstverleugnung, ein wirklicher Purgatorio (Berg der Läuterung). Und gerade in *dieser* Zeit wird ihm das Sprichwort der russischen Bauern in Erinnerung kommen: »Auch eine gute Ehe ist eine Bußzeit.«

Die Erweckung des geschlechtlichen Empfindens der Frau kann nur allmählich stattfinden – bei der einen freilich in bedeutend rascherem Tempo als bei der anderen. »Übung und Schonung« heißen auch hier – wie gewöhnlich, wo es sich um die Entwicklung von latenten körperlichen und psychischen Fähigkeiten handelt – die Prinzipien, die zur Anwendung kommen sollen. Schonung besonders in den ersten Tagen nach der Defloration, solange die Hymenalstelle noch schmerzempfindlich ist. Schonung auch weiter noch, solange die Vulva, infolge der noch nicht gewohnten Reizungen, eine gewisse Irritation (entzündliche Röte, Schmerzhaftigkeit) aufweist.

Übung wie bei allem, was gelernt werden muß, richtig dosiert, stufenweise vorwärtsgehend, und was die Technik der Vergattung anbetrifft, sicher nicht sprungweise oder allzu rasch fortschreitend. Die Variationen des Coitus zum Beispiel kommen erst später in Betracht; sie gehören schon zum »höheren Unterricht«.

Dieser wird aber am besten bis nach der Rückkehr von der Hochzeitsreise verschoben. Das hat mancherlei für sich: Es bleibt eine genügende Zeit für den »Elementar-Unterricht«. Die an sich schon anstrengenden ersten Wochen werden nicht mehr überlastet, und der Zeitabschnitt nach der Rückkehr, der gerade in psychischer Hinsicht, besonders für die Frau, prekär ist (weil der Mann wieder von seiner Arbeit beansprucht wird und sie sich »allein«, oft sogar

schon »vernachlässigt« fühlt), wird für beide durch den jetzt einsetzenden »höheren Unterricht«, durch die »Erziehung zur Hoch-
Ehe« gehoben.

2. Einfluß der geschlechtlichen Betätigung auf Körper und Psyche –
Sexuelle Leistungsfähigkeit

So sind wir bei der eigentlichen Hoch-Ehe angelangt. Die Gefahren,
die aus einem irrationalen Verhalten während der ersten Zeit der
Ehe gedroht hätten – Gefahren, die in einer Einwurzelung der anfänglichen sexuellen Unempfindlichkeit oder in einer örtlichen oder
allgemeinen Überreizung bestehen –, sind durch Belehrung und
Selbsterziehung behoben. Und das »harmonische, blühende Geschlechtsleben« der Gatten, das wir im Anfang dieses Buches für sie
beanspruchten, hat begonnen.

Wie gestaltet sich seine Hygiene?

Um diese Frage zu beantworten, müssen wir versuchen, uns klarzumachen, wie es um die sexuelle Leistungsfähigkeit der Gatten
steht, und uns vergegenwärtigen, in welcher Weise und in welchem
Maße die verschiedenen inneren und äußeren Umstände des Lebens
diese Leistungsfähigkeit, und überhaupt den Geschlechtsverkehr,
beeinflussen. Aus diesen Faktoren ergibt sich dann eine rationelle,
gesundheitliche Regelung des geschlechtlichen Benehmens von selbst.

Dieser Besprechung hat die Erörterung des Einflusses voranzu-
gehen, den die geschlechtliche Betätigung auf Körper und Psyche
ausübt.

Das meiste, was hierüber zu sagen wäre, ist an verschiedenen
Stellen in den vorigen Kapiteln schon so ausführlich besprochen,
daß es hier nicht wiederholt zu werden braucht. Ich beschränke mich
deshalb darauf, folgendes teilweise schon früher Gesagte hier anzuführen:

Der Geschlechtsverkehr an sich hat auf die Frau einen entschieden
günstigen Einfluß.

Ich sage »der Geschlechtsverkehr an sich«. Eine der physiologischen Folgen der Geschlechtsvereinigung, die wichtigste, von der
Natur gewollte, die Schwangerschaft, ist mit sehr verschiedenen Einflüssen auf Körper und Seele verbunden. Neben sehr günstigen Wirkungen sind ihr auch sehr ungünstige eigen. *Sie* ist es, welche die

weiblichen Geschlechtsorgane erst zur vollsten Entwicklung und Funktionstüchtigkeit bringt – und diese Teile zugleich »verdirbt«. Von *ihr* erst erhält der ganze Körper den Anstoß zur höchsten Reife und Leistungsfähigkeit – und dabei auch zu Änderungen in seinen Funktionen (zum Beispiel seinem Stoffwechsel), die eine zusätzliche Belastung für den Organismus bedeuten können. *Sie* endlich bedeutet für die gesund denkene Frau den Gipfel der Wünsche, die Mutterschaft; sie ist das gewaltigste und wunderbarste Erlebnis der weiblichen Psyche – und ruft zu gleicher Zeit, fast normalerweise, die unzweideutigen Erscheinungen der Angstneurose hervor.

Eines ist sicher: Der Einfluß des Gedankens an die Schwangerschaft spielt bei dem Geschlechtsverkehr der meisten Paare eine ungeheure Rolle. Erst wenn die Umstände, unter denen die Vergattung erfolgt, es gestatten, sich von diesem Gedanken loszumachen, kann der Geschlechtsverkehr ungehemmt zur Geltung kommen.

Besonders die Furcht vor der Schwangerschaft beeinträchtigt den Ablauf der sexuellen psychischen Prozesse oft derart, daß auch die körperliche Reaktion dadurch gehemmt, ja sogar unmöglich gemacht werden kann. Manche Ehe wird durch diese Furcht vollständig zerrüttet.

In der Einleitung dieses Buches habe ich denn auch aus diesen Gründen, aber nicht weniger um der Tatsache willen, daß das Ausbleiben von Schwangerschaft ebenfalls das Glück der Ehe vollständig zerstören kann, der Forderung eines »harmonischen, blühenden Geschlechtslebens« sofort diejenige einer »den Wünschen des Paares entsprechenden Lösung der Progeniturfrage« an die Seite gestellt, weil jene ohne diese vollständig unmöglich ist.

Wenden wir uns jetzt wieder der Betrachtung des Einflusses des Geschlechtsverkehrs an sich auf die Frau zu, so erinnern wir daran, daß eine regelmäßige (das heißt nicht auf einige Male beschränkte) normale sexuelle Betätigung die Geschlechtsorgane anatomisch und physiologisch (zum Beispiel was die Regulierung einer vorher bestehenden Unregelmäßigkeit, manchmal auch Schmerzhaftigkeit der Menstruation betrifft) günstig beeinflußt. Auch auf den übrigen Körper wirkt sie in gleicher Weise ein, und zwar dermaßen, daß die Veränderung – im Sinne eines Übergangs der mehr oder weniger kindlichen zu den reiferen Formen des *ganzen* Körpers, insbesondere aber der Brüste – sofort auffallen dürfte, wenn man eine Frau, die man als Jungfrau gekannt hat, nach ein paar Jahren sieht, ohne zu wissen, daß sie sich inzwischen verheiratet hat.

Welche der verschiedenen Faktoren, die bei der geschlechtlichen Betätigung in Betracht kommen, für das Hervorbringen dieser Veränderungen ausschlaggebend sind, ist schwer zu entscheiden.

Der wiederholte Orgasmus, den man wegen der vermehrten Blutzufuhr, die er jedesmal bedingt, als Ursache betrachten könnte, ist es nicht allein. Mädchen, die gewohnheitsmäßig Masturbation treiben, erhalten nämlich dabei oft zwar eine gewisse Vergrößerung ihrer Geschlechtsorgane, aber nicht die stärkere Allgemeinentwicklung des Körpers.

Wahrscheinlich ist es die Kombination *aller* beim natürlichen Vorgang einwirkenden Faktoren, die den vollen günstigen Erfolg in der Hinsicht gewährleistet, woraus sich folgern läßt, daß keinem dieser Faktoren Abbruch getan werden darf, ohne daß ein gewisser Schaden oder jedenfalls ein gewisses Minus entsteht.

Unter diesen Faktoren steht der psychische gewiß nicht an letzter Stelle.

Ein harmonisch verlaufendes Geschlechtsleben beeinflußt die Psyche in besonders vorteilhafter Weise. Es macht die Frau auch in seelischer Hinsicht reifer und schenkt ihr heitere Ruhe und Gleichgewicht.

Das gilt nicht nur von der Summe aller Eindrücke und Akte, aus denen sich das ganze harmonisch verlaufende Geschlechtsleben zusammensetzt, es hat auch für jeden einzelnen Coitus Geltung. Die normal ablaufende Vergattung hat auf das körperliche und seelische Befinden der gesunden Frau einen belebenden, erfrischenden Einfluß. Nur wenn die Reizung zu lange dauert und *allzu* intensiv ist, so daß die Paroxysmen einander zu oft und zu schnell folgen, resultiert anstatt dieses Wohlbehagens eine Müdigkeit und Mattheit, ein Gefühl der körperlichen und geistigen Erschlaffung. Wenn dieses Unbehagen nur kurz andauert und sich die nächsten Male nicht wiederholt, so hat es nicht viel zu besagen. Überdauert es einige Stunden der Ruhe oder tritt es nicht nur ausnahmsweise auf, so ist das eine Warnung, daß die Grenze des gesundheitsmäßig Erträglichen erreicht oder sogar überschritten wurde. Halten derartige Gefühle bis zum nächsten Tage an, so ist darin mit Bestimmtheit eine Anweisung zur Mäßigung zu erblicken.

Wo die in dieser Weise angedeutete Grenze der gesundheitsgemäßen Leistungsfähigkeit liegt, *was* die Frau an Reizen aufnehmen und an Reaktionen leisten kann, ohne daß Schaden für sie daraus entsteht, hängt von ihrer Konstitution, ihrem Temperament, von Krankheit, besonders auch von ihrer psychischen Widerstandsfähigkeit, von Ermüdung aus anderen Ursachen und schließlich von mancherlei äußeren Einflüssen, auf die wir noch zurückkommen, ab.

Es ist deshalb klar, daß diese Grenze bei der einen Frau ganz anders verläuft als bei der anderen. Auch liegt sie bei derselben Frau durchaus nicht immer an gleicher Stelle. Im Gegenteil, einmal ist sie näher, das andere Mal (oder in einer anderen Zeitspanne) weiter weg. Im allgemeinen aber wird sie nicht so bald erreicht; denn die Leistungsfähigkeit der gesunden, liebeserfahrenen Frau ist groß, bedeutend größer sogar als im Durchschnitt die Potenz des Mannes.

Wie sollte das auch wundernehmen? Hat doch der Mann – wenn wir im übrigen das, was an psychischer Spannung und an körperlicher Anstrengung von ihm und von der Frau gefordert wird, ungefähr gleich bewerten wollen – das Ejakulat zu liefern, in dem sich Unmassen von höchstwertigen Zellen befinden.

Selbstverständlich kostet es den männlichen Organismus keine Mühe, das Sperma herzugeben, wenn dessen Zellen allmählich, im Verlauf einer gewissen Zeitspanne, produziert worden sind und sich, ebenso wie ein Teil der Beiprodukte, angesammelt haben, so daß die zu ejakulierende Masse sozusagen aufgespeichert bereitliegt.

Anders wird aber die Sache, wenn Ejakulationen stattfinden sollen, nachdem der aufgespeicherte Vorrat erschöpft ist. Dann bedeuten die Reize, die eine weitere Abgabe verlangen, eine ungeheure Anforderung an die so fein abgestimmten Organe, die diese Aufgabe zu leisten haben. Auch vom ganzen Organismus werden dann besonders große Anstrengungen (psychisch und körperlich) verlangt, damit die Reize so groß werden bzw. so stark einwirken können, daß sie für das Zustandebringen dieser Sonderleistung der produzierenden Organe genügen.

Daß somit nicht jeder Mann zu jeder Zeit solchen Anforderungen entsprechen kann, ist deutlich.

Die Potenz (geschlechtliche Leistungsfähigkeit) der Männer ist, auch innerhalb der Grenzen des Normalen, sehr verschieden. Sie ist abhängig von Alter, Gesundheit, Konstitution, Temperament, Rasse, Gewohnheit, Übung, erotischen Einflüssen, anderweitigen psychischen Interessen und von mancherlei sonstigen Umständen. Vor allem aber ist sie eine persönliche Eigenschaft, von der wir nicht wissen, wodurch sie bedingt wird. Es gibt zweifelsohne »geschlechtlichstarke« und »geschlechtlich-schwache« Männer. Diese besondere »Stärke« oder »Schwäche« hat dabei nichts oder doch nur wenig mit allgemeiner Robustheit oder Debilität zu tun. Vielleicht spielt bei dieser Eigenschaft ein besonderes Produktionsvermögen der spermabildenden Organe mit. Auch mag eine weniger vollständige Entleerung des Vorrats einen gewissen Einfluß ausüben. Merkwürdig ist jedenfalls die Tatsache, daß gewisse Männer behaupten, einen Teil ihres Ejakulats willkürlich zurückhalten zu können, wenn sie einen zweiten Coitus sofort an den ersten anschließen wollen. Doch ist über diese ganze Frage nichts Genaues bekannt. Fest steht nur die Erfahrung, daß es gesunde, normale Männer im besten Alter gibt, die sich, sagen wir zweimal in der Woche, ausnahmsweise jeden Tag, vergatten können, während andere ohne Schaden für ihre Gesundheit drei- bis viermal – gelegentlich auch noch öfter – hintereinander oder mit Einschaltung von nur kurzen Pausen den Coitus vollziehen und das mehrere Tage wiederholen.

Wenn vom Manne absolut *mehr* verlangt wird, als er zu leisten vermag, antwortet sein Körper mit einem einfachen: Unmöglich! Trotz der stärksten Reizung kommt es nicht zur Ejakulation. Diese temporäre Leistungsunfähigkeit ist als eine normale Erscheinung zu betrachten. Man kann sogar eine Selbstverteidigung des Organismus gegen übertriebene Anforderungen darin sehen. Unter diesen Umständen ist von weiteren Reizversuchen völlig abzusehen, bis sich der Körper mit Sicherheit erholt hat und wieder leistungsfähig geworden ist. Das tritt gewöhnlich ziemlich bald wieder ein. Freilich darf der beschriebene Zustand sich nicht oft wiederholen; es dürfen also nicht immer von neuem übertriebene Leistungen verlangt werden.

Daß es dem Manne (und manchmal auch der Frau infolge Ausbleibens der endlichen Abreaktion) schadet, wenn in dieser Weise mehr von ihm verlangt wird, als er zu geben vermag, braucht nicht auseinandergesetzt zu werden. Ein gelegentliches Vorkommen dieses Zustands nach Höchstleistungen braucht indessen nicht zu beunruhigen.

Die Frau ist nicht nur in ihrer *Leistungsfähigkeit* dem Manne gegenüber im Vorteil, sie ist es besonders auch in dem Sinne, daß sie auch nach Verlust weiterer Reaktionsfähigkeit dennoch zum Coitus imstande ist. Sie kann sich gegen übertriebene Reize (jedenfalls teilweise) schützen, indem sie sich beim Coitus absichtlich passiv verhält, aber dieser ist ihr doch möglich. Ein temporäres Unvermögen, den Akt auszuführen, wie wir es beim Manne besprochen haben, besteht bei der Frau nicht – es sei denn durch angeborene oder wirklich krankhafte Ursachen.

Öfter als absolut *unmögliche* werden vom Manne *relativ* zu große geschlechtliche Leistungen verlangt, meistens in Form von zu rascher Wiederholung des Aktes.

Die Kriterien des »Zuviel« sind im großen und ganzen für den Mann dieselben wie für die Frau. In den Vordergrund treten beim Manne leichte Lendenschmerzen und – was schwerwiegender ist – eine Verminderung der Fähigkeit zur geistigen Arbeit. Das bedeutet also auch schon einen gewissen schädlichen Einfluß, der vermieden werden soll.

Andererseits darf aber doch nicht vergessen werden, daß eine zweite und (bei starker Potenz) dritte Vergattung, die sich der ersten bald anschließt, große Vorteile bieten kann. Bei dem ersten Coitus nach einigen oder gar vielen Tagen der Karenz braucht der Mann oft so wenig Reize, um zur Ejakulation zu gelangen, daß diese der Frau nicht oder nur knapp genügen, und der Coitus beiden Gatten bestenfalls zwar eine Abreaktion bringt, aber doch nur ein Minimum an Sexualgenuß schenkt, das ihrem Liebesbedürfnis bei weitem nicht entspricht. Diesem Mangel, der wichtig ist, weil er Enttäuschung bedeutet – und nichts ist für Liebe fataler als Enttäuschung beim Geschlechtsverkehr! –, wird abgeholfen durch eine baldige Wiederholung der Vergattung. Ob sofort anschließend, ob nach einer Stunde der Ruhe oder erst am nächsten Morgen, das hängt so sehr von der Potenz des Mannes, von der Stimmung der Ehegatten und von so manchen Faktoren ab, daß sich ein Schema dafür nicht geben und ein diesbezüglicher Rat schwer erteilen läßt.

Soll ich einen Rat erteilen, so würde er – bei nicht zu geringer Potenz des Mannes – lauten: Lasset das Nachspiel der ersten Vergattung allmählich in das Vorspiel und Liebesspiel der zweiten Vereinigung übergehen. Das Liebesspiel kann sich dabei besonders gut entwickeln und etwas in die Länge ziehen und gerade unter diesen Umständen zur vollen Entfaltung kommen. Währenddessen hat der männliche Körper genügend Zeit zur Erholung von der ersten Ejakulation und zur Vorbereitung der folgenden, während für beide Gatten die Reize sich in harmonischer Weise langsam steigern. So ergibt sich die Gelegenheit, den Liebesgenuß völlig auszukosten und den gegenseitigen Gefühlen freien Lauf zu lassen (wobei auch die Frau sich in aktiver Weise an dem Liebesspiel betätigen mag). Hat der Mann nach dieser wiederholten Vergattung die Möglichkeit, sich genügend auszuruhen und lange genug zu schlafen – weshalb ein derartiger Geschlechtsverkehr am besten auf den Anfang der Nachtruhe verlegt wird –, so ist die Gefahr, daß er sich am nächsten Morgen ermüdet fühlen wird, gering. Sollten sich aber, anstatt des Wohlgefühls, der Empfindung von gehobener Kraft, der Frische, der vermehrten körperlichen und geistigen Leistungsfähigkeit, welche die normalen Folgen des Coitus sind, am nächsten Tage die erwähnten Ermüdungserscheinungen bei ihm zeigen, so kann dieser Schaden ausgeglichen werden, indem der nächste Coitus um einige Tage hinausgeschoben wird. Auch kann aus einer solchen Erfahrung die Lehre gezogen werden, daß es das nächste Mal beim wiederholten Coitus besser ist, wenn die Gattin eine mehr aktive Rolle beim Akte selbst übernimmt.

Es könnte mich nicht wundern, wenn dieser oder jener meiner Leser den Gedanken in sich aufkommen fühlte: das, was ich oben über die Leistungsfähigkeit der Frau im Geschlechtsverkehr im Vergleich zu der Potenz des Mannes erwähnt habe, würde sich schlecht mit dem in den vorhergehenden Kapiteln über ihre weit geringere Erregbarkeit Gesagten vertragen und auch gar nicht mit meinen Mitteilungen über die Häufigkeit der weiblichen Frigidität (Geschlechtskälte) stimmen.

Wer aber eine genügende Zahl von Frauen in ihrem Geschlechtsleben kennt und sie in verschiedenen Phasen dieses Lebens hat beobachten können, weiß, daß hier nur ein scheinbarer Widerspruch vorliegt. Und wer meine Ausführungen mehr als oberflächlich gelesen hat, wird auch gar nicht auf einen derartigen Gegensatz gestoßen sein. Der Bedeutung der sich daraus ergebenden praktischen Folgerungen wegen will ich aber den Sachverhalt kurz zusammenfassen: Die neuvermählte Frau ist im Geschlechtsverkehr in der Regel mehr oder weniger vollständig »kalt«. Sie muß zur Liebe (im vollen Sinne, wie wir sie hier ins Auge fassen) erzogen werden. Gelingt diese Erziehung dem Gatten nicht (meistens weil er sich keine Mühe dazu gibt), so *bleibt* sie frigid – es sei denn, daß das vom Gatten Versäumte von einem anderen Manne nachgeholt wird. Aber auch wenn sich der Gatte als guter Erzieher zeigt, bleibt meistens doch die Frau in der ersten Zeit noch in der Erregbarkeit gegen ihn zurück, was in der ausführlich besprochenen Weise zu kompensieren ist. Erst allmählich wächst die junge Gattin zur geschlechtlich-vollreifen, liebeserfahrenen Frau heran, wobei allerdings auch in dem dann erreichten Stadium noch sehr wohl möglich bleibt, daß ihr die relativ wenigen Reize, die den Gatten nach einer gewissen Karenz zur Ejakulation bringen, nicht zum Orgasmus genügen. Aber ihr Verlangen nach dem Geschlechtsverkehr hat sich inzwischen so entwickelt, daß es dem des Mannes wenigstens gleichzustellen ist. Und ihre Leistungsfähigkeit übertrifft dann meistens die des Mannes.

Daß auch dabei in der Regel Erziehung und Angewöhnung ausschlaggebend sind, ist klar. Ich meine daraus für die Praxis einen Schluß ziehen zu müssen, dessen Berechtigung sich mir in meiner ärztlichen Tätigkeit nicht so ganz selten bestätigt hat, und den ich in die Form einer Warnung kleiden will: Ich rate dem Gatten, seine Frau nicht in unüberlegter Weise an Höchstleistungen zu gewöhnen, denen *sie* auf die Dauer *wohl*, *er* aber *nicht* gewachsen sein würde. Es gibt manche Frauen, im Wesen nicht sehr temperamentvoll veranlagt, die es ertragen, mit dem Gatten von Zeit zu Zeit eine Höhenperiode des Geschlechtsverkehrs zu durchleben, in der er sie zu maximalen Liebesgenüssen und Leistungen hinaufführt, ohne daß sie darunter leiden, wenn die Liebesstürme sich legen und eine weniger bewegte Zeitspanne anbricht. Neben diesen stehen aber andere Frauen, die, einmal an das Maximum der sexuellen Genüsse gewöhnt, sich nicht damit abfinden können, wenn sie nach einer gewissen Zeit ihre Ansprüche herabstimmen müssen. Da wird der Gatte die Geister, die er rief, nicht mehr los und hat nun zu wählen zwischen einer für das eheliche Glück sehr bedenklichen »Nervosität«[62] bei seiner Frau und seiner eigenen chronischen geschlechtlichen Überspannung, die einen an Geist und Körper geschwächten Neurotiker aus ihm macht. Oft ist es nicht einmal mehr möglich, zwischen diesen beiden Übeln zu wählen, so daß dann die schlimmen Folgen sich nach beiden Seiten entwickeln. Jedenfalls wird der Gatte, der eine heißblütige Frau heimgeführt hat, gut daran tun, in seinen Perioden er-

[62] Es ist jetzt eine von den Nervenärzten allgemein anerkannte Erfahrung, daß die weibliche Psyche auf jede Verdrängung (unbewußter oder bewußter) sexueller Wünsche mit neurotischen Erscheinungen reagiert.

höhter Leidenschaft ihre Erwartungen nicht *allzu* hoch zu stimmen, damit ihn später seine Unvorsichtigkeit nicht zu teuer zu stehen komme.

Eine weitere, für die Praxis des ehelichen Lebens sehr wichtige Frage verdient ebenfalls von dem hier eingenommenen Standpunkt aus betrachtet zu werden, um so mehr, als die diesbezüglichen Erwägungen für gewöhnlich wenig oder nicht zur Geltung gelangen. Ich meine die Frage nach dem Altersunterschied, der vernunftgemäß zwischen den Gatten bestehen soll.

Es gibt Idealisten, die der Meinung sind, die Menschen sollten sich jung verheiraten, wobei also ein bedeutender Altersunterschied von selbst ausgeschlossen ist. Früher war man der Ansicht, daß dem Gatten in Sachen des Geschlechtsverkehrs die Führung, ja die Erziehung seiner Frau obliege. Die junge Frau von heute wird erfahren, daß diese Ansicht weiter besteht, aber ihre Rolle wird mehr die jemandes sein, der gemeinsame Erfahrungen teilt, als die einer Novizin ohne Wissen von der Welt und dem Leben: Die Gründe, die heute gegen die Ehe zwischen Jugendlichen sprechen, sind denn auch nicht Mangel an sexueller Erfahrung, sondern eher soziale, finanzielle und psychologische Unreife.

Andere legen Wert darauf, daß der Mann entschieden älter und lebenserfahrener sei als seine Frau, aber wenn er schon zehn Jahre älter ist als sie, so ist er natürlich auch nicht mehr »ganz jung«. Obwohl zu Beginn der Ehe die Verbindung zwischen einem Mann von Dreißig und einem zwanzigjährigen Mädchen alles für sich hat, so läßt doch die Betrachtung der Sachlage vom Standpunkt der Übereinstimmung in geschlechtlicher Leistungsfähigkeit es besonders mit Hinsicht auf spätere Zeit wünschenswert erscheinen, den Altersunterschied um einige Jahre zu verkleinern. Der Mann von fünfzig Jahren fängt langsam an, »älter« zu werden. Wenn er auch noch lange – besonders wenn er in Übung bleibt, wie ich es am Ende des IV. Kapitels empfohlen habe – eine respektable Potenz behalten und bis zum hohen Alter imstande sein kann, den Geschlechtsverkehr zur vollen Zufriedenheit der *beiden* Beteiligten auszuüben, so vermindert sich doch allmählich sowohl seine Leistungsfähigkeit in bezug auf die Häufigkeit des Verkehrs als sein geschlechtliches Verlangen.

Die Frau von vierzig Jahren dagegen ist in der jetzigen Zeit noch eine junge Frau. Sie ist, wie der Psychologe James Douglas sehr richtig hervorhebt, nicht »älter« als vor einem Jahrhundert die Dreißig-

jährige war. Erst mit fünfundvierzig Jahren, nicht selten auch erst
später (daß ich bei all diesen Zahlen schematisiere, versteht sich),
fängt sie an, »älter« zu werden. In der dazwischenliegenden Zeitspanne aber ist weder ihre Leistungsfähigkeit herabgesetzt noch ihr
Verlangen vermindert; es ist im Gegenteil gewöhnlich mehr oder
weniger verstärkt.

Außerdem – auch bei nur leicht verstärktem oder sogar bei gleich
gebliebenem Verlangen genügt es, wenn die seit Jahren an einen
regen, intensiven Geschlechtsverkehr gewohnte Frau gerade in einer
Zeit, wo der Gedanke, »daß es nun bald vorbei sein wird«, sich ihr
in bedrückender Weise aufdrängt, sich nicht mehr *so* wie früher befriedigt fühlt, um innere Konflikte in ihr hervorzurufen. Man weiß
bei solchen inneren Konflikten nie, zu welchen Erscheinungen sie
schließlich führen werden. Ein Glück, wenn es beim inneren Kampf
und bei leichten »nervösen Beschwerden« bleibt[63]. Es können sich
aber auch schwere (psycho-)neurotische Symptome ergeben oder –
äußere Konflikte, die um so tragischer sind, da sie ohne »Schuld«
eines der beiden Gatten nach jahrelanger glücklicher Ehe eintreten.

Es scheint deshalb in jeder Hinsicht besser zu sein, wenn der Altersunterschied zwischen den Gatten nur wenige Jahre beträgt, so
daß sie ihr Eheleben mit annähernd gleicher Erfahrung beginnen
können. Wenn es eine frühe Ehe ist, können sie gemeinsam einen
wachsenden Bereich persönlicher Eindrücke und Erfahrungen teilen.
Wird die Ehe erst in reiferem Alter geschlossen, so können die Gatten ihre Erfahrungen mitbringen und so ihre Beziehungen festigen.
Den Nachteil des »schon vorgeschrittenen Alters« bei der ersten Geburt kann in vollstem Vertrauen auf unser jetziges geburtshilfliches
Können getrost in Kauf genommen werden.

3. Beeinflussung des Geschlechtsverkehrs durch innere und äußere Umstände

Innere und äußere Umstände können in vieler Beziehung und in
verschiedener Weise auf den Geschlechtsverkehr von Einfluß sein.
Wir haben sie zum sehr großen Teil schon im Vorhergehenden besprochen.

[63] Vgl. auch das im III. Kapitel (S. 91 ff.) über das Klimakterium und Prä-
klimakterium Gesagte.

Da war bis jetzt den Einfluß von Speisen und Getränken auf das geschlechtliche Verlangen und Vermögen noch nicht erwähnt haben, wollen wir uns zunächst kurz damit befassen.

Man *kann* diesen Gegenstand sehr eingehend behandeln. Das zeigen gewisse Bücher aus dem 16. und 17. Jahrhundert, die sich ausführlich mit allem beschäftigen, was an Speise und Trank imstande ist, die Libido (das Geschlechtsverlangen) zu verstärken, die Fähigkeit des sexuellen Genießens zu erhöhen und die Potenz (Leistungsfähigkeit) zu heben. Sowohl die in Europa, namentlich in Frankreich, erschienenen Schriften dieser Art wie auch die orientalischen geben nicht allein die Speisen an, die im obenerwähnten Sinne wirksam sein sollen, sondern auch ihre genaue Zubereitung. Manche dieser Angaben sind aber schon auf den ersten Blick als Phantasien zu erkennen, die vorzugsweise in der Symbolik wurzeln. Diese tritt zum Beispiel in den Vordergrund bei der Empfehlung von Produkten, die aus Orchideen zubereitet sind (Orchis = Hoden).

Es ist aber nicht in Abrede zu stellen, daß auch in dieser Richtung die Liebeskunst stark zurückgegangen ist und nicht mehr von allen ihr zu Gebote stehenden Mitteln denjenigen Gebrauch macht, den sie, ohne irgendwelchen Schaden zu stiften, machen könnte. Nur ganz ausnahmsweise scheinen Frauen noch geschriebene alte Rezepte von Speisezusammenstellungen zu besitzen, die sie in dieser Hinsicht für besonders wirksam halten.

Früher war allgemein anerkannt, daß üppige Kost zur Ausübung der geschlechtlichen Tätigkeit reize, während eine knappe Diät, mehr noch wirkliche Unterernährung, diese Funktionen hemme (wobei sie aber wahrscheinlich die weibliche Fruchtbarkeit erhöht!). Das gilt auch heute noch.

Fleischkost reizt, besonders Wildfleisch. Eier haben von altersher den Ruf, in sexueller Hinsicht besonders zu wirken, sowohl zur Stimulierung wie als Restaurationsmittel nach großen sexuellen Leistungen. Auch heißt es, daß ihr Genuß die Bildung der Spermatozoiden günstig beeinflußt. Von dieser Wirkung abgesehen, soll Milchreis einen ähnlichen Einfluß ausüben, ebenso in Milch gekochte Rüben. Als Produkt der feinen Küche verdient hier noch die Krebssuppe Erwähnung, die auch in der diesbezüglichen Wirkung der berühmten Meerschwalbennester-Suppe ähneln soll.

Von eigentlichen Reizspeisen nenne ich an erster Stelle den im Volksmund berühmten Sellerie, von den feineren die Artischocken und besonders die Spargel, die ihren Ruf wohl der Tatsache verdanken, daß ihre spezifische Substanz durch die Nieren ausgeschieden wird und die Harnwege mehr oder weniger reizt. Dann Trüffeln, die den Übergang von den eigentlichen Speisen zu den reizenden Gewürzen bilden. Als solche nenne ich: Safran, Zimt, Vanille, Pfeffer, Pfefferminze, Ingwer.

Von Getränken ist Alkohol das wirksamste. In kleineren Mengen wirkt er bestimmt anregend, während er in großer Quantität lähmenden Einfluß ausübt. Dieser wird aber in gewissem Sinne wettgemacht durch den Ausfall hemmender Faktoren psychischer Art. Chronischer Alkoholismus wirkt – abgesehen von augenblicklichen sexuellen Exzessen – stark schädigend auf die geschlechtlichen Funktionen. Auch Mißbrauch von Kaffee und Tee sowie von Tabak läßt eine ungünstige Einwirkung erkennen. Es mag sein, daß dieselben Mittel bei kleinen Mengen anzuregen vermögen (wie der Alkohol), doch können nur wenige, für diese Stoffe besonders empfindliche Menschen eine derartige Wirkung an sich selbst beobachten.

Neben diesen Nahrungs- und Genußmitteln, die der Mensch regelmäßig oder gelegentlich im gewöhnlichen Leben zu sich nimmt, gibt es verschiedene, ihm ausnahmsweise und mit bestimmten Zwecken verabreichte Stoffe, die auf die geschlechtliche Betätigung Einfluß ausüben. Dieser Einfluß kann nebenher auftreten oder beabsichtigt sein. So haben gewisse Medikamente, zum Beispiel die Brom- und die Valerianpräparate sowie verschiedene Schlaf- und Beruhigungsmittel, nicht allein den Effekt der Verminderung der allgemeinen Erregbarkeit, sondern setzen auch das geschlechtliche Verlangen herab. Andererseits bewirken diese Beruhigungsmittel eine für den Coitus günstige Entspannung, wenn bei einem Partner Ängstlichkeit vor geschlechtlichen Dingen besteht.

Andere Arzneien, die den allgemeinen Gesundheitszustand heben, wirken dadurch ebenfalls verstärkend auf die geschlechtliche Funktion. Unter diesen Heilmitteln befinden sich auch solche, die, wie die Verbindungen des Phosphors, das geschlechtliche Verlangen verhältnismäßig *stark* in positiver Richtung beeinflussen.

Die Mittel, durch die man absichtlich das geschlechtliche Verlangen erwecken oder heben und die Zeugungskraft verstärken will, werden nach der griechischen Liebesgöttin Aphrodite Aphrodisiaca genannt. Schon im klassischen Altertum – erst recht bei den alten Ägyptern, Assyrern, Persern und, nicht zu vergessen, den Chinesen – spielt der

Liebestrank (Philtron) eine große Rolle. Die thessalischen Frauen galten als besonders erfahren in seiner Bereitung. Was da nicht alles hineinging: die Glückshaube eines Füllens, andere Teile der Nachgeburt des Pferdes, der Scheidenausfluß rossiger Stuten, die Zunge eines bestimmten Vogels, Taubenblut, Teile eines Fisches, auch Insekten, Eidechsen, und noch allerhand anderes, meistens ekelhaftes Zeug.

Daß es sich bei den erwähnten Bestandteilen tierischer Herkunft um nichts anderes als Zaubermittel handelte, ist klar. Anders mag es schon gestanden haben, wenn Kalbshirn – ebenfalls eine oft zur Anwendung gebrachte Substanz – hinzugefügt wurde, das wegen seines Lezithingehaltes jedenfalls eine gewisse Wirksamkeit haben konnte, oder dann, wenn gar Geschlechtsdrüsen von Tieren dem Philtron beigegeben wurden. Wenn es auch fraglich scheint, ob dabei an eine *rationelle* Behandlung des zu geringen geschlechtlichen Vermögens gedacht werden darf, so ist auf jeden Fall die Anwendung dieser Organsubstanzen als Vorläufer der modernen organotherapeutischen Methoden bei ungenügender Funktion der Geschlechtsorgane interessant.

Was in Hinsicht auf die Bestandteile tierischer Art gesagt wurde, gilt auch für die Aphrodisiaca pflanzlicher Herkunft. Auch da geht es meistens um reine Zaubermittel, denn bei der Verabreichung eines Liebestranks bestand so gut wie immer die Absicht, eine unwiderstehliche Leidenschaft für eine *bestimmte* Person zu erwecken[64].

Auch das ganze Mittelalter hindurch begegnen wir dem Liebestrank. Indessen tritt neben dem reinen Zaubermittel, das blitzartig Liebe entstehen lassen soll – ein Vorgang, mit dem wir besonders durch die Tristansage vertraut sind –, die Anwendung von Stoffen zur Hebung der Potenz in den Vordergrund. Mochte es sich dabei auch ursprünglich noch immer um Substanzen gehandelt haben, die nur symbolische oder mystische Bedeutung hatten, so werden doch seit dieser Zeit solche zur Anwendung gebracht, die alles weniger als unschädlich für die Gesundheit sind. Sie wirken, wie das zum Beispiel mit den aus Spanischen Fliegen hergestellten Kantharidinprä-

---

[64] Mittel, die eine entgegengesetzte Wirkung ausüben sollen, findet man in der Literatur viel seltener erwähnt. Als Beispiel eines »Gegengifts« gegen die (durch Zauberei erregte) Liebe nenne ich den Extrakt der weißen Seerose. Von wirklich beruhigenden pflanzlichen Stoffen mögen weiter die seit uralten Zeiten bekannte Baldrianwurzel und der Hopfen als Volksmittel, welche die Herabsetzung sexueller Erregung fördern, genannt sein.

paraten der Fall ist (»italienische Elixiere«, »Pastilles galantes«), indem sie die Harnwege, besonders die Harnröhre, reizen, wobei die Reizung in die Genitalsphäre ausstrahlt. Sie reizen aber nicht allein diesen letzten Abschnitt der Harnorgane, sondern auch die Blase und, was noch bedenklicher ist, die Nieren, und zwar derart, daß gefährliche Nierenentzündungen entstehen können.

Bei den Eingeborenen des tropischen Westafrikas steht die Rinde des Yohimbe-Baumes seit uralten Zeiten als Aphrodisiacum in Ehren. In den letzten Jahrzehnten wurde auch bei uns der isolierte Wirkstoff dieser Rinde – das Yohimbin – als wirksames Präparat gebraucht. In den letzten Jahren jedoch wurde dieses Mittel fast völlig verdrängt durch die Anwendung der Geschlechtshormone. Die wirksamsten Vertreter dieser Hormone sind die Androgene, und zwar als Testosteron-Propionat in öliger Lösung für die intramuskuläre Injektion und als Methyl-Testosteron in Tablettenform. Da dieses Androgen durch den Magensaft zerstört wird, ist die Tablette wirkungslos, wenn sie geschluckt wird; man legt sie deshalb unter die Zunge, sie wird dann durch die Mundschleimhaut resorbiert. Testosteron-Propionat steigert bei der Frau die Libido und wird deshalb bei gewissen Fällen von Frigidität verschrieben. Es muß, wegen seiner vielen Nebenwirkungen, mit großer Vorsicht benutzt werden; unter anderem sieht man oft eine starke Zunahme der Körperbehaarung.

Der Laie soll von diesem Medikament nicht auf eigene Faust Gebrauch machen, weder in reiner Form noch in Gestalt der viel angepriesenen Geheimmittel »zur Hebung der Manneskraft«. Die Behandlung der Impotenz – die aus so verschiedenen Ursachen entstehen kann – gehört nicht in die Hände der Laien, sondern in die des dazu berufenen Arztes. Ein Versuch aber, das normale geschlechtliche Verlangen und die normale sexuelle Leistungsfähigkeit durch ein stark wirkendes Mittel künstlich hinaufzuschrauben, muß über kurz oder lang zu Schaden führen.

Ergibt es sich ausnahmsweise als wünschenswert – zum Beispiel um berechtigte Wünsche des Partners erfüllen zu können –, ein zeitweiliges geschlechtliches Minus auszugleichen, so können die erwähnten diätetischen Maßnahmen mit Erfolg herangezogen werden.

Als Hilfsmittel läßt sich außerdem ein heißgemachtes Kissen, das tief in den Rücken gelegt wird, anwenden. Wärme und Entspannung sind hier die wirksamen Faktoren.

Bäder, die ich Frauen und Männern mit Erfolg angeraten habe, kann man als Vollbäder und Sitzbäder, als natürliche und künstliche Kohlensäurebäder nehmen. Eine längere Serie von Vollbädern wird in den vielen Badeorten als systematische Kur zur Behandlung der weiblichen Geschlechtskälte verordnet. Man kann hin und wieder einen gewissen Erfolg davon sehen, besonders wenn der Gatte die Kur mitmacht, das heißt im Badeort anwesend ist, und die Frigidität nur relativ war; auch mögen andere Faktoren als die Bäder dabei einen günstigen Einfluß ausüben. In der Regel aber ist eine Frigidität, die der Gatte zu Hause nicht hat besiegen können, ein zu schwerer Fall für eine Badekur.

Für den Mann kann ein kohlensaures Vollbad besonders dann angebracht sein, wenn sein geschlechtliches Verlangen durch ein gewisses Gefühl von Müdigkeit beeinträchtigt wird. Es behebt dieses Gefühl – wenn es nicht zu stark und nicht durch tatsächlich zu große Anstrengungen entstanden ist – und übt dabei auch noch einen leichten örtlichen Reiz aus.

Will man sich auf diesen beschränken, so kommt für beide Geschlechter das kohlensaure Sitzbad in Betracht, das den Vorteil der Einfachheit mit dem der Konzentrierung der Reizwirkung auf den unteren Teil des Rumpfes verbindet. Es kann bei leichten Formen von örtlicher Untererregbarkeit ein gutes Hilfsmittel zur Vorbereitung auf den sich anschließenden Geschlechtsverkehr darstellen. Der Arzt, der es zu diesem Zweck verordnet, wird aber gut daran tun, zu bedenken, daß eine Maßnahme, die allzu deutlich das Gepräge einer künstlichen Vorbereitung für den *geplanten* Coitus trägt, besonders für die Frau einen Schönheitsfehler bedeutet, der ihre erotischen Gefühle hemmend beeinflussen könnte. Diese Schwierigkeit wird vermieden, wenn das Sitzbad während einiger Zeit regelmäßig jeden Abend genommen wird, unmittelbar bevor man sich zu Bett begibt. Wenn sich dann der Geschlechtsverkehr anschließt, behält er den Charakter der Spontaneität, dessen er für einen möglichst guten und schönen Verlauf bedarf.

Im übrigen ist, wenn auch nichts dagegen steht, daß die Gatten gelegentlich derartige unschädliche Mittel zur Hilfe heranziehen, doch keinesfalls aus dem Auge zu verlieren, daß diese bei weitem nicht imstande sind, eine genügende psychische und körperliche Vorbereitung zur Vergattung zu ersetzen. Für ein genügendes Vorspiel und vor allem für ein gutgeführtes Liebes- oder Reizspiel kann nichts anderes gleichwertig eintreten. Hierin aber kann eine gute

Technik fast jedes Minus des Partners – soweit es nicht bestimmt krankhaft ist – ausgleichen. Auch die Frau soll davor nicht zurückscheuen, besonders wenn es gilt, dem Gatten die Überwindung einer zeitweiligen Untererregbarkeit zu erleichtern. Es muß aber auch hier wieder betont werden, daß ein Verlust des sexuellen Verlangens in seiner *chronischen* Form (also Impotenz beim Mann und Frigidität bei der Frau) beinahe immer seelische Ursachen hat; beim Andauern dieser Zustände sollte bei einem Arzt Hilfe gesucht werden, dessen Spezialausbildung ihn dazu befähigt, sich solcher Fälle anzunehmen.

Von den die Sexualsphäre beeinflussenden, früher noch nicht erwähnten Momenten haben wir noch einige zu nennen, die durch Übertragung von Bewegungen auf den Körper erregend wirken können.

Es geht dabei der Hauptsache nach um mehr oder weniger rhythmische Stöße, die während längerer Zeit dem sitzenden Körper versetzt werden. Beim Reiten, aber öfter beim Fahren im Wagen oder in der Eisenbahn, seltener im Auto oder auf dem Fahrrad, kann beim Manne eine Erektion auftreten. Man wäre geneigt daraus abzuleiten, daß es gerade die kurzen, kleinen, harten Stöße sind, die diesen Reiz ausüben, während die mehr elastischen, längeren und stärkeren Stöße in dieser Hinsicht geringere Wirksamkeit aufweisen. Es ist dabei zu betonen, daß in diesem Falle die Erektion nicht von erotischen Gedanken ausgeht. Sie kannn entstehen, während die Psyche völlig in anderer Richtung absorbiert ist, und erst zum Bewußtsein kommen, wenn sie schon da ist. Dann aber kann sie erotische Vorstellungen auslösen. Diese können dann wieder, wenn die Gelegenheit da ist, zu sexuellen Handlungen führen. So erklärt sich die relativ hohe Frequenz des Geschlechtsverkehrs während oder unmittelbar im Anschluß an eine Fahrt, auch bei Paaren, die sonst genügende Gelegenheit zu diesem Verkehr haben.

Wie es um eine derartige Reizung bei der Frau steht, weiß ich nur sehr ungenügend. Ich habe Masturbantinnen gekannt, die mir klagten, daß eine Fahrt sie zu der von ihnen selbst verpönten Handlung treibe. Ich kenne einige normale Frauen, die nie etwas in dieser Richtung gefühlt haben. Weiter gehen meine Erfahrungen nicht.

Ob der Geschlechtsbetätigungstrieb beim Menschen periodischen Schwankungen unterworfen ist, und mehr noch, wie sich diese

Schwankungen gestalten, darüber gehen die Meinungen noch immer stark auseinander. Das wird wohl auch so bleiben, weil der Mensch nun einmal dazu neigt, eigene Erfahrungen und Beobachtungen zu verallgemeinern, und weil eine Periodizität des sexuellen Verlangens sich zwar manchmal, jedoch in sehr verschiedener Form, erkennen läßt.

Die Frage hat, wenn sie nicht falsch beantwortet wird, für die Gestaltung des Geschlechtsverkehrs in der Ehe und damit für die seelische und körperliche Hygiene der Hoch-Ehe nur einen bedingten Wert.

Wenn es ein Frühlingsmaximum[65] gibt, wie die meisten Autoren – in Analogie zu Brunstzeit der Tiere und in Übereinstimmung mit den stark sexuell betonten Frühlingsfesten der Naturvölker – annehmen, so wirkt das auf *beide* Gatten ein. Es wird also die Harmonie ihrer Wünsche nicht stören, ebensowenig wie eine zweite, im Herbst auftretende Höhenzeit oder ein Winterminimum – die ich indessen beide nicht habe beobachten können.

Von mehr Bedeutung wäre ein zweiwöchentliches oder monatliches Anschwellen der geschlechtlichen Wünsche, das einige Männer bei sich selbst wahrgenommen haben wollen. Im Falle der Alternierung einer solchen periodischen Erhöhung mit einem vierzehntägigen Rhythmus beim Weibe wäre es selbstverständlich schwerer als sonst für die Gatten, zur Übereinstimmung ihrer Wünsche zu gelangen.

Weit häufiger als beim Manne ist bei der Frau die Rede vom periodischen An- und Abschwellen des geschlechtlichen Verlangens. Die vielen Autoren aber, die sich zu diesem Gegenstand geäußert haben – meistens mit solcher Überzeugung, daß sie ihre Erfahrung oder Auffassung zum Naturgesetz stempeln wollen –, stimmen ebensowenig in ihren Aussagen überein wie die Frauen, die man über diesen Punkt befragt. Am kräftigsten wird das Vorkommen einer Periodizität mit zweiwöchentlichen Steigerungen verteidigt, die so verteilt sind, daß die eine auf die der Menstrualblutung vorangehenden Tage fällt, während die andere im Intermenstruum (mitten zwischen zwei Menstrualblutungen) liegt. Beide Erhöhungen dauern – nach den Büchern – einige, meistens drei bis vier Tage; die, welche der Blutung vorangeht, ist stärker und mehr konstant, während die andere nicht selten weniger ausgesprochen sein soll und

---

[65] Die Statistik weist einen Konzeptionsgipfel im Monat Mai auf.

sich bei Frauen mit relativ geringer Erregbarkeit überhaupt nur sehr schwach (oder gar nicht) zeigt, so daß die zweiwöchentliche Periodizität zu einer vierwöchentlichen wird. Auch im Falle einer Beeinträchtigung des Gesundheitszustands oder bei körperlicher sowie geistiger Ermüdung, bei chronischer Überanstrengung, bei drückenden Sorgen, soll zuerst die intermenstruelle Steigerung der Libido ausfallen, und erst bei noch größerer Intensität derartiger Schädigungen die andere. Diese Theorie ist am eingehendsten durch die englische Naturforscherin Marie Stopes verteidigt worden, die ihre diesbezüglichen Erfahrungen und Beobachtungen in einer interessanten Kurve veranschaulicht hat. Die prämenstruelle Erhebung dieser Kurve stimmt in auffallender Weise überein mit der Temperaturkurve (Seite 81), die ich – wie früher auseinandergesetzt wurde – als die typische Vertreterin des Verlaufs der allgemeinen Lebensverrichtungen betrachte.

Es liegt also auf der Hand, auch in dieser, der Menstruation vorangehenden Verstärkung der Leistungsfähigkeit der Frau eine Teilerscheinung der allgemein erhöhten Intensität der in ihrem Körper sich abspielenden Prozesse zu sehen und beide auf die Stimulierung durch die Sekrete des Corpus luteum, das gerade dann in seiner höchsten Blüte steht, zurückzuführen[66].

Nebenbei bemerkt ließe sich daraus folgern, daß durch Einverleibung von Gelbkörpersubstanz in geeigneter Form eine Hebung der (zu geringen) sexuellen Fähigkeiten der Frau möglich wäre. Tatsächlich wird von derartigen Erfolgen berichtet, doch sind die Resultate noch nicht unzweideutig.

Übrigens kann für eine Steigerung der Libido in diesen Tagen noch ein anderer, rein örtlicher Faktor mitverantwortlich gemacht werden: der prämenstruelle Blutandrang zu den Geschlechtsorganen.

Die zweite Erhebung der Stopesschen Kurve fängt genau nach dem Tage der Ovulation (Eilösung) an. Sie fällt also zusammen mit dem Anstieg aller Erscheinungen, der, wie wir in Kapitel III 3 gesehen haben, dem Anfang der Bildung des Gelbkörpers folgt. Der Unterschied ist aber der, daß die Erhöhung der Libido (wie Frau

[66] Die Aktivität des Corpus luteum und der Ovarien überhaupt ist natürlich nicht autonom: sie wird vom Hypophysen-Vorderlappen und vom Hypothalamus gesteuert.

Stopes sie abbildet) nach drei bis vier Tagen wieder abflaut, während die Kurve der Temperatur usw. – immer der Linie der fortschreitenden Entwicklung des Corpus luteum folgend – weiter steigt.

Vom zweckbegrifflichen Standpunkt aus betrachtet, muß eine der Eilösung folgende Steigerung des Geschlechtsbetätigungstriebs als den Absichten der Natur besonders angepaßt erscheinen.

Allein die hier gemeinte, am 12. bis 13. Tage nach Anfang der Menstruation eintretende Verstärkung der Libido ist weit davon entfernt, konstant zu sein. Sie ist sogar nicht einmal häufig. Wenn ich – sei es auch mit einer gewissen Reserve, was die Frequenz des Vorkommens anbetrifft – Marie Stopes im allgemeinen darin beipflichten kann, daß manche Frauen in den Tagen vor der Menstruation einen verstärkten Annäherungstrieb empfinden, so muß ich ihr für die intermenstruelle Zeit entgegenhalten, daß ich öfters die Auskunft bekommen habe, das Verlangen sei in den ihr (Stopes) betonten Tagen eher kleiner[67] als größer.

Eher könnte ich mich noch der Meinung Marshalls anschließen, der sagt: »Die Zeit der stärksten sexuellen Gefühle ist im allgemeinen die, welche dem Abschluß der Menstruation unmittelbar folgt.«

Eine sich an die Blutung anschließende, nicht selten auch schon während des Endes der Menstruation auftretende Verstärkung des Verlangens nach Geschlechtsverkehr findet man von vielen Beobachtern (auch schon bei den Antiken) in der Literatur erwähnt.

Die besprochenen Maxima sind nicht die einzigen, denen man beim weiblichen Geschlechtsverlangen begegnet. Gelegentlich wird von Frauen mit Bestimmtheit noch irgendeine andere Zeit, zum Beispiel die der Menstruation selbst, als die für sie geltende Höhenzeit angegeben. Ihnen gegenüber stehen die Frauen, die eine regelmäßig wiederkehrende Erhöhung der Libido für sich verneinen. Sie mögen – abgesehen von der prämenstruellen Verstärkung, die ich für ziemlich häufig halte – die Mehrheit bilden.

Alles in allem meine ich bei der Beantwortung der allerdings schwierigen Frage den Standpunkt einnehmen zu müssen, daß ich das Bestehen einer gesetzmäßigen Periodizität des sexuellen Empfindens für »die Frau« unserer Zeiten und unserer Regionen – ebenso wie für den Mann – verneine, aber – anders als beim Man-

---

[67] Im Vergleich zu den vorhergehenden Tagen. Um nicht mißverstanden zu werden, will ich hervorheben, daß auch ich – aber nur ausnahmsweise – eine Steigerung der Libido am 12. bis 14. Tage beobachtet habe.

ne – das Auftreten von regelmäßig zurückkehrenden zeitweiligen Steigerungen dieses Empfindens bei nicht wenigen Frauen zugebe.

Daß in der Hoch-Ehe der Mann die Maximalperioden seiner Frau erkennen und berücksichtigen wird, ist selbstverständlich. Ebenso selbstverständlich aber scheint es mir, daß sich der Geschlechtsverkehr nicht auf die weiblichen Maximalperioden zu *beschränken* hat.

Frau Stopes hält es für »normal«, wenn die Gattin, für die sie den zweiwöchigen Rhythmus der Libido annimmt, in den drei bis vier Tagen der Erhöhung wiederholte Vergattungen verlangt und in der Zwischenzeit den Geschlechtsverkehr ganz zu vermeiden wünscht, es sei denn, daß irgendein starker äußerer Reiz das Verlangen der beiden Gatten angestachelt hätte.

Der Irrtum dieser Auffassung liegt nach meiner Meinung nicht nur darin, daß sie eigene Beobachtungen zu sehr verallgemeinert, sondern beruht vor allem darauf, daß sie eine sexuelle Indifferenz der Frau in den Zwischenzeiten als der Norm entsprechend betrachtet.

Das stimmt glücklicherweise nicht mit der Wirklichkeit überein. Die nicht untererregbare, liebeserfahrene und liebende Frau hat auch außerhalb der ihr vielleicht eigenen Höhenzeit geschlechtliches Verlangen und ein sexuelles Vermögen, die denen des Mannes im allgemeinen durchschnittlich wahrlich nicht nachstehen.

Deshalb wird denn auch die von Frau Stopes in ihrem weitverbreiteten Buche »Married love« erhobene Forderung der immer wiederkehrenden zehntägigen Enthaltsamkeit solchen Paaren nicht verhängnisvoll werden; denn die Gattin wird diese Enthaltsamkeit ebensowenig wünschen wie der Gatte.

Anders aber, wenn der Frau eine gewisse Untererregbarkeit eigen ist. Da könnten die Stopesschen Auffassungen sie leicht derart beeinflussen, daß die Versuche ihres Gatten, ihr durch sexuelle Erziehung über diesen Mangel hinwegzuhelfen, durchkreuzt würden, wodurch *beide* zu Schaden kämen.

Aus diesem Grunde sehe ich die Theorie der englischen Naturforscherin für gewissermaßen bedenklich an. Deshalb halte ich mich so lange bei ihr auf.

Die Forderung, daß die Wünsche der Frau allein ausschlaggebend sein sollen, ist außerdem ungerecht und – was noch schwerwiegender ist – unrichtig. Sie verstößt ebensosehr gegen das wichtige Prinzip des sexuellen Altruismus wie gegen die von Frau Stopes gerügte traditionelle Auffassung von »Rechten« des Gatten und weiblichen »Pflichten«. Daß diese Rüge meine volle Zustimmung hat, geht aus allem, was ich geschrieben habe, hervor. Es ist aber falsch, einen Fehler durch einen anderen, nicht weniger verhängnisvollen, zu ersetzen. Wir besitzen bessere Mittel als diese, von Marie *Stopes* in ihrem Buche »Married love« empfohlenen, um den Ausgleich zwischen weiblichen und männlichen Wünschen in der Ehe – in der Hoch-Ehe wenigstens – herbeizuführen.

Gewiß, Mann und Weib haben in dieser Hinsicht vollkommen *gleiche* »Rechte« und *dieselben* »Pflichten«: das Recht befriedigt zu werden, die Pflicht zu befriedigen – oder, weit mehr noch und weit besser, das Recht zu befriedigen. So dürfen denn die »Rechte« des einen nicht überwiegen! – Aber auch nicht die des andern!

Der Mann leiste dem Weibe die Pflicht, ebenso das Weib dem Manne. Das Weib hat nicht mehr Gewalt über ihren Leib, sondern der Mann; in gleicher Weise hat auch der Mann nicht mehr Gewalt über seinen Leib, sondern das Weib. – – Entzieht euch also einander nicht . . . (I. Kor. 7.3/4.)

4. Der Geschlechtsverkehr unter besonderen körperlichen Umständen

Geschlechtsverkehr während der Menstruation. Für große Kategorien von Menschen, für ganze Völker, für die Anhänger mancher Religionen gibt es da überhaupt keine Fragestellung. Die Frau ist während der Menstruation »unrein« und darf nicht berührt werden. Damit fertig! Wenn auch diese religiöse Vorschrift für die Völker des Abendlandes keine Geltung hat und nur die unter ihnen lebenden Juden bindet, so übt doch das Jahrtausende alte Dogma auch auf uns einen derartigen Einfluß aus, daß die Enthaltung vom Geschlechtsverkehr während der Menses fast als Sitte zu betrachten ist. »Fraglich ist es allerdings, ob diese Enthaltsamkeit wirklich eine hygienische Notwendigkeit ist, oder ob wir es nur mit einem uralten, aber irrigen Vorurteil zu tun haben. Gewichtige Gründe sprechen für diese Anschauung.« Wenn ein so ernster und hochstehender Autor wie der leider zu früh verstorbene Koßmann sich in dieser Weise ausspricht, liegt alle Veranlassung vor, die Frage gründlich und frei von jedem Vorurteil zu prüfen.

Auch in diesem Falle haben wir dabei wieder psychische und körperliche Faktoren zu unterscheiden.

Bei der Frau kann der Wunsch nach Geschlechtsvereinigung während der Menstruation oder während bestimmter Tage dieser Periode erhöht sein. Der Annäherungstrieb des Mannes kann durch den menstruellen Zustand der Frau instinktiv gereizt werden. Zweifelsohne sind dabei verschiedene Motive im Spiel. Ich erinnere vor allem an das, was wir früher in dieser Beziehung über Geruchseindrücke gesagt haben. Es gibt Männer – vollkommen normale Männer –, bei denen der Reiz so mächtig wirkt, daß ihm nur schwer zu widerstehen ist. Auch ohne Einwirkung eines solchen Reizes aber drängt schon der Gedanke, daß dieser Zustand eingetreten ist, manchen Mann förmlich in die Arme der geliebten Gattin. Mag das bisweilen auch mitveranlaßt werden durch die Erinnerung an früher unter derartigen Umständen gewonnene Erfahrungen – für gewisse Paare bietet tatsächlich die Vergattung am Anfang oder am Ende der Periode das Summum[68] –, das Wesentliche dabei wird jedoch auf Urreiz, auf Urwissen beruhen.

Nicht unabsichtlich sagte ich soeben: es treibt den Mann in die Arme der *geliebten Gattin*, denn sowohl das eine wie das andere Wort ist zu betonen. Geliebt muß die Frau vom Manne sein, will er sich unter diesen Umständen zu ihr hingezogen fühlen, und seine Gattin muß sie sein, das heißt sie muß mit ihm in einer dauernden Geschlechtsgemeinschaft stehen, die eine gewisse Gewöhnung und eine gegenseitige Anpassung einschließt. – Wenn nicht, dann überwiegen die Hemmungen, die den Gegensatz zu den sexuellen Reizen der Menstruationszeit bilden, bei weitem. Diese Hemmungen sind nicht gering und bestehen bei Mann und Weib. Sie haben – abgesehen von Rücksichten auf das Wohlbefinden der Frau – ihren Grund in Empfindungen ästhetischer Natur, im Schamgefühl, in unwillkürlich sich aufdrängenden Gedanken an Unreinlichkeit, die solche an »Unreinheit« nahelegen. Sie werden bedeutend verstärkt durch das, was wir als diesbezügliche Sitte aus den Vorschriften von uralten – aber polygamen! – Völkern übernommen haben. Diese Verstärkung fällt jedoch weg für den, der über ihren Ursprung nachdenkt – was die alten christlichen Moraltheologen richtig erkannt haben[69].

[68] Wahrscheinlich infolge der bestehenden Schwellung der weiblichen Organe, und im letzten Falle auch wegen der vorhergehenden Enthaltung.

Die erwähnten Hemmungen selbst sind um so mehr oder um so weniger verständlich und berechtigt, als die menstruelle Ausscheidung stärker oder schwächer, die Unreinlichkeit größer oder geringer ist. Die Menstruation wird also während der Tage der stärkeren Blutung mehr Grund zur Abstinenz geben als während ihres Anfangs und Endes.

Wie steht es nun um die rein körperliche Seite dieser Frage?

Besprechen wir sie erst für den Mann. Es ist behauptet worden, daß in der bei der Menstruation abgesonderten Flüssigkeit sich Stoffe befinden, die eine Schleimhautentzündung der männlichen Harnröhre verursachen könnten. Ich glaube nicht daran. Mit der Giftigkeit der Ausdünstungs- und Ausscheidungsprodukte der Menstruierenden mag es sein, wie es wolle, für die entzündungserregende Eigenschaft des weiblichen Genitalsekrets an sich fehlt jeder Beweis. Die Erklärung derartiger Vorkommnisse ist meines Erachtens ausschließlich auf bakteriologischem Gebiet zu suchen. Auch ich kenne Fälle – und nicht einmal so wenige –, wo sich an den während der Menstruation ausgeübten Coitus eine nicht durch Gonokokken verursachte Harnröhrenentzündung des Mannes anschloß. Es gelang mir aber ausnahmslos, durch bakteriologische Züchtungsversuche die Erreger dieser Erkrankung festzustellen. Die meisten dieser Harnröhrenentzündungen heilten nach einer einfachen Behandlung rasch und vollständig aus.

Wenn also die Entzündungen dieser Art auch der Regel nach einen harmlosen Charakter tragen, so läßt sich das doch nicht immer von ihnen sagen, und jedenfalls sind solche Erscheinungen sowohl an sich wie durch die Befürchtungen, die sie erwecken, höchst unangenehm. Soweit es sich in derartigen Fällen nicht um eine vorher bestehende Infektion der weiblichen Geschlechtsorgane handelt, ist nach meiner Überzeugung immer Unreinlichkeit bei den beiden Beteiligten, besonders aber bei der Frau, im Spiel. Ohne diese besteht die Gefahr praktisch nicht.

Gelegentlich droht sie aber von der wirklichen Tripperinfektion: es kommt nicht allzu selten vor, daß beim Manne oder bei der Frau infolge einer früheren Erkrankung dieser Art Gonokokken in den weiblichen Geschlechtsorganen vorhanden sind, die aber inzwischen

[69] S. Alphonsus de Liguori gestattet den Coitus mit der Menstruierenden ausdrücklich.

die Fähigkeit, Krankheitserscheinungen zu verursachen, zeitweilig eingebüßt haben. Im Menstrualsekret können diese Keime von neuem virulent werden, wodurch die Möglichkeit gegeben ist, daß sie – mit diesem Sekret in die männliche Harnröhre gelangend – beim Manne eine akute gonorrhoische Entzündung hervorrufen. In dieser Weise kann also eine Tripperinfektion, von der man jahrelang nichts mehr gemerkt hat, sich auf einmal, im Anschluß an einen Coitus während der Menstruation, wieder geltend machen.

Für die Frau sind neben den sehr wichtigen psychischen Momenten, die wir soeben erwähnt haben, und den nicht weniger bedeutenden, die wir früher eingehend besprachen (schwankendes seelisches Gleichgewicht in der Menstruationszeit), nachstehende körperliche Faktoren in Erwägung zu ziehen: 1. Das Unbehagen, das viele Frauen während der Periode empfinden (»Unwohlsein!«). 2. Der bestehende Blutandrang zu den Geschlechtsorganen, der zwar zur Verstärkung der sexuellen Wünsche und zur Erhöhung des Genusses führen, aber auch eine Empfindlichkeit verursachen kann, die vor geschlechtlicher Betätigung zurückhält. 3. Der Blutandrang, der sich bei Reizung der Genitalien einstellt. Wo dieser Faktor mit dem unter 2 genannten zusammentrifft (das ist also beim Coitus während der Menstruation), kann der Blutandrang zur Gebärmutter so stark werden, daß bei bestehender Neigung zu abnorm starker Blutung eine solche tatsächlich zustande kommt oder daß eine, die schon aufgehört hatte, wieder anfängt. Auch mag eine so übermäßige Blutfülle, wie sie unter diesen Umständen erzeugt wird, gelegentlich zu vorübergehenden Schmerzen führen, die sogar bei oft wiederholter schädlicher Einwirkung und entsprechender Veranlagung der Frau einen mehr chronischen Charakter annehmen können. 4. Eine gewisse Verletzlichkeit der Gewebe, so daß Vulva und Vagina leichter als sonst kleine Verwundungen beim Geschlechtsverkehr bekommen. Diese Verletzlichkeit findet ihre Ursache hauptsächlich in der Aufweichung der Gewebe, die wegen der veränderten Durchblutungsverhältnisse und besonders unter der fortwährenden Einwirkung der Menstrualflüssigkeit entsteht. Ihre Bedeutung liegt – abgesehen von der Gefahr, daß unter bestimmten Umständen (Entwicklungsstörungen, Mißverhältnis, Roheit; vergleiche Kapitel VI 1) auch eher als sonst größere Risse zustande kommen können – fast ausschließlich in der Infektionsgefahr, der die Menstruierende in erhöhtem Maße ausgesetzt ist. 5. Eben diese Verringerung der Widerstandsfähigkeit gegenüber Infektionskeimen, die sich sowohl im allgemeinen als besonders auch in den Geschlechtsorganen geltend macht. Ihre Bedeutung wird verstärkt durch die Tatsache, daß die meisten dieser Keime in dem menstruellen Absonderungsprodukt einen besonders günstigen Nährboden finden und deshalb außerordentlich stark an Zahl und Kraft gewinnen. Das gilt sowohl für die Keime, die sich schon zuvor in den weiblichen Organen befinden, wie namentlich für solche, die beim Geschlechtsverkehr von außen her eingeschleppt werden. 6. Die Neigung mancher halbschlummernden Krankheiten, bei der Menstruation wieder akut zu werden. Wo es sich um entzündliche Erkrankungen der Geschlechtsorgane handelt, wird diese Neigung durch den während dieser Zeit stattfindenden Geschlechtsverkehr verstärkt.

Das sind die Resultate von Erfahrung, Beobachtung und Forschung. Die Schlußfolgerung, die sich aus dem Gesagten für den Geschlechtsverkehr während der Menstruation ergibt, kann meines Erachtens nur folgendermaßen lauten: Abgesehen von den Glaubensvorschriften orientalischer Völker ist unter Voraussetzung der größten Reinlichkeit gegen einen von beiden Beteiligten gewünschten, *nicht übermäßigen* Geschlechtsverkehr völlig *gesunder* Eheleute während der Menstruation nichts einzuwenden. Aus ästhetischen Rücksichten werden dabei aber die Tage der stärksten Absonderung besser ausgeschaltet. Dagegen ist bei auch nur leichteren Störungen, bei Neigung zu verstärkter Blutung oder bei Überempfindlichkeit jede erotische Reizung der Frau, sogar die psychische, in diesen Tagen durchaus zu vermeiden. Läßt es sich aber vermuten, daß irgendeine Infektion in den Geschlechtsorganen des Mannes oder der Frau vorhanden ist, so ist doch – auch wenn die Erreger so geschwächt sind, daß sie keine wahrnehmbaren Erscheinungen verursachen – völlige Enthaltsamkeit während der Periode geboten.[70]

Weit komplizierter als bei der Menstruation zeigt sich das Problem des Geschlechtsverkehrs, wenn man es in Beziehung zur *Schwangerschaft* betrachtet. Es ist für den nicht nur klinisch und wissenschaftlich bewanderten, sondern auch welt- und lebenserfahrenen Arzt

[70] Die genaue Feststellung des Sachverhalts ist manchmal äußerst schwierig; sie verlangt oft wiederholte, sehr genaue Untersuchungen und fordert für eine richtige Beurteilung eingehende bakteriologische, biologische und klinische Kenntnisse und Erfahrungen des Arztes. Wo der Rat eines in dieser Hinsicht kompetenten Arztes fehlt, da soll der alte Spruch »in dubiis abstine« hier übersetzt werden mit: wo Zweifel (Verdacht) besteht, da übe man jedenfalls während der Menstruation sexuelle Enthaltsamkeit.

ungeheuer schwierig zu erkennen, welchen Standpunkt er da einzunehmen, welchen Rat er zu erteilen hat. – Denn dieser Rat betrifft eine schwerwiegende Angelegenheit: von ihm kann oft nicht nur das körperliche Schicksal der Schwangeren und der Leibesfrucht, sondern auch das Lebensglück beider Gatten abhängen. In den Zeiten, wo ich höchstens die erste der soeben genannten Qualifikationen für mich in Anspruch zu nehmen wagte, habe ich, auf das leibliche Wohl der sich mir anvertrauenden Frauen bedacht, manches Coitusverbot erlassen, das ich später bereut habe, als das Leben mich darüber belehrt hatte, wie viel Wichtigeres es für das Glück eines Menschen geben kann, als die Fernhaltung von körperlichem Schaden. Ich tröste mich mit dem Gedanken, daß man höchstwahrscheinlich mein Verbot oft übertreten und belächelt hat – erst recht, wenn der angedrohte Schaden ausblieb.

Dennoch – wer leugnen wollte, daß der in der Schwangerschaft ausgeübte Coitus bedenkliche Folgen haben *kann* und nicht so selten auch wirklich *hat,* der würde einen wenigstens ebenso großen Fehler machen, wie der Arzt, der *ausschließlich diese* Seite des Problems betrachtet.

Es kommt also darauf an, sich das Für und Wider dieser Frage möglichst klar vor Augen zu halten. Das wollen wir hier tun, wobei wir uns aber von vorneherein zu vergegenwärtigen haben, daß unser Wissen von manchen in Betracht kommenden Punkten noch sehr lückenhaft und von anderen noch ungefähr gleich Null ist. Auf Grund unserer Erwägung wollen wir dann schließlich sehen, ob und wann das Für überwiegt oder das Wider, und zu ergründen versuchen, unter welchen Umständen und in welcher Weise sich ein Ausgleich zwischen den Extremen erzielen läßt.

Fangen wir an mit dem Wider und betrachten wir die Gründe, die *gegen* den Geschlechtsverkehr während der Schwangerschaft anzuführen sind. Zum großen Teile lassen sie sich folgendermaßen zusammenfassen: Im Anschluß an den Geschlechtsverkehr kann es zu einer Tätigkeit der Gebärmutter kommen, die die Ausstoßung ihres Inhalts zur Folge hat; anders gesagt, der Coitus kann, je nachdem, wie weit die Schwangerschaft vorgeschritten war, zu Fehlgeburt, zu Frühgeburt oder schließlich zum Eintreten der mehr oder weniger rechtzeitigen Geburt führen. In diesem letzten Fall kommt aber erfahrungsgemäß ziemlich häufig der vorzeitige Fruchtblasensprung vor, der auf indirektem Wege (weil dadurch der Geburtsakt verlängert wird) imstande ist, sowohl Mutter wie Kind zu schädigen.

In allen diesen Fällen besteht weiter die Gefahr der Wochenbettinfektion, wenn durch den Phallos Krankheits- oder Fäulniskeime
in die Tiefe der Scheide deponiert werden, wo sie während der anschließenden Geburt (oder Fehlgeburt) einen günstigen Boden für
ihre Entwicklung und dann die allerbeste Gelegenheit zum Weiter-
hinaufsteigen und zur Ausübung ihrer für die Frau sehr bedenklichen Wirksamkeit finden.

Ein weiteres Gegenargument bildet die Verletzlichkeit der wei-
chen, geschwollenen Gewebe des weiblichen Geschlechtskanals, die
sich, ähnlich wie bei der Menstruation, aber in viel stärkerem Maße
als dort, in der Schwangerschaft geltend macht. Es ist selbstverständlich, daß infolgedessen beim Coitus kleine Risse entstehen können
und daß diese, sowohl wegen der Blutungsgefahr wie auch als Ein-
gangspforte für Infektion, hier größere Bedeutung haben als bei der
menstruierenden Frau, während ein größerer Riß in dem von Blut
förmlich strotzenden Gewebe der Schwangeren eine regelrechte Lebensgefahr, in erster Linie durch Verblutung, darstellt. Es kommen
aber in der Praxis größere Risse beim Coitus in der Schwangerschaft,
sofern nicht mit außerordentlicher Roheit vorgegangen wird, nur
sehr, sehr selten vor (was wohl auf die zu gleicher Zeit bestehende
Erweiterung der Scheide und die vergrößerte Dehnbarkeit ihrer
Wände zurückzuführen sein mag). Auch lassen sich die kleineren
und kleinsten Verletzungen, die meistens den Scheideneingang betreffen, durchaus vermeiden, wenn bloß entsprechende Rücksicht
genommen und auf die Anwesenheit genügender Schleimstoffe, die
ein unbehindertes Gleiten verbürgen, geachtet wird.

Genau betrachtet stellt sich dieses Argument also weniger als Be-
weisgrund wider die Vergattung in der Schwangerschaft heraus,
wohl aber als eine Mahnung zur nötigen Vorsicht bei ihrer Ausführung.

Noch weniger vermag bei einiger Überlegung der Einwand gegen
den Geschlechtsverkehr einer schwangeren Frau standzuhalten, den
die Gegner dieses Verkehrs aus der bestehenden Vorwölbung des
Bauches herleiten. Wenn es auch richtig ist, daß in den späteren Monaten ein beim Coitus auf die Gebärmutter ausgeübter stärkerer
Gewichtsdruck sich verbietet, so ist es ebenso sicher, daß sich dieser
Druck durch ein entsprechendes Verhalten unschwer vermeiden läßt.

Das, was wir für den Fall, daß abgeschwächte Krankheitskeime in
den männlichen oder weiblichen Genitalien vorhanden sind, vorhin
in Beziehung zum Coitus mit der Menstruierenden gesagt haben,

gilt in verstärktem Maße dem Geschlechtsverkehr mit der Schwangeren. Wenn sich eine wirkliche Infektion (welcher Art sie auch sei) der weiblichen Geschlechtsorgane in der Schwangerschaft zeigt, soll die Reizung dieser Organe durch den Coitus auf alle Fälle vermieden werden.

Für die angebliche Entstehung einer Harnröhrenentzündung des Mannes durch die Berührung mit dem Scheidensekret einer Schwangeren gilt dasselbe, was über das Menstrualsekret erwähnt worden ist.

Nur der zuerst genannten Gruppe von Gegenargumenten kommt also – wenn man den Fall einer bestehenden Infektion ausnimmt – eine ernstliche Geltung zu, da die anderen Bedenken leicht zu widerlegen sind.

Aus dem Problem der Gefahren des Coitus während der Schwangerschaft kristallisieren sich also die zwei folgenden Fragen heraus:

I. Ist die Gefahr, daß im Anschluß an den Coitus die Geburt (bzw. Fehlgeburt, Frühgeburt) eintritt, groß?

II. Wenn die Geburt dem Coitus folgt, ist dann eine Wochenbettinfektion wahrscheinlich?

Eine solche Infektion mag ziemlich oft vorkommen – das muß zugegeben werden. Sie geht auch aus der Statistik von Bübens hervor, die aber noch viel zu klein ist, um als vollständiger Beweis dienen zu können und außerdem Frauen aus den untern Schichten einer ungarischen Großstadt betrifft, um deren Reinlichkeit es wohl ebensowenig glänzend bestellt sein mag wie um die ihrer Ehemänner. Ich glaube denn auch, diese Gefahr für solche Paare, die gewohnt sind, die strengste Reinlichkeit ihrer Geschlechtsorgane zu pflegen, erheblich geringer einschätzen zu dürfen.

Für die Beantwortung der unter I gestellten Frage fehlt uns jede Handhabe. In welchem Prozentsatz auf den Geschlechtsverkehr die Ausstoßung der Frucht erfolgt, entzieht sich ganz und gar unseren Kenntnissen. Wer viel hinter die Kulissen der ehelichen Bühne gesehen hat, kann aber nur sagen: allzuhoch soll man diesen Prozentsatz doch wohl nicht bemessen; sonst wäre die Zahl der Frühgeburten weit größer[71]. Unsere ärztliche Erfahrung belehrt uns darüber,

---

[71] Die überaus große Zahl der Fehlgeburten darf in dieser Beziehung nicht als Beweismittel herangezogen werden. Mag auch ein nicht ganz unbeträchtlicher Teil davon in der hier gemeinten Weise zustande kommen, unendlich viel größer ist die Zahl der künstlichen (kriminellen) Aborte, die das Bild völlig trüben.

daß die erwähnte Gefahr in den ersten drei Monaten am größten ist und daß sie bei einer gewissen Gruppe von Frauen, die eine besondere Neigung zu Fehl- oder Frühgeburten haben, erheblich steigt. Daß schließlich gegen Ende der Schwangerschaft die Möglichkeit des Eintretens der Geburt kurz nach stattgehabtem Geschlechtsverkehr immer größer wird, braucht keiner näheren Auseinandersetzung.

Alles in allem genommen ist den Beweisgründen, die wider den Geschlechtsverkehr während der Schwangerschaft erhoben werden, eine gewisse Berechtigung nicht abzusprechen.

Ist die Frau aber gesund; zeigt ihre Gebärmutter keine Neigung, ihren Inhalt vorzeitig auszustoßen (Andeutungen von Blutungen, Krämpfe), oder hat sie diese Neigung nicht in der vorhergehenden Schwangerschaft gezeigt, fehlt es nicht an der nötigen Rücksicht und Vorsicht[72] bei der Ausführung des Aktes, wird jede übermäßige Reizung der weiblichen Organe vermieden, beobachten beide Beteiligten die größte Reinlichkeit[73]; und setzt man die letzten (sagen wir: vier) Wochen als Karenzzeit ein, so sind die mit dem Coitus verbundenen Gefahren für die Schwangere meiner Meinung nach doch nur sehr gering.

Die »Pro«-Argumente tragen durchweg psychisches Gepräge.

Vor allem müssen wir versuchen, uns darüber klar zu werden, ob die Frau die Fortsetzung der geschlechtlichen Beziehungen während der Schwangerschaft wünscht. Dabei stoßen wir sofort auf die Schwierigkeit, daß ein allgemeingültiges Urteil über das Bestehen oder Nichtbestehen charakteristischer Schwangerschaftsveränderungen in der Intensität des weiblichen Geschlechtsverlangens nicht gefällt werden kann. Die meisten Verfasser, die zu dieser Frage Stellung nehmen, sprechen sich dahin aus, daß die Libido der Frau durch die Schwangerschaft erheblich herabgesetzt wird, wobei sie gewöhnlich nicht verfehlen, die Analogie mit dem Verhalten der Weibchen in der Tierwelt hervorzuheben. Andere Autoren dagegen, freilich geringer an der Zahl, sind der Meinung, in der Schwangerschaft verstärke sich, infolge des eingetretenen Reizzustandes der Genitalien, nicht selten das sexuelle Begehren des Weibes.

Ich selber habe in mehreren Fällen eine unzweifelhafte Verstär-

---

[72] Nicht tief eindringen!
[73] Das Hineinschleppen von Keimen mag sich in manchen Fällen besser verhüten lassen in der vorderen Sitzhaltung als in der hinteren Seitenlage. Die Anwendung eines (fettfreien) Gleitmittels verdient Erwägung.

kung dieses Begehrens im Anfang der Schwangerschaft beobachtet, die sogar in derart typischer Weise in Erscheinung treten kann, daß sie für einige Frauen das bedeutsamste Kennzeichen der von neuem eingetretenen Empfängnis bildet[74].

Wie dem auch sei, eine einheitliche Beeinflussung der Libido durch »die Schwangerschaft« läßt sich für »die Frau« nicht feststellen. Vielmehr äußert sich dieser Einfluß in sehr verschiedener Weise, je nach der Eigenart der Betreffenden und nach der Stufe, auf der sich die Schwangerschaft befindet. Seit Jahren habe ich dieser Frage überall, wo es mir möglich war, eine besondere Beachtung geschenkt. Aus der Summe der dabei erhaltenen Aufschlüsse ergibt sich für mich nachstehender Gesamteindruck:

Dort, wo vor der Schwangerschaft das sexuelle Verhältnis der Eheleute mehr oder weniger lau, die Gattin nur mäßig oder gar nicht befriedigt war, erlischt die Libido, soweit sie überhaupt (noch) bestand, rasch und völlig, sobald die Frau sich schwanger fühlt. Es tritt nicht selten sogar eine deutliche Abneigung gegenüber erotischen Berührungen ein.

Hatten sich dagegen die sexuellen Beziehungen zwischen den Gatten vor Eintritt der Empfängnis derart entwickelt, wie wir es im dritten Teil dieses Buches beschrieben haben, so erleidet in der Regel die Libido der Frau während der ersten Hälfte der Schwangerschaft nicht die geringste Einbuße; es kann sogar, wie wir oben sahen, eine vorübergehende Steigerung eintreten. In der zweiten nimmt das Verlangen allmählich ab, bleibt aber doch immer in einer gewissen Stärke bestehen[75].

Bevor wir uns von dem triebartigen Geschlechtsverlangen zu der Besprechung mehr bewußter weiblicher Gefühle wenden, sei noch darauf hingewiesen, daß wir es als ein Glück für eine Frau zu betrachten haben, wenn sie tatsächlich zu denjenigen gehört, deren Libido durch die Schwangerschaft nicht stark herabgesetzt wird.

Hat uns doch die moderne Psychologie, die das Unbewußte ans Tageslicht fördert, dahin aufgeklärt, »daß die weibliche Psyche auf

---

[74] Zur Erklärung glaube ich die Veränderungen, welche der Eierstock und seine Funktionen nach erfolgter Konzeption erleiden und die damit zusammenhängende Umstimmung des Stoffwechsels usw., heranziehen zu müssen. Vgl. das im Kap. III 3 Gesagte.

[75] Es verschwindet nicht einmal beim Einsetzen der Geburtswehen. Ist vielleicht die von verschiedenen Seiten (in Verbindung mit Nachforschungen über die Ursachen der Wochenbettinfektion) hervorgehobene Tatsache, daß während des Anfangs der Geburt verhältnismäßig oft ein Coitus stattfindet, einer neuer-

Verdrängung libidinöser Erregungen mit krankhaften Symptomen antwortet, von denen die Angst[76] am meisten in Erscheinung tritt (neurotischer Angstaffekt)«. Von dieser Erkenntnis bis zur Einsicht, daß es richtig ist, den normalen Geschlechtsverkehr auch in der Schwangerschaft fortzusetzen, braucht es nur *einen*, meines Erachtens selbstverständlichen Gedankenschritt – weshalb ich denn auch in den hier angeführten Erfahrungen aus der Psychologie des Unbewußten ein »Pro«-Argument zu unserer Fragestellung erblicke.

Auch mit ihren bewußten oder halbbewußten Gedanken neigt die liebende Frau stark dahin, in der Schwangerschaft die bisherigen Beziehungen zu ihrem Gatten in vollem Umfang aufrechtzuerhalten. Ihr Anhänglichkeitsgefühl wird durch ihren Zustand verstärkt. Mehr denn je empfindet sie das Bedürfnis nach der Aufmerksamkeit des Mannes, nach seiner zärtlichen Galanterie und Werbung. Daneben wirkt das Bewußtsein ihrer körperlichen Verunstaltung bedrückend auf sie ein. Sie fürchtet, dem Gatten nicht mehr dieselben Reize wie früher bieten zu können. Da müßte ihr die Enthaltung vom sexuellen Verkehr als Vernachlässigung erscheinen, die ihr eine seelische Verletzung zufügen würde, weit schlimmer als aller körperlicher Schaden, der ihr (gesunde Verhältnisse vorausgesetzt) aus geschlechtlicher Betätigung erwachsen könnte.

Aus diesen Gründen wünscht in der Hoch-Ehe die Frau den Geschlechtsverkehr mit ihrem Gatten auch während der Schwanger-

---

lichen Steigerung der Libido zuzuschreiben? Ich halte es – so paradox eine derartige Erscheinung uns auch anmuten mag – nicht für ausgeschlossen, doch läßt sich vorläufig weiteres nicht darüber sagen. Eine größere Bedeutung für das Zustandekommen einer zu diesem Zeitpunkt stattfindenden Vergattung messe ich allerdings den erotischen Komponenten bei, welche die Gefühle, die sich einem liebenden Paare unter derartigen Umständen aufdrängen – Schmerz, Furcht, Trost suchen, Trost spenden usw. – in so reichem Maße enthalten. (Ich erinnere an das im Anfang von Kap. II 2 Gesagte.) Die gewöhnliche Erklärung, die in diesem Coitus nichts Besseres sieht als die Roheit eines brutalegoistischen Mannes und die Dummheit des Weibes, das an die günstige Einwirkung des Aktes auf den Verlauf der Geburt glaubt (vielverbreiteter Volksglauben), ist also nicht allein gültig. Sie mag in einem Teile der Fälle zutreffen, in einem andern ist die oben von mir gegebene Erklärung zweifelsohne richtig. Davon konnte ich mich so manchmal in der Praxis überzeugen. Es ist jedoch klar, daß ein Geschlechtsverkehr, der über gewisse Grenzen hinausgeht, unter diesen Umständen, trotz einer sehr günstigen psychischen Bedeutung, ärztlicherseits absolut zu verbieten ist.

[76] Wohlverstanden: die unbewußte Angst, ohne Objekt, im Gegensatz zu der bewußten Angst, die Furcht vor einem bestimmten Etwas bedeutet.

schaft. Sie würde diese Fortsetzung der gewohnten Beziehungen auch dann noch wünschen, wenn eigener Trieb dabei *nicht* mitspräche.

Sie wünscht sie mit ihrem Herzen und auch mit ihrem Verstand. Damit hat sie recht.

Denn es ist einem Manne glattweg unmöglich, die rege Tätigkeit seines Geschlechtslebens mehr oder weniger plötzlich für längere Zeit zu unterbrechen und nichtsdestoweniger noch um seine Frau zu werben – das Vorspiel zu spielen, dabei seine geschlechtliche Erregung (die infolge der auferzwungenen Enthaltsamkeit schon einen ihn belästigenden Grad erreicht hat) immer mehr zu steigern, und dann immer wieder abzubrechen! Nein, auch die Autoren, die mit Begeisterung den Lehrsatz verfechten, daß die sexuelle Abstinenz unschädlich sei, werden zugeben müssen, daß eine derartige immer wiederholte Sexualverdrängung zu neurotischen Symptomen oder doch wenigstens zu bedenklichen Verstimmungen sowie zur Beeinträchtigung der Arbeitsfähigkeit führen *muß,* und daß sich eine weitgehende Schonung der Gattin nur bei entsprechender Distanznahme des Mannes durchführen läßt.

Diese Distanznahme aber will die liebende Gattin um jeden Preis und mit allen Mitteln verhüten.

Es will das sogar die Frau, für die der Begriff »Ehe« nichts Besseres mehr bedeutet als einen Hafen, den sie doch nicht verlassen möchte. Denn wer verbürgt es ihr, daß die eingeführte Distanz den Mann nicht einer anderen näherbringt, die ihn schadlos hält? Wer, daß er zurückkehrt, wenn schließlich die »Umstände« ihm die Rückkehr wieder erlauben?

Genug! – Für mich gibt es keinen Zweifel: Die Gründe, die da *für* die Fortsetzung des Geschlechtsverkehrs in der Schwangerschaft sprechen, sind weit schwerwiegender als die, welche *wider* diesen Verkehr anzuführen sind. Deshalb »muß der Arzt mit der Anordnung sexueller Enthaltung in der Schwangerschaft äußerst vorsichtig sein und sie auf die dringendsten Fälle beschränken« (Koßmann, l. c.). Als solche betrachte ich, von besonderen Krankheiten abgesehen, nur den drohenden Abort und das Herannahen der Geburt. Für *diese* Fälle darf es dann aber auch keine Ausnahme geben; vier Wochen vor dem wahrscheinlichen Geburtstermin muß der Geschlechtsverkehr aufhören. Das muß ich doch den nichtärztlichen Lesern gegenüber aufs nachdrücklichste betonen. Und weiter empfehle ich ihnen, in jeder Beziehung *die* Umsicht und Vorsicht walten zu lassen, die nach allem, was wir hier zu der besprochenen Frage erwähnt haben, nötig sind.

Muß man schließlich noch besonders darauf hinweisen, daß der Mann auf die seelischen und körperlichen Eigentümlichkeiten, welche die Schwangerschaft kennzeichnen, Rücksicht nehmen muß? Ich glaube kaum, denn der Gatte, der seine hohe Führereigenschaft bewiesen hat, indem es ihm gelang, seine Frau zur Hoch-Ehe zu erziehen, wird diese Eigenschaft nicht verleugnen, wenn es gilt, der Gattin in einer Zeit zur Seite zu stehen, die an sie in jeder Hinsicht außerordentlich hohe Anforderungen stellt.

Wie lange soll die *Karenz nach der Geburt dauern?*

Das Wochenbett im Laiensinne dauert 8 bis 14 Tage. Das ist eine willkürliche Bemessung, die nach Volk, Gegend, Stand, Finanzlage und manchen weiteren Umständen wechselt. Ich halte es für richtig, die längste Zeit anzunehmen.

Die Zeit, welche die Geschlechtsorgane bis zur völligen Rückbildung (Involution) brauchen, dauert 5 bis 8 Wochen; sie ist abhängig von Klima, Rasse und persönlichen Eigenschaften. Meistens dauert die Rückbildung 6 Wochen. Sie schließt bei Frauen, die nicht stillen, mit dem Wiedereintreten der Menstruation ab. Die Involutionsperiode wird von den Ärzten ebenfalls »Wochenbett« genannt. Der Name entspricht in diesem Sinne aber gar nicht den Verhältnissen und stiftet nur Verwirrung. Wir werden ihn deshalb nicht zur Bezeichnung dieser Zeitspanne gebrauchen.

Das Wochenbett in unserem Sinne dauert also 2 Wochen, die Rückbildung insgesamt etwa 6 Wochen (Involutionsperiode). Meistens äußern sich die Geburtshelfer ihren Patientinnen (und deren Ehemännern) gegenüber nicht zu der Frage der Wiederaufnahme der sexuellen Beziehungen. Die Frage wird ihnen auch nur in Ausnahmefällen gestellt, mit dem Ergebnis, daß Frauen, die nur kurze Zeit in der Klinik verbringen, nach Hause kommen und zu früh wieder geschlechtlichen Verkehr haben.

Andererseits verlangen die (verhältnismäßig wenigen) Verfasser, die das Schweigen in dieser Angelegenheit brechen, eine meines Erachtens unnötig lange Enthaltung, nämlich während der ganzen Involutionsperiode. Nur vereinzelt wird zugegeben, daß sich diese Zeit ohne Gefahr um »einige Wochen« verkürzen läßt.

Ich sehe nicht ein, weshalb die Karenzzeit unter normalen Verhältnissen auf 6 Wochen ausgedehnt werden sollte.

Es kommen hauptsächlich drei örtliche, das heißt die weiblichen Genitalien betreffende Gefahren in Betracht, die vermieden werden müssen: die Infektion, die Blutung und die Aufreißung eben vernarbter Wunden. Nun denn, ich habe Tausende von Frauen am 12. bis 14. Tage nach der Geburt aus Klinik oder Behandlung entlassen. Ich habe ihnen (einen normalen Befund bei der letzten Untersuchung vorausgesetzt) nur selten Abstinenz auferlegt. Ich weiß von manchen – und ich vermute es von vielen – daß sofort nach ihrer Heimkehr der geschlechtliche Verkehr aufgenommen wurde. Ich habe die allermeisten dieser Frauen 6 Wochen nach der Geburt wieder untersucht – und ich kann mich (frische gonorrhoische Infektionen, die auch bei längerer Karenz entstanden wären, ausgenommen) keines Falles entsinnen, wo irgendeine zur Beobachtung gelangende Störung der normalen Rückbildungsvorgänge oder irgendeine Krankheit dem (gewöhnlich oft wiederholten) Coitus zuzuschreiben gewesen wäre.

Warum denn auch? Die Infektionspforten für die Erreger des Wochenbettfiebers mögen in den ersten Tagen weit offen stehen, um *diese* Zeit aber sind sie längst geschlossen. Die Wunden – sogar die größeren Dammrisse – sind völlig verheilt, wenn der Arzt seine Patientin nicht zu früh entläßt. Und was die Gefahr der Uterusblutung betrifft, so verursacht gewiß die sexuelle Erregung einen Blutandrang zu den Geschlechtsorganen, aber sie verstärkt auch die Kontraktion der Gebärmutter, wodurch eine mögliche schädliche Wirkung des erstgenannten Faktors zumindest kompensiert wird.

Auch der Allgemeinzustand einer 2 Wochen nach der Geburt gesund entlassenen Frau kann kein Coitusverbot rechtfertigen. Schonung braucht sie, das ist sicher, weil sie große Aufgaben erledigt hat und, soweit sie stillt, noch immer erledigt. Die weitere Gelegenheit zur Erholung soll ihr noch immer in reichlichem Maße gegönnt werden, aber diese Gelegenheit wird nicht beeinträchtigt durch die Wiederaufnahme der geschlechtlichen Beziehungen, die, mit besonderer Zärtlichkeit unter ausgiebigem Gebrauch von Vorspielmotiven eingeleitet, erst allmählich in Intensität und Frequenz gesteigert werden. In rücksichtsvoller Weise und besonders anfangs (wegen der noch bestehenden Weichheit und Zartheit der Gewebe) mit besonderer Vorsicht, ohne übermäßige Reizung, in der Normallage ausgeübt, betrachte ich den Geschlechtsverkehr *nach* Ablauf der 2. Kindbettwoche für die gesunde, durch Geburt und Wochenbett nicht übermäßig geschwächte Frau eher als günstig.

Eine erneute Schwangerschaft allerdings wäre tatsächlich in jeder Hinsicht schädlich. Doch kommt eine Empfängnis während der Involutionsperiode, besonders bei der Stillenden, viel weniger leicht zustande als unter gewöhnlichen Umständen.

Zum Schluß einen Rat für die erste Menstruation, die bei Frauen, die nicht stillen, etwa 6 Wochen nach erfolgter Geburt (nicht selten auch etwas früher) zu erwarten ist. Die menstruelle Blutung ist dabei erfahrungsgemäß oft ziemlich stark. Man tut deshalb gut, den Blutandrang zu den Geschlechtsorganen nicht größer zu machen, als er schon ist, und unterläßt also lieber jede sexuelle Reizung, von der ersten Andeutung der Menstruation an bis 1 bis 2 Tage nach ihrem völligen Abschluß.

Es muß noch ein Streiflicht auf das *geschlechtliche Betragen bei Krankheitsfällen* geworfen werden.

Dabei ist zu bedenken, daß der direkte Einfluß der geschlechtlichen Betätigung an sich streng geschieden werden muß von ihren natürlichen Folgen: Schwangerschaft, Geburt und Wochenbett. Für die meisten ernsten Krankheiten haben diese eine weitaus größere, das heißt fast ausnahmslos eine ungünstigere Bedeutung als der Geschlechtsakt selbst. Doch kommt hier für uns ausschließlich *dieser* in Betracht.

Ein Verbot des (ohne entsprechende Schutzmaßnahmen ausgeübten) Coitus für alle Fälle, in denen die Gefahr vorliegt, daß eine bestehende Krankheit des einen Beteiligten auf den andern übertragen wird, ist so selbstverständlich, daß es keiner Erörterung bedarf.

Es versteht sich ebenso ohne weiteres, daß bei akuter Erkrankung der Geschlechtsorgane jede Vergattung unterbleiben muß.

Bei chronisch-entzündlichen Erkrankungen der Genitalien verbietet sich der Geschlechtsakt wegen der damit verbundenen Schmerzen manchmal von selbst. In anderen Fällen dieser Art wird man auf ihn verzichten müssen, weil sonst die Gefahr einer plötzlichen Verschlimmerung heraufbeschworen würde. Hier wird aber von gynäkologischer Seite nicht selten ein meines Erachtens allzu streng ablehnender Standpunkt eingenommen. Wir dürfen doch nie vergessen, daß – bei der langen Dauer derartiger Krankheitszustände – die einem Ehepaar auferlegte, unbeschränkte Abstinenz äußerst schwerwiegende Folgen haben kann. Deshalb soll der Arzt, wo es nur eben angeht, es bei einer Mahnung zur Mäßigkeit bewenden lassen *und zu gleicher Zeit nicht verfehlen, die nötigen technischen Ratschläge* (siehe die Übersicht der Coitusstellungen) *zur Verhütung vermeidbarer Schäden hinzufügen*. Oder aber, man soll sich dazu entschließen, schon aus diesem Grunde einen operativen Eingriff zu empfehlen, wenn zu erwarten ist, daß durch einen solchen die Möglichkeit eines gefahr- und schmerzlosen Geschlechtsverkehrs wiederhergestellt werden kann. Daß eine Patientin, der klargelegt wird, was nach beiden Richtungen hin auf dem Spiele steht, einen derartigen Vorschlag ablehnen und damit die so gut wie sichere Zerstörung ihres Eheglücks den Gefahren und Unannehmlichkeiten der Operation (die übrigens in den letzten Jahren sehr bedeutend verkleinert sind) vorziehen würde, wird wohl nicht oft vorkommen. Wir Ärzte aber sollten nicht zu spät diesen Operationsvorschlag machen, weil sonst am Ende doch eingegriffen werden muß, nachdem das gute eheliche Verhältnis infolge des Zögerns schon ernstlich gestört ist.

Überhaupt wird im ärztlichen Sprechzimmer, nach meiner Überzeugung, der Frage der Erhaltung oder (Wieder-)Erlangung der Funktionstüchtigkeit für den Geschlechtsverkehr, jedenfalls was die Frau betrifft, viel zuwenig Beachtung geschenkt. Die meisten Ärzte drücken sich gerne um das ganze Problem herum, sei es aus (durchaus begreiflicher, aber dennoch unrichtiger) Zurückhaltung, sei es aus ungenügendem Verständnis für dessen Bedeutung. Diese ist aber doch wenigstens ebenso groß wie die Erhaltung oder Herstellung der Fruchtbarkeit, der wir – mit Recht! – einen so großen Raum in unseren ärztlichen Überlegungen gewähren. Auch der Frage der Arbeitstüchtigkeit steht sie nicht nach. Ja, manchmal kann sie sogar wichtiger sein als die der Lebensgefahr. Denn wie oft ist die Erhaltung des Lebens*glücks*, die kaum weniger bedeutsam ist als die des Lebens selbst, von der Erhaltung der Fähigkeit zum Geschlechtsverkehr abhängig!

Nicht nur in den Fällen also, deren Besprechung mir Veranlassung gab, näher auf diesen Gegenstand einzugehen, sondern überall dort, wo die geschlechtliche Tätigkeit in Mitleidenschaft gezogen wird oder gezogen werden kann, soll man ihr *den* wichtigen Platz in unseren ärztlichen Erwägungen, unserer Indikationsstellung, unseren Ratschlägen und in der Wahl unserer Heilverfahren einräumen, der ihr mit vollstem Recht zukommt.

Was die Allgemeinerkrankungen anbetrifft, sei des schädigenden Einflusses gedacht, den die *Erschöpfung* auf Libido und Potenz ausübt (was diese betrifft, wird selbstverständlich der Mann besonders stark angegriffen). Demgegenüber steht, daß Fieberzustände oft das geschlechtliche Verlangen und nicht selten auch die Potenz steigern. Die Inanspruchnahme durch den Geschlechtsakt kann aber zu einer weiteren Schwächung des Körpers führen. Bedenkt man dabei noch, daß in der Regel das Nervensystem durch die Erkrankung so in Mitleidenschaft gezogen ist, daß sich eine deutlich reizbare Schwäche auf diesem Gebiet bemerkbar macht, die auch durch Ablehnung sexueller Wünsche ungünstig beeinflußt werden könnte, dann ist es wohl klar, daß weder der Ehepartner noch der Arzt einen leichten Stand hat, wo es gilt, unter diesen komplizierten und einander widersprechenden Umständen zu bestimmen, ob es gut sei, dem Verlangen des Kranken nachzugeben oder nicht.

Nachdem wir noch an die fatalen Folgen erinnert haben, die der Coitus durch die mit ihm einhergehende Erhöhung des Blutdrucks bei Männern mit Arterienverkalkung haben kann, können wir dieses Kapitel schließen mit der Erwähnung, daß ein regelmäßiger, normaler Geschlechtsverkehr einen unzweifelhaft günstigen Einfluß ausüben *kann* auf allerhand krankhafte Zustände, die hauptsächlich auf nervöser Grundlage entstanden sind.

5. Pflege und Reinigung der Geschlechtsorgane

Ich möchte noch folgende Winke über die Pflege der Geschlechtsorgane, und besonders über die Reinigungstechnik, hinzufügen.

Mögen sie auch unwichtig *scheinen,* sie *sind* es nicht.

Besonders die Technik der Reinigung wird nicht nur oft in ungenügender, sondern auch in unrichtiger Weise gehandhabt. Wie sehr es aber auf sie ankommt, haben wir immer wieder hervorgehoben.

Schwierig ist die Reinigung vor allem, weil die Rinnen und Falten der Genitalien nicht allzu leicht zugänglich sind. Außerdem lassen sich die abgesonderten Talgmassen nicht immer bequem entfernen. Wir haben diese Faktoren bei der Besprechung der äußeren Geschlechtsorgane ausführlich erwähnt, und ich möchte besonders die Laien unter den Lesern bitten, die betreffenden Seiten noch einmal durchzunehmen.

Die oft wiederholte, genaue Reinigung der genannten Körperteile hat namentlich auch den Zweck, die Fäulniskeime, die sich sonst mit Sicherheit dort ansiedeln, zu entfernen. Da die Ausführungsgänge des Harnapparats in die äußeren Geschlechtsorgane münden und sich die Darmöffnung, besonders bei der Frau, in nächster Nähe dieser Organe befindet, ist diese Reinigung besonders wichtig.

Es ist deshalb, auch zur Verhütung von Krankheiten, *notwendig*, nachstehende Vorschriften zu befolgen:

Für den Mann
(Neben den gewöhnlichen Waschungen und Bädern)

I. Morgens und abends *genaue* Reinigung der Eichel, der Innenfläche der Vorhaut und besonders der Eichelrinne, unter völliger Zurückstreifung der Vorhaut. Die Reinigung hat mit einem kleinen, vorher angefeuchteten Wattebausch (jedesmal ein frischer!), mit reinem Wasser zu geschehen.

II. Die Unterwäsche ist vor Benetzung mit Harnresten zu schützen. Wenn sie beschmutzt ist, soll sie gewechselt werden. Der Wechsel ist überhaupt so oft wie möglich vorzunehmen. Was für die tagsüber getragene Unterwäsche gilt, ist ebenfalls auf das Nachtzeug anzuwenden.

III. Es empfiehlt sich, so oft wie möglich nach dem Harnlassen die Resttropfen durch Abtupfen mit feuchtem Wattebausch zu entfernen.

IV. Nach der Vergattung oder nach Ablauf des Nachspiels muß eine Waschung des Penis und eine genaue Reinigung der Eichel, wie unter I. beschrieben, stattfinden.

V. Wenn das Organ sich durch starke Inanspruchnahme gereizt zeigt, was insbesondere bei mangelhaftem Gleiten vorkommen kann (Rötung, Jucken, Brennen, leichte Schwellung, besonders am Vorhautrand), soll nach vorsichtiger, genauer Reinigung bei zurückgezogener Vorhaut die übriggebliebene Feuchtigkeit weggetupft und dann eine dünne Schicht reinen Talkpuders aufgestreut werden, wobei besonders die Eichel und die dahinter befindliche Rinne beachtet werden müssen. Die Puderschicht soll die direkte Berührung von Eichel und Vorhaut verhindern.

Für die Frau
(Neben den gewöhnlichen Waschungen und Bädern)

I. Morgens und abends *genaue* Reinigung der Vulva, unter besonderer Berücksichtigung der Falten und Winkel in der Nähe von Clitoris und Labia minora, mit Hilfe eines reinen Wattebauschs auf dem Bidet mit reinem, lauwarmem Wasser. Nachher trockentupfen (nicht reiben!) mit reinem Tuch.

II. Immer, wenn es möglich ist, eine leichte Waschung nach dem Urinieren zur Entfernung von Harnresten. (Bidet; Wattebausch; laues oder kaltes, reines Wasser; Trockentupfen mit reinem Tuch.)

II. Genaueste Reinigung des Anus nach dem Stuhlgang: Entfernung des groben Schmutzes mit gutem Klosettpapier. Fegen nur in der Richtung von vorne nach hinten! Nachher waschen; nur von vorne nach hinten zu! Der Damm soll genau gereinigt werden. (Eine falsche Technik der Analreinigung hat *wirklich* manches Unheil gestiftet.) Schließlich mit neuem Wasser und neuem Wattebausch Reinigung der Vulva zur Entfernung von Harnresten. Eine Verunreinigung der Vulva mit Darmkeimen soll unter allen Umständen vermieden werden.

IV. Vermeidung von Beschmutzung der Wäsche durch Harn- und Kotreste, durch Ausfluß jeglicher Art. Wäschewechsel, wenn doch Beschmutzung stattgefunden hat. Desgleichen Wechsel der Bettwäsche. Häufiger Wäschewechsel überhaupt.

V. Die Reinlichkeit soll während der Menstruation auf die Spitze getrieben werden. Häufiger Wechsel der Vorlagen; nur völlig reine Vorlagen. Es sei daran erinnert, daß Scheiden-Tampons genauso oft gewechselt werden müssen wie die äußerlich getragenen Vorlagen. Wäschewechsel einmal, besser noch zweimal täglich.

VI. Nach der Vergattung oder nach Ablauf des Nachspiels genaue Reinigung der Vulva, wie unter I. Lauwarmes Wasser!

VII. Wenn die Vulva sich durch starke Inanspruchnahme (besonders bei mangelhaftem Gleiten), durch Menstruations- oder anderen Ausfluß in einen Reizzustand versetzt zeigt (Rötung, kleinste Risse, Brennen, Jucken, leichte Schwellung), ist nach genauester, aber sehr vorsichtiger Reinigung die übrigbleibende Feuchtigkeit *wegzutupfen* und dann die Vulva sowie ihre Umgebung mittels eines Wattebauschs mit reinem Talkpuder zu betupfen. (Wenn eine zweite Person die Behandlung vornimmt, kann diese noch besser mit einem Puderbläser geschehen.) Die Bepuderung ist nach jeder Reinigung zu wiederholen. Die Reinlichkeit selbst ist in einem derartigen

Falle (Reizzustand) zu verdoppeln. Bis zur (rasch stattfindenden) Genesung soll die Vulva vor neuer Reizung geschützt werden.

VIII. *Keine* »reinigenden« Scheidenspülungen! Sie stören den heilsamen Scheiden-Chemismus und sind *nur* auf bestimmte ärztliche Verordnung hin vorzunehmen. Der moderne Frauenarzt ist aber mit dieser Verordnung zurückhaltend.

Für Mann und Frau

Reines Wasser.

Kein Schwamm!

Kein Puderbausch!

Wollene Unterwäsche, welche die Geschlechtsorgane bedeckt, ist zu vermeiden.

Eine Berührung der Genitalien, sowohl der eigenen wie der des Partners, darf (besonders bei der Frau) nur mit reinen Händen stattfinden.

Ich muß meine Leser in ihrem eigenen Interesse dringend bitten, die gegebenen Vorschriften nicht als übertrieben zu betrachten. Es kann sich rächen, falls man sie außer acht ließe, wenn auch der Zusammenhang nicht immer nachweisbar ist.

Und die Hoch-Ehe ist nur unter ihrem Schutze durchführbar.

Neuntes Kapitel: Seelische Hygiene

Hygiene heißt Gesundheitspflege.

Man pflegt die Gesundheit eines Organismus hauptsächlich auf zweierlei Weise: erstens, indem man seine normalen Lebensverrichtungen zu vervollkommnen sucht; zweitens durch Bekämpfung von schädlichen Einflüssen, die ihn bedrohen. Dabei ist zu bedenken, daß die erreichte Vollkommenheit der Lebensverrichtungen, weil sie die Widerstandsfähigkeit des Gesamtkörpers verstärkt, wesentlich zu der Überwindung der sich geltend machenden Schädlichkeiten beiträgt. So haben denn die Bestrebungen, eine möglichst große Funktionstüchtigkeit zu erreichen, in der Gesundheitspflege einen *doppelten* Wert. Allein, diese Bestrebungen dürfen nicht zu einer *Übertreibung* in der einen oder andern Richtung führen, weil sonst die Gesamtheit statt Nutzen Nachteil empfinden würde.

Faßt man die Hoch-Ehe eines Gattenpaares als Organismus auf und betrachtet man diesen zusammen mit dem in der vorliegenden Abhandlung Gesagten im Lichte dieser hygienischen Leitsätze, so wird deutlich, daß wir hier versucht haben, die physiologisch-technischen Grundlagen zu schaffen, die es ermöglichen, die wichtigste Funktion dieses Organismus, den Geschlechtsverkehr, zu derjenigen Vollkommenheit zu bringen, die ihm wegen seiner fundamentalen Bedeutung zukommt. Wir haben weiter eingehend betrachtet, wie Schäden, die bei oder als Folge der Ausübung dieser Funktion für die an ihr Beteiligten entstehen können, zu vermeiden sind, und haben schließlich jedesmal, wenn sich die Gelegenheit bot, darauf hingewiesen, daß die Vervollkommnung dieser Funktion nicht zu übermäßigen körperlichen Ansprüchen der Beteiligten oder eines Beteiligten führen darf. Ebenso haben wir die Aufmerksamkeit darauf gelenkt, daß der Geschlechtsverkehr nur so lange günstig auf die Psyche (Stimmung, geistige Leistungsfähigkeit) der Gatten einwirkt, als er ihren allgemein-körperlichen und speziell-geschlechtlichen Kräften entspricht. Doch wollen wir es an dieser Stelle noch einmal betonen: Ein Zuviel schadet auch in dieser Hinsicht und beeinflußt besonders den Mann in ungünstiger Richtung. Eine starke sexuelle Betätigung und intensive intellektuelle Arbeit verhalten sich bei vielen Menschen – namentlich bei vielen Männern – als Antagonisten, und die beiden an der Hoch-Ehe eines geistigen Schwerarbeiters Beteiligten haben darauf Rücksicht zu nehmen.

Damit sind wir bei demjenigen der obenerwähnten Grundsätze angelangt, der uns sagt, daß es nie gut sein kann, *eine* der Funktionen eines lebenden Organismus, sei es auch die wichtigste, zu der in solchem Grade überherrschenden zu machen, daß die anderen – und damit das Ganze – darunter leiden.

Auf die Hoch-Ehe angewendet, will das heißen, daß die zur höchsten Entwicklung gebrachten sexuellen Beziehungen der Gatten die Intensität ihrer Geistesgemeinschaft, die gegenseitige Teilnahme am Seelenleben des Partners, nicht beeinträchtigen dürfen, und daß also die Verstärkung jener ehelichen Funktion mit einer entsprechenden Kräftigung dieser einhergehen muß. In der Regel ist das eo ipso der Fall. In der Hoch-Ehe bleiben die Gatten, gerade durch die starke Entwicklung ihres erotischen Verhältnisses, *Liebende*. Und Liebende sind – es ist genügend bekannt – psychisch völlig aufeinander abgestimmt. Von dieser Seite wird also die Gesundheit des Ganzen nicht oft bedroht. Im Gegenteil, die Gefahr entsteht eher aus einem Zuviel an Zeichen der psychischen Anhänglichkeit und Abhängigkeit, weil diese auf die Dauer den Empfänger ermüden.

Es würde uns zu weit führen, dieses Thema hier ausführlich zu behandeln. Ich denke übrigens, daß die Andeutung der erwähnten Gefahr genügt, und daß ich es für das praktische Leben bewenden lassen kann bei dem Rat: Lasset bei aller Liebe, bei aller Anhänglichkeit, bei aller Geistesgemeinschaft, bei der größtmöglichen Teilnahme am Denken und Fühlen des Partners, einander doch auch genügend Ruhe.

Sehr wichtig ist es auch, sich das Nachstehende vor Augen zu halten: Wenn jeder geschlechtliche Wunsch in Erfüllung geht, entsteht die Gefahr des Überdrusses, denn dieser folgt jeder restlosen Wunschbefriedigung. Er macht sich über kurz oder lang in den gewöhnlichen ehelichen Sexualbeziehungen geltend. Auch die Hoch-Ehe ist ihm aber ausgesetzt. Mag ihr »harmonisches, blühendes Geschlechtsleben« mit seiner regen, abwechslungsvollen Tätigkeit auch nicht bedroht werden durch die Langeweile, die einförmigen Beziehungen anhaftet, so trägt gerade die Vollkommenheit, womit die Hoch-Ehe auch das Letzte an Wünschen zu erfüllen vermag, den Keim der Übersättigung in sich.

Diesem wahrhaft tragischen Geschick – um so tragischer, als die ihm Anheimfallenden, noch immer von den schönsten Absichten erfüllt, aus dem höchsten Himmel herabgleiten – vorzubeugen, ist eine Aufgabe, die zu den allerwichtigsten auf dem Gebiet der seelischen Gesundheitspflege gehört. Sie – die Gesundheitspflege – hat dafür Sorge zu tragen, daß der Überdruß vermieden wird, indem sie taktvolle Zurückhaltung zu geeigneten Zeitpunkten auferlegt und dadurch die *restlose* Befriedigung *aller* Wünsche hindert. Für den Mann bildet Balzacs Warnung »Der Gatte, der seiner Frau nichts zu wünschen übrigläßt, ist ein verlorener Mann« auch in dem oben gemeinten Sinne einen beachtenswerten Rat. Und wie sehr die gelegentliche Zurückhaltung einer Frau ihre Liebreize für den Gatten erhöhen kann, möge ein Zitat aus Shakespeares »Cymbeline« bezeugen, wo der Dichter Imogens Gatten sagen läßt:

> »Oft wehrte mir die eh'liche Umarmung
> Und bat um Schonung sie voll ros'ger Scham,
> So schön zu sehn, daß es erwärmt noch hätte
> Den alten Kronos selbst.«
>
> (Akt 2, Sz. 5)

Doch die Frau darf nie vergessen, daß eine Übertreibung in *dieser* Richtung die Hoch-Ehe erst recht gefährden kann, und daß es besonders auch auf die Art und Weise der Zurückhaltung ankommt. Gewiß, »die Frauen haben Methoden, sich nicht zu geben, die noch entzückender sind als alles andere«. Dieses Entzücken vermag eine solche Methode aber nur dann zu erwecken, wenn sie selbst reizvoll ist – und nicht, wenn sie eine egoistische Weigerung bedeutet. Außerdem soll die Zurückhaltung zu einem anderen Zeitpunkt durch eine gewisse Initiative wieder gutgemacht werden. In diesem ganzen, für die Gesundheitspflege der Hoch-Ehe sehr wesentlichen Wechselspiel von Zurückhaltung und Geben, von Zögern und Nehmen treten die bezaubernden Eigenschaften der echten Frau besonders in Erscheinung, und hier auch zeigen sich eheliche Koketterie und Flirt in dem Sinne, den wir ihnen (Kapitel V) beigelegt haben, in ihrem vollen Wert.

Eine ganz andere Bedeutung hat die Zurückhaltung, wo es gilt, eine auf die Dauer bestimmt ungünstig auf das Verhältnis der Gatten einwirkende banale Intimität zu vermeiden. Auch in diesem Falle sagt ein Schlagwort besser, worauf es ankommt, als eine längere Ausführung. Daß es wieder von Balzac stammt, möge man mir verzeihen; er hat es nun einmal am bezeichnendsten gesagt: »Der Mann, der das Toilettenzimmer seiner Frau betritt, ist ein abgeklärter Weiser oder ein Dummkopf.«

Wir haben damit einen Punkt berührt, der, wenn er auch für die Hoch-Ehe mindestens ebenso große Bedeutung hat wie unter gewöhnlichen ehelichen Verhältnissen, doch nicht für diese Form der Ehe spezifisch ist. Jetzt aber kehren wir zu dem Ehetypus, der den Gegenstand dieses Buches bildet, zurück, um uns zu fragen, ob das, was sein Charakteristikum bildet – die Erweiterung, Verstärkung und Verfeinerung der geschlechtlichen Beziehungen zwischen den Gatten –, nicht neben den Vorteilen in Gestalt des vermehrten Glückes auch Nachteile aufzuweisen hat. Tatsächlich wären die Glücksgefühle, welche die Hoch-Ehe zu gewähren imstande ist, zu teuer erkauft, wenn sie das psychische Gleichgewicht der Gatten, ihre seelische Ruhe auf anderem Gebiet belasten würden.

Bei asketisch veranlagten oder die Askese anstrebenden Menschen würde das der Fall sein. Sie bedürfen des Glücks der Hoch-Ehe nicht – oder sie wollen es jedenfalls nicht. Sie halten ein derartiges Glück für verwerflich, weil es ihren Begriffen der erstrebten »Reinheit«, der »Heiligung des Lebens, die in Loslösung und reiner Durchgeistigung des Irdischen besteht«, widerspricht. Gewisse Gruppen von Anhängern christlicher Religionen gehen in dem Bestreben, sich von irdischen Wünschen zu befreien, und in der Auffassung, daß solche Wünsche bekämpft werden müssen, ziemlich weit, andere (kleinere allerdings) sogar sehr weit. »Das Thema der Erbsünde, des Sündenfalls, spielt hier«, was ihre Auffassung der Verwerflichkeit sexueller Wünsche anbetrifft, »mit hinein, die ganze Stellungnahme der ›irdischen Fleischeslust‹ gegenüber, die als ›Sünde‹ gebrandmarkt wird, statt wie in manch anderen Kulten gerade als deren gepriesener Mittelpunkt glorifiziert zu werden.«

Bei denen, die so fühlen und denken, ist die Entstehung eines Konflikts zwischen Religion und Hoch-Ehe unmöglich, weil von dieser überhaupt keine Rede sein kann. Für andere wieder kommen Religionsbedenken nicht in Betracht.

Wie aber steht es um das Verhältnis der von diesen beiden Mächten beherrschten Gruppe von Gefühlen, die jede für sich die Seele des Menschen so tief zu berühren vermögen, in den vielen Fällen, wo sowohl die eine wie die andere zur Geltung gelangt?

Mit andern Worten und praktisch gesprochen: Wie verhalten sich die Vorschriften und Auffassungen der für uns in Frage kommen-

den Religionen zu den Prinzipien der Hoch-Ehe, wie wir sie in den vorhergehenden Abschnitten dieses Buches kennengelernt haben?

Das ist die Frage, die wir hier nicht umgehen dürfen, weil sie die seelische Hygiene der Hoch-Ehe auf das tiefste berührt. Sollte diese Evolutionsform der Ehe gegen Religionsvorschriften und -auffassungen verstoßen, so wäre es klar, daß daraus für die an ihr beteiligten Gatten Zerwürfnisse und innere Konflikte hervorgehen könnten, die eine schwere Störung der Hoch-Ehe bedeuten würden, so daß ihre seelische Gesundheit stark gefährdet wäre.

Sagen wir sofort, daß eine derartige Unterstellung (der wir mit Hinsicht auf gewisse asketische Tendenzen im Christentum[77] wohl nähertreten müssen) glücklicherweise allergrößtenteils *nicht* zutrifft, und daß dort, wo Religionsvorschriften sich gewissen Einzelheiten in unseren Ratschlägen widersetzen, die Hoch-Ehe, ohne etwas von ihrem Charakter einzubüßen, sich diesen Vorschriften völlig anzupassen vermag.

Es ist ziemlich schwierig, sich auf der ganzen Linie ein Bild von den Vorschriften und Auffassungen zu machen, um die es hier in den verschiedenen Religionen geht.[78]

[77] Besonders als Nachwirkung aus dem Frühchristentum, das ausschließlich auf das bald kommende Reich Gottes eingestellt war. — Inzwischen ist, wie Prof. Franz Walter (München) mir schreibt, »was die asketischen Tendenzen im frühen Christentum anbelangt«, zu bemerken, »daß, wenn auch unleugbar solche vorhanden waren, die Kirche niemals die Rechtssphäre der Gatten eingeengt« hat. Näheres hierüber in einem Aufsatz von Arnold Rademacher in Martin Faßbenders: »Des deutschen Volkes Wille zum Leben« (2. Aufl., Freiburg, Herder & Co.).

[78] Ich bin darüber mit vielen Theologen der verschiedensten Richtungen in Briefwechsel gestanden und habe manche Bibliothek durchstöbert.

Ich spreche den Herren, die sich dabei Mühe für mich gegeben haben, auch an dieser Stelle meinen Dank aus. Besonders dem Vorstand der Biblioteca Nazionale in Palermo, wo ich den größten Teil der katholischen moraltheologischen Werke fand, und dem der Zentralbibliothek in Zürich, der mir das Nachschlagen eines Teiles der protestantischen Literatur ermöglichte, bin ich für ihr Entgegenkommen sehr verbunden.

Ich bedaure es lebhaft, meine Absicht, die interessante Frage – oder besser: Reihe von Fragen – hier ausführlich zu behandeln und mit Zitaten zu erläutern, wegen Platzmangels fallenlassen zu müssen. Ich werde mich also auf die Wiedergabe des Gesamteindruckes, den ich bei dem Studium des Gegenstandes erhalten habe, beschränken und nur da und dort eine wichtige Einzelheit hervorheben.

Für die wissenschaftliche Literatur verweise ich die Leser, denen daran gelegen ist, auf nachstehende, von mir als Studienmaterial gebrauchte Werke:

Am wenigsten Mühe kostet es bei der ältesten dieser (für unsere Verhältnisse in Betracht kommenden) Religionen. Die Juden haben ihre ganz genauen, der mosaischen Gesetzgebung entspringenden Vorschriften. Diese bestehen hauptsächlich in der Untersagung des Geschlechtsverkehrs (sogar der Berührung) mit der durch Menstruation, Wochenbett usw. »unreinen« und noch nicht durch das rituelle Bad nach bestimmter Frist gereinigten Frau. Es hat keinen Zweck, diese glaubensgebräuchlichen Vorschriften genau wiederzugeben; den Juden unter meinen Lesern sind sie geläufig, und für die andern Leser ist ihre Aufzählung überflüssig. So genügt es, festzustellen,

Katholisch:

Capellmann-Bergmann, Pastoral-Medizin. 19. Auflage. (Paderborn, Bonifazius-Druckerei.) Die Stellen, auf die es ankommt, sind lateinisch abgefaßt. Das Buch ist nicht nur jedem Seelsorger, sondern auch jedem Arzt sehr zu empfehlen.

Für eingehendes Studium:

De sexto praecepto et de usu matrimonii. Scholarum usui accomodavit. H. Noldin S. J., Editio XXI. Innsbruck, 1926. Dieses umfassende und alle einschlägigen Fragen aufs eingehendste behandelnde Buch ist als complementum primum der großen dreibändigen Summa Theologiae Moralis von Noldin erschienen und kann als das beste Werk über den behandelten Gegenstand bezeichnet werden.

Th. Sanchez, Disputationum de Sancto matrimonii sacramento auctore Thoma Sanchez, Cordubensi e Societate Jesu. Antverpiae, apud Jac. Mersium. Anno MDCLII. (Auf dem Titelblatt des Exemplares der Biblioteca Nazionale in Palermo, die früher Bibliothek der Jesuiten war, steht mit Tinte geschrieben: »Editio non prohibita«.) Tomus II, Lib. IX. De debito conjugale.

S. Alph. Mariae de Ligorio, Theologia moralis. Napoli 1827. Tom. VIII. Tract. 6. De matrimonio.

Petr. Scavini, Theologia moralis universa. Ed. III. Parisi 1859.

D. Craisson, De rebus Venereis ad usum Confessariorum. Parisi 1870.

J. P. Gury, Compendium theologiae moralis. Antonii Ballerini adnotationibus locupletatum. Ed. VI. Roma 1882. (Deutsche Übersetzung einer älteren Auflage in Regensburg, 1868.)

Protestantisch:

Verschiedene Schriften Luthers. Die Hauptsachen sind in M. Rades Abhandlung (s. unten) wiedergegeben.

Heidelberger Katechismus.

Ames (Amesius), Medulla Theol. de Conscientia eius jure et casibus (1633).

Francis Wayland, The elements of moral science (1835). Book II. Practical ethics.

Gottschick in Herzog, Realenzyklopädie für protestantische Theologie und Kirche. Art. »Ehe«. Auch Art. »Ethik« in dieser Enzyklopädie. (Verlag J. C. Hinrichs, Leipzig.)

Steffen in Schiele, Religion in Geschichte und Gegenwart. Art. »Ehe« (Verlag J. C. B. Mohr, Tübingen.)

daß diese Vorschriften zwar den Geschlechtsverkehr der Gatten zeitlich stark einschränken, sonst aber sich dem Charakter der Hoch-Ehe nicht widersetzen. (In einer besondern Hinsicht zielen sie auf dasselbe hin wie der von mir gegebene Rat: Sie verleihen der frisch-deflorierten Frau eine – vom ärztlichen Standpunkt betrachtet allerdings unnötig lange – Schonung, indem sie die bei der Zerreißung des Hymens erfolgende kleine Blutung dem Schlusse der Menstruationsblutung gleichstellen, so daß sich auch hier eine Karenzzeit von sieben Tagen anschließt.)

Encyclopaedia of religion and ethics. Vol. 8, Art. »Casuistry« (Moraltheology). Weitere Literatur hinter diesem Artikel. Unter »Marriage« ist nichts zu finden, was hier Bedeutung hätte.

Ernst Troeltsch, Die Soziallehren der christlichen Kirchen und Gruppen, Tübingen 1912.

Dann die Schriften Friedrich Schleiermachers, der, besonders in seinen »Vertrauten Briefen über Schlegels Lucinde«, geradezu ein Bahnbrecher für die Hoch-Ehe ist. Genaueres, mit vielen Hinweisen auf seine Werke, bei

Hugo Weizsäcker, Schleiermacher und das Eheproblem, Verlag J. C. B. Mohr, Tübingen 1927, und bei

Martin Rade, Die Stellung des Christentums zum Geschlechtsleben, 1910 in demselben Verlag erschienen.

Weiter D. Friedrich Siegmund-Schultze, Um ein neues Sexual-Ethos. Furche Verlag, Berlin.

Wilhelm Schreiner, Wir Männer in der Ehe. Hellmuth Wollermann, Verlagsbuchhandlung, Braunschweig 1927.

Erich Karl Knabe, Die sexuelle Frage und der Seelsorger. 2. Aufl. Verlag Friedrich Bahn, Schwerin in Mecklenburg 1926.

Von den Zeitschriftenartikeln und den Berichten der internationalen christlichen Konferenzen sowie von den deutschen Kongressen für innere Mission möchte ich hier besonders erwähnen: den dritten Teil (Schluß) des Aufsatzes Gottfried Weymanns »Brennende Fragen des Ehelebens« in der Zeitschrift »Die innere Mission im evangelischen Deutschland«, Jahrgang 1925; die Abhandlung über »Neue Bücher auf dem Gebiet der Sexual-Ethik« von Theodor Haug in dem Kirchlichen Anzeiger für Württemberg, 37. Jahrgang, Nr. 3; und den Bericht, den Rade in »Die Christliche Welt«, 1928, Nr. 10, Seite 481, über die vom 12. bis 18. April 1928 in Hamburg abgehaltene Schulungswoche der Mitternachtsmission erstattet. Ein kurzes Zitat aus diesem Bericht wirft ein Schlaglicht auf das, was in evangelischen Kreisen mit Beziehung zur sexuellen Frage vorgeht: »So stand auch diese Tagung unter der Losung ›Im Kampf um ein neues Ethos‹. Man kann sagen: um ein Sexualethos überhaupt. Denn haben wir das schon? Und wenn streng kirchliche Kreise so vorurteilsfrei und entschlossen darin vorangehen, so schaut man hoffend in die Zukunft.«

Selbstverständlich bildet die *Bibel* für die zwei genannten Religionen die allererste Quelle.

Nicht auf Vorschriften, sondern auf religiöser Denkweise beruht es, daß die rechtgläubigen Juden alles unbedingt ablehnen, was eine Verhütung der Schwangerschaft beim Geschlechtsverkehr bezweckt. Die Auffassung wird von den orthodoxen Protestanten (Reformierten) geteilt, die sich übrigens auch weiter gerne auf das Alte Testament berufen und ihm viele »Ordonnanzen Gottes« entnehmen. Für eine Ablehnung des Coitus mit der Menstruierenden zum Beispiel beziehen sie sich auf genau dieselben Bibelstellen (Leviticus – 3. Buch Mose – 15:19, 18:19, 20:18), die das diesbezügliche Gesetz der Juden bilden. Ob diese Protestanten so weit gehen, daß sie die sieben Tage nach dem Abschluß der Menstruation in die Karenz mithineinbeziehen, weiß ich nicht. Daß in gewissen Kreisen aber die *Neigung* zu dieser rein mosaischen Auffassung besteht, läßt sich nicht bezweifeln.

Ein Grundsatz allererster Ordnung in der katholischen Kirche ist es, jedwedes Verfahren zur Schwangerschaftsverhütung beim Geschlechtsverkehr abzulehnen. Derartige Maßnahmen sind streng verboten. An diesem Verbot hält die Kirche unter allen Umständen, ohne Ausnahme, fest. Die katholische Moral verlangt, daß jeder geschlechtliche Verkehr zu dem »natürlichen Erguß des wirklichen Samens führe, der unmittelbar in das natürliche, weibliche Gefäß stattfindet« (»naturalis emmissio veri seminis facta immediate in naturale vas muliebre«).

Das katholische Verbot der Empfängnisverhinderung sowie die entsprechenden Auffassungen der jüdischen und protestantischen Religionen und der Charakter der Hoch-Ehe stehen aber in keiner Weise miteinander in Widerspruch. Der Grundgedanke der Hoch-Ehe nämlich – die geschlechtlichen Beziehungen durch Anwendung einer ihrer Physiologie Rechnung tragenden Technik so zu gestalten, daß sie *beiden* Gatten auch auf die Dauer volle Befriedigung schenken, ihre Liebe zueinander immer verstärken und ein festes Fundament für ein dauernd glückliches Zusammenleben bilden –, dieser Grundgedanke umfaßt nicht notwendigerweise auch die Verfahren zur Konzeptionsverhütung. Viele dieser Verfahren sind sogar mit den Forderungen der Hoch-Ehe unvereinbar, weil sie eine nicht geringe Störung der idealen Vergattung bilden, da sie die Reize beeinträchtigen, den normalen Ablauf der Reaktionen stören, die Ästhetik verletzen und eine unbefangene, völlige seelische Hingabe an den Akt verhindern. Viele Paare nehmen diese Nachteile in Kauf, daneben gibt es aber auch solche, die zwar ihre Nachkommenschaft planen möchten, deren Vorstellungen von einem idealen Verhältnis sich aber nicht mit der Technik vereinbaren lassen, die es zur Anwendung der mechanischen Verfahren der Konzeptionsverhütung eben braucht. Für diese Eheleute bringt das dem Laienpublikum als »Pille« oder »Babypille« bekannte, neuentwickelte chemische Präparat (s. S. 276) willkommene Hilfe, denn es hat keinen der obenerwähnten Nachteile und auch keine unmittelbare Beziehung zum Geschlechtsakt. Die Auswirkungen der Langzeit-Anwendung sind zum Teil immer noch umstritten, aber bis jetzt sind die Vorzüge dieser Art von Konzeptionsverhütung weit mehr in Erscheinung getreten als irgendwelche Nachteile.

Ich stelle also fest: 1. Die Hoch-Ehe steht mit dem kirchlichen Verbot oder der religiösen Ablehnung der Schwangerschaftsbehinderung keineswegs im Widerspruch. 2. In meinen Ausführungen ist kein Rat enthalten, dessen Befolgung das Gewissen des Christen oder Juden in dieser Hinsicht belasten könnte.

Und in anderer Hinsicht?

Daß meine hier ausgesprochenen Ansichten über die körperliche Gesundheitspflege der Hoch-Ehe – weil sie den ärztlichen und allgemein menschlichen Forderungen, einem Mitmenschen (und a fortiori dem Ehegenossen) wie auch dem Nasciturus (dem Ungeborenen) nicht zu schaden, völlig Recht widerfahren lassen – den betreffenden kirchlichen Geboten beziehungsweise Religionsauffassungen entsprechen, hebe ich gerne hervor. Daß sie, was das Verhalten während der Menstruation und der Rückbildungszeit (nach der Geburt) betrifft, nicht mit den jüdischen Vorschriften und mit der Auffassung gewisser reformierter Kreise übereinstimmen, wiederhole ich zur Warnung für die, die es angeht, wobei ich aber ebenfalls wiederhole, daß dadurch das Prinzip der Hoch-Ehe nicht angetastet wird. Der katholischen Moral widersprechen meine Ansichten nicht, denn sie erlaubt den Coitus in diesen Zeitabschnitten, soweit der Frau daraus keine besonderen Gefahren drohen, ohne weiteres.

Für das Verhalten in der Schwangerschaft und bei Krankheiten decken sich die Auffassungen der Religionen im allgemeinen mit meinen ärztlichen Anschauungen, wenn auch hier und dort graduelle Unterschiede, so gut wie in den Meinungen der Ärzte unter sich, bestehen mögen.

Über Stellung und Haltung beim Coitus sprechen sich Juden und Protestanten nicht aus. Es liegt kein Grund zur Annahme vor, daß diese Religionen andere als die »Normallage« von dem Erlaubten ausschließen. Nach der katholischen Moraltheologie, die sich zu dieser Frage eingehend äußert, kann die Einnahme einer anderen als der Normalhaltung *schlimmstenfalls* eine *läßliche* Sünde bedeuten.

Und schließlich das, was ich Liebesspiel und Reizspiel benannt habe: Auch darüber schweigen die Schriften der beiden erstgenannten Religionsarten vollständig (so daß jedenfalls kein *Verbot* vorliegt), während sich die katholische Moraltheologie ausführlich mit der Frage, was in dieser Hinsicht als erlaubt betrachtet werden darf, befaßt. Meine Ausführungen dürfen als mit ihr übereinstimmend bezeichnet werden. Auch das Reizspiel ist erlaubt, wenn es als Vorbereitung oder Ergänzung der Geschlechtsvereinigung zur Anwendung gelangt.

Es ist besonders interessant, die (katholischen) moraltheologischen Auffassungen (mit den daraus folgenden Vorschriften und Verboten der Kirche) und die von mir am Anfang des dritten Teiles dieses Buches gegebene (rein physiologisch gemeinte) Definition des normalen Geschlechtsverkehrs einem ins einzelne gehenden Vergleich zu unterziehen. Ich muß mir das hier leider versagen und eine derartige Arbeit bis auf weiteres dem sich dafür interessierenden Leser (der allerdings auf die moraltheologische wie auf die physiologische Seite der Frage gleich tief einzugehen hat) selbst überlassen. Mir liegt aber daran, hervorzuheben, daß eine derartige Studie eine vollkommene Übereinstimmung zwischen Physiologie und Theologie ergibt und daß aus ihr die Gleichung: physiologisch-normal = gottgewollt = sittlich-gut = kirchlich-erlaubt (sowie ihr Gegenstück) geradezu ins Auge springt.

Wie verhält sich nun der Protestantismus zu diesem Fragenkomplex?

Es ist außerordentlich schwierig, sich da auszukennen, nicht allein weil der Protestantismus kein einheitliches Ganzes, wie der Katholizismus und das Judentum, bedeutet, sondern auch weil seine Anhänger meist eine Scheu vor der Erörterung sexueller Angelegenheiten haben. Zahlreiche hervorragende Seelsorger vieler Richtungen und verschiedener Länder, an die ich mich wandte, haben mir geantwortet, daß sie kein Urteil und keine Erfahrung in dieser Beziehung besitzen; daß die Frage, was in der Ehe erlaubt sei und was nicht, zwischen ihnen und ihren Schutzbefohlenen nie berührt wurde und daß die einschlägige Literatur ihnen unbekannt ist. Ein holländischer Professor der Theologie, dem ich dafür besonders zu Dank verpflichtet bin, hat mir dann auf den Weg zu der »großen« Literatur geholfen. Auch sie aber hat mir die Fragen, die ich ihr stellte, nur zum Teil beantworten können –, und das ist schließlich auch noch nicht viel besser geworden, als ich durch die freundliche Vermittlung einer wachsenden Zahl von meiner Arbeit wohlgesinnten Theologen die Gelegenheit fand, mich weiter einzuarbeiten.

Den Gesamteindruck, den ich erhielt, will ich einem Zitat historischer Art folgen lassen, das ich hier vorausschicke:

Die lutherische Moraltheologie neigte dazu, milde, wenn nicht lax zu sein; unter dem ausgleichenden Einfluß des Pietismus entstand aus ihr die christliche Ethik in dem jetzt üblichen Sinne. Inzwischen entwickelte sich in calvinistisch-puritanischen Kreisen eine Moraltheologie strengerer Art und mehr auf Büßen eingestellt.

Sehe ich richtig, so steht auch jetzt noch ein (an Einfluß wachsender) Teil der Lutheraner in dieser Hinsicht der trotz ihrer peinlichen Genauigkeit großzügigen (aber beileibe nicht laxen!) Auffassung der Katholiken nahe und befinden sich die »modernen Protestanten« in der Nähe dieser Lutheraner, während bei den Reformierten (als Sammelname für mehr oder weniger »orthodoxe Protestanten«, besonders Calvinisten, genommen), mit ihren vielen Richtungen, die ganze Stufenleiter von Auffassungen zu finden ist, die von der völligen Freiheit zu der in der Enthaltsamkeit möglichst weitgehenden Forderung gewisser Pietisten führt[79].

Bei der englischen Kirche scheinen mir die Anhänger der High Church sich auch in dieser Beziehung den Katholiken zu nähern, während die der Low Church mehr den calvinistischen Ansichten zuneigen. Die rechtgläubigen amerikanischen Protestanten schließlich stehen, wie ich glaube, den alten Puritanern nahe.

Kurz: »Der Protestant« ist in seinen geschlechtlichen Handlungen in der Ehe in keiner Weise durch Glaubens- oder Kirchenvorschriften gebunden, sondern allein seinem eigenen Gewissen unterstellt. Was das Gewissen ihm aber vorschreibt, wechselt nach Glau-

---

[79] »... die Forderung, daß die Ehe ohne sinnliche Liebe reiner sei ...«, wie Steffen sich ausdrückt. – Es gibt auch lutherische Kreise, die einer derartigen Auffassung zuneigen.

bensrichtung und Individualität zwischen vollständiger Freiheit innerhalb der Grenzen des Normalen und einer möglichst strengen Beschränkung.

Alles in allem genommen läßt sich die Frage, die wir uns hier gestellt haben, dahin beantworten, daß, wie ich vorhin schon gesagt habe, für alle, die ihren inneren Frieden oder sogar ihr Glück (denn auch das ist möglich, da jedes ernstgemeinte Opfer seine Belohnung in sich trägt) in einer ausschließlichen Durchgeistigung des Lebens und in der Loslösung vom Irdischen zu finden hoffen, wegen der damit verbundenen Askesetendenzen die Hoch-Ehe überhaupt nicht in Frage kommt[80]. Denen aber, die nicht diesen extremen Tendenzen huldigen, meine ich gezeigt zu haben, daß Religion und Hoch-Ehe nicht miteinander in Widerspruch sind, und daß sie sich durch *beide* beglücken lassen können, ohne dabei ihre seelische Gesundheit durch innere Konflikte zu beeinträchtigen.

Eine Voraussetzung ist dabei allerdings unabweisbar: Die Hoch-Ehe muß in ihrem *wahren* Sinne aufgefaßt werden.

Dieser wahre Sinn liegt in der *Liebe* – in der *seelischen* Liebe, oder besser und richtiger ausgedrückt, in der Vereinheitlichung von seelischen und körperlichen Komponenten der geschlechtlichen Liebe – wie ich im Vorhergehenden immer wieder betont habe.

Wer in der Vervollkommnung der Technik des Geschlechtsverkehrs *Selbstzweck* sieht, der irrt sich gewaltig und wird ebenso sicher Enttäuschungen erleben wie ohne diese Vervollkommnung. Denn dieser Verkehr ist *kein* Zweck, sondern das allerdings unerläßliche *Mittel zum Zweck*.

[80] Ob sie diese Tendenzen nun auf Texte aus dem Alten oder aus dem Neuen Testament stützen oder ob sie sie in anderer Weise begründen, ist nebensächlich. Es ist aber doch gut, daran zu erinnern, daß derartige Neigungen durchaus nicht so typisch christlich sind, wie gewisse Christen anzunehmen scheinen. Man findet nämlich die sexuell-asketischen Strömungen überall und in jedem Zeitalter bei kleinen Menschengruppen und bei Einzelmenschen, die eine Schar Anhänger um sich sammeln. Als vorchristliches Beispiel diene die Schule der Neupythagoräer, welche die geschlechtliche Betätigung als eine Befleckung des Geistes betrachtet und völlige Enthaltsamkeit empfohlen hat. Da diese Schule in der ersten Hälfte des letzten Jahrhunderts v. Chr. in Alexandria entstanden war und noch während der ersten Zeit des Christentums blühte, sind vielleicht sogar die asketischen Tendenzen des Frühchristentums zum Teil unter ihrem Einfluß entstanden.

Als nachchristliches Gegenstück können gewisse mystisch-asketisch angehauchte »Ethiker« angeführt werden.

Die Sinnlichkeit an sich, mag sie noch so sehr verfeinert sein, kann niemand wirklich *befriedigen*, weil ihr das Höhere, das Seelische fehlt, das der Mensch verlangt, und das er immer suchen *muß*. Nicht nur die Moraltheologie richtet eine solche Sinnlichkeit, nicht nur der Heidelberger Katechismus, auch von der außerkonfessionellen Ethik wird sie mit gleicher Strenge verurteilt. Kein ästhetisch fühlender Mensch wird einen Augenblick daran denken, von bloßer Sinnlichkeit Glück zu erhoffen. Kein solcher Mensch wird sich dazu hergeben, ein Liebesspiel wie das der Hoch-Ehe zu spielen, ein Nachspiel auszuführen, wenn nicht *Liebe*, einheitliche Liebe ihn treibt. Ohne dies wäre ihm das einfach unmöglich, weil er einen förmlichen Widerwillen empfinden würde.

Nein, was Mann und Weib, was liebende Gatten mit ihrer innigsten körperlichen Vereinigung erreichen wollen, was sie, bewußt oder unbewußt, als den unmittelbaren Zweck dieser Vereinigung empfinden, das ist: eine *Ausdrucksmöglichkeit* zu haben für ein Vollkommen-Einswerden.

Diese Ausdrucksmöglichkeit ist die einzig vollständige, die ihnen zu Gebote steht.

Dabei darf aber der *Ausdrucksweise* nichts fehlen.

Das zu erreichen und diese Ausdrucksmöglichkeit auch im Verlauf der Jahre ungeschmälert fortbestehen zu lassen, dazu verhelfe ihnen die Hoch-Ehe.

Anhang: Empfängnisverhütung

Ein Buch über die Vollkommene Ehe wäre unvollständig ohne die Behandlung des Themas Geburtenkontrolle. Soll ein ideales eheliches Verhältnis erreicht werden, dann kann keine noch so große Liebe, Zuneigung oder sexuelle Technik für Angst entschädigen, und für die meisten Leute bedeutet das Angst vor zu häufiger und unerwünschter Empfängnis. Fast alle Leute sind entschlossen, die eigene Zukunft und die ihrer Kinder zu planen, nur wechselt der modus operandi vom geplanten Gebrauch empfängnisverhütender Mittel bis zur überzeugten Ablehnung dieser Methoden im festen Vertrauen, für alle Kinder, die in einer Ehe geboren werden, sorgen zu können.

Trotzdem wird von den meisten Ehepaaren irgendeine Form von Empfängnisverhütung als Bestandteil des Ehelebens anerkannt, auch wenn sie nur zeitweise oder regellos praktiziert wird. Die Handlungsfreiheit ist eines der Vorrechte des Menschen, und es ist Sache der Ehegatten, selbst die ihnen zusagende Methode zu wählen. Es sei aber daran erinnert, daß das sexuelle Verhältnis weniger befriedigend ist, wo Ängstlichkeit in bezug auf dieses Thema besteht (und dies kann den Mann so gut betreffen wie die Frau).

Unwissenheit über Empfängnisverhütung ist zum Teil durch falsche Information bedingt, zum Teil aber auch dadurch, daß es vielen Männern und Frauen widerstrebt, sich über etwas zu erkundigen, was sie als ganz persönliche Angelegenheit betrachten. Irgendwo ist in ihnen die Überzeugung versteckt, Unwissenheit über Fragen der Geburtenkontrolle bedeute Unwissenheit in sexuellen Dingen überhaupt; sie fühlen sich minderwertig und haben Hemmungen, um Rat zu fragen.

Für einen überlasteten praktischen Arzt bedeutet die Beschäftigung mit diesem halb psychologischen, halb praktischen Problem einen sehr großen Aufwand an Zeit, doch sollte er auf jeden Fall, wenn er nicht selbst Rat geben will, seine Patienten einem Arzt oder einer Organisation überweisen, die sich für diese Fragen interessieren.

Kehren wir zurück zum Problem der Eheleute. Wie sollen sie eine erfolgreiche und annehmbare Methode der Familienplanung finden? Die endgültige Entscheidung liegt in ihren eigenen Händen.

Unter den verschiedenen Möglichkeiten müssen sie die Wahl treffen. Fast jede Methode wurde irgendeinmal von den verschiedenen

Autoritäten abgelehnt, da sie sich in einem speziellen Fall als ungeeignet erwies. Nach der heutigen, nicht so strengen Anschauung ist aber keine Form der Empfängnisverhütung ganz abzulehnen oder allgemein schädlich, und wenn von einer wenig wirksamen Methode wegen ihres geringen Erfolgs abgeraten wird, so heißt das nicht, daß sie völlig in Acht und Bann getan werden müßte.

In diesem Anhang sollen nur fünf Methoden der Empfängnisverhütung besprochen werden, nämlich drei Methoden, die auf mechanischen Mitteln beruhen, die innerlich wirkende »Pille« und schließlich die nicht-mechanische, nicht-chemische Methode der Berechnung der »unfruchtbaren Tage«, wichtig schon deshalb, weil sie – vorläufig – als einzige auch für praktizierende Katholiken zulässig ist.

Bevor wir auf eine genauere Besprechung eingehen, werfen wir noch einen raschen Blick auf einige weitverbreitete, doch weniger wirksame Methoden.

Der Coitus interruptus (die unterbrochene Geschlechtsvereinigung) wurde schon auf Seite 163 ff. besprochen. Obwohl für viele Leute unannehmbar und aus manchen Gründen unbefriedigend und unwirksam, ist dies wahrscheinlich doch auf der ganzen Welt die weitest verbreitete Methode der Geburtenkontrolle. Die Gründe dafür sind darin zu suchen, daß ihre Anwendung keine Voraussicht, keine Vorrichtungen und keine Ausgaben bedingt. Trotz der großen Zahl von Mißerfolgen wird es immer Paare geben, die sich dieser Methode bedienen, sei es ständig oder nur als Notlösung.

Nur wenig wirksam sind auch alle die Methoden, bei denen vor dem Geschlechtsverkehr eine chemische Substanz in die weibliche Scheide eingeführt wird. Dazu gehören Gelees, Cremes, Pasten, lösliche Pessarien und Aerosol-Schaum. Letzterer soll recht wirksam sein, aber keines dieser Mittel ist wirklich zuverlässig, solange es nicht in Kombination mit einer mechanischen Vorrichtung gebraucht wird.

Die Stillzeit ist für die Konzeptionsverhütung ebenfalls unsicher, da eine Frau sehr wohl schon Ovulationen haben kann, während sie noch stillt. Wir müssen daran erinnern, daß die Menstruation ein Zeichen dafür ist, daß die Ovulation bereits erfolgt ist; eine stillende Frau kann also empfangen, bevor ihre Perioden wieder begonnen haben.

Alle diese wenig wirksamen Methoden der Empfängnisverhütung sind im allgemeinen unschädlich, es sei denn, sie seien für den einen oder andern Partner des Paares, das sie anwendet, unannehmbar.

Und obwohl alle Familienplanungs-Spezialisten danach streben, völlige Sicherheit zu erreichen, darf doch nicht vergessen werden, daß manche Patienten andere Beweggründe haben und sich – trotz ärztlichem Rat – lieber ganz auf ihre eigenen Hilfsmittel verlassen: die beschränkte Wirksamkeit ihrer eigenen Anstrengungen ist für sie annehmbar, außer vielleicht für eine kurze Zeit nach jeder ungewollten Empfängnis!

Von diesen Leuten mit einem zwar ganz netten Optimismus, aber doch recht beschränkten Blick in die Zukunft gehen wir über zur Besprechung der Bedürfnisse von Ehepartnern, die sich eine vollkommene Methode der Empfängnisverhütung wünschen, um ein ideales eheliches Verhältnis aufzubauen.

Orale Antikonzeption durch »Pillen«

Diese pharmakologische Methode der Empfängnisverhütung kann als Methode der Gegenwart und als Hoffnung für die Zukunft bezeichnet werden.

Vor mehr als zehn Jahren begannen Dr. John Rock von der Harvard Medical School und Dr. Gregory Pincus von der Worcester Foundation ihre Forschungen, die schließlich zur Entwicklung der »Pille« führten. Wir erwähnten an anderer Stelle in diesem Buch schon kurz die synthetischen chemischen Verbindungen, die die Grundlage aller oralen Antikonzeptionsmittel bilden, nämlich ein östrogenes und ein gestagenes Hormon, deren Kombination Unterdrückung der Ovulation und Regulation der monatlichen zyklischen Blutung bewirkt. Es sind heute mehr als ein Dutzend dieser Präparate auf ärztliches Rezept erhältlich, und obwohl ihre Zusammensetzung im Grunde nur leicht variiert, gibt es doch genügend Unterschiede in Dosierung oder Zusammensetzung, um jeder einzelnen Frau eine optimale Wahl zu ermöglichen. Die Wirksamkeit als Antikonzeptionsmittel ist bei allen diesen Präparaten so vollkommen, daß sich die meisten Ärzte darauf beschränken, die Pille zu verschreiben, von der sie annehmen, daß sie den individuellen Bedürfnissen der einzelnen Patientin am besten entspricht: Besondere Aufmerksamkeit widmet man der Beobachtung des Körpergewichts, der Korrektur zu starker, zu schwacher oder unregelmäßiger Menstruationen und der Behebung von Menstruationsschmerzen und seelischer Spannung. Keine Frau sollte denken, daß wegen eines unregelmäßigen Zyklus diese Art der Empfängnisverhütung ungeeignet sei, im Gegenteil: Als Ergebnis dieser Medikation stellt sich fast ausnahmslos ein regelmäßiger Zyklus ein.

Die Annehmlichkeiten und Vorteile ihrer einfachen Anwendung und das Fehlen einer direkten Verbindung mit dem Coitus oder den Geschlechtsorganen machen die Pille zu einer Methode, die zugleich einzigartig und in höchstem Maße annehmbar ist. Obwohl noch nicht alle Fragen im Zusammenhang mit der Langzeit-Anwendung geklärt sind, hat die Forschung bis jetzt noch keine sicheren unerwünschten Wirkungen gesehen.

Die Anweisungen über das praktische Vorgehen sind sehr gut geschrieben und liegen jeder Packung bei. Man neigt heute immer mehr zu einem einfachen 28-Tage-Schema: Während 22 Tagen wird täglich eine Pille eingenommen, dann keine während der folgenden 6 Tage, in denen die monatliche Blutung eintritt.

Es gibt nur wenige Nebenwirkungen oder Abweichungen vom normalen Verhalten. Sie sind meist ohne ernsthafte Bedeutung und werden vom Arzt, der das Rezept ausgestellt hat, leicht erkannt. Eine vorgängige ärztliche Untersuchung und eine periodische Kontrolluntersuchung ist aber für alle Frauen wichtig, die diese Methode der Antikonzeption betreiben. Sie ist für fast alle Frauen geeignet, doch rufen gelegentlich Störungen des hormonalen Gleichgewichts ein Gefühl äußerster Müdigkeit und ein allgemeines Unwohlsein hervor, so daß es klar wird, daß vom weiteren Gebrauch der Pille abgesehen werden sollte. Wahrscheinlich spielen hormonale Störungen auch eine Rolle bei den Frauen, bei denen unter der Gestagen-Östrogen-Medikation Frigidität auftritt.

Auch in Zukunft wird die Entwicklung auf dem Gebiet der medikamentösen Antikonzeption weitergehen. Sollte eine befriedigende Pille für den Mann eingeführt werden, so wäre es denkbar, daß Mann und Frau in der Einnahme ihrer verschiedenen Pillen Jahr für Jahr abwechseln. Die Forschung wird auch danach streben, die Dosierungen und die Kosten zu senken und eventuell ein Mittel zu entwickeln, das nur einmal im Monat eingenommen werden muß statt täglich, wie es jetzt noch der Fall ist. Auf diesem Gebiet ist noch viel Arbeit zu leisten, sowohl in der Forschung für die Zukunft wie auch heute in der genauen wissenschaftlichen Beobachtung all der Frauen, die die Pille gebrauchen, damit ihre und ihrer Kinder Gesundheit für alle Zeiten gesichert ist.

Das Kondom

Die Zeit, seit der Kondome benutzt werden, muß wohl eher nach Jahrhunderten als nach Jahrzehnten gezählt werden. Wird das Kondom korrekt und konsequent angewandt, dann ist es eine sehr wirksame Art der Konzeptionsverhütung. Das Kondom ist billig, überall ohne weiteres erhältlich und relativ einfach in der Anwendung; deshalb ist es auch für viele Eheleute annehmbar. Die hauptsächlichen Nachteile liegen auf psychologischem und ästhetischem Gebiet: Das Kondom muß angezogen werden, sobald sich die Erektion einstellt, dadurch stört es den Rhythmus und die Empfindungen während des Liebesspiels und des nachfolgenden Coitus. Diese Störung kann den Mann und die Frau betreffen. Ein weiterer Nachteil der Methode liegt daran, daß nach der Ejakulation darauf geachtet werden muß, daß keine Samenflüssigkeit aus dem Kondom austreten kann, wenn die Stärke der Erektion abzunehmen beginnt. Diese Nachteile ändern aber nichts daran, daß das Kondom eine sehr verbreitete und wirksame Methode war, ist und bleiben wird.

Das Okklusiv-Pessar der Frau

Während mehr als 50 Jahren war dies eine von vielen ärztlichen Spezialisten bevorzugte Methode der Konzeptionsverhütung. In letzter Zeit kam das Okklusiv-Pessar allerdings etwas außer Gebrauch, nicht weil es sich als schlecht erwiesen hätte, sondern weil es durch die modernere, pharmakologische Methode verdrängt wurde.

Sein Vorteil liegt darin, daß es sich auch während langer Anwendung als wirksam und unschädlich erwiesen hat. Eine große Anzahl verschiedener Größen und Formen macht es möglich, den meisten Frauen, ob sie nun schon geboren haben oder nicht, ein Pessar anzupassen, und wenn es richtig angepaßt und richtig eingeführt ist, sollte es weder vom Mann noch von der Frau bemerkt oder gefühlt werden. Der größte Vorteil des Pessars ist sein indirekter Zusammenhang mit dem Coitus. Man kann es zwei oder drei Stunden vor dem Geschlechtsverkehr einführen und muß es nicht vor sechs bis acht Stunden nachher wieder entfernen. Es hat natürlich auch gewisse Nachteile: Zu Beginn sollte das Pessar durch einen Arzt oder eine darin geübte, medizinisch ausgebildete Hilfsperson angepaßt werden; und wenn dann die Frau so weit kommt, es ohne Überwachung selbst einzuführen, so braucht es eine gewisse manuelle Geschicklichkeit, um sich zu versichern, daß es am richtigen Platz ist. Diese Schwierigkeit sollte aber nicht überbetont werden, da viele Frauen einige Kenntnisse im Gebrauch von Scheidentampons für die Monatshygiene haben und so mit der Anatomie ihres Beckens und der Richtung der Scheide einigermaßen vertraut sind.

Das Pessar wird zusammen mit einem spermatötenden Gelee oder Schaum gebraucht und gelegentlich auch mit einem löslichen chemischen Pessar. Für eine Frau, die nicht gerne daran denkt, ihre Geschlechtsteile zu berühren, mag sich der Gebrauch eines Pessars als unangenehm erweisen, doch finden viele Frauen die Technik einfach und erfolgreich und ziehen es vor, eine Methode zu gebrauchen, die unter ihrer eigenen, direkten Kontrolle ist. Obwohl die Popularität dieser Methode in letzter Zeit etwas abgenommen hat, wird sie doch wahrscheinlich noch für viele Jahre angewandt werden, vor allem wenn Ärzte von mehr konservativer Einstellung um Rat gefragt werden.

Das Intra-Uterin-Pessar (englisch: Intra-uterine Device, I. U. D.)

Die meisten Ärzte kennen – wenn auch vielleicht nur aus der Geschichte – den Gräfenbergschen Silberring, der während der zwanziger Jahre dieses Jahrhunderts sehr bekannt war, vor allem in Deutschland. Er wurde dann in den dreißiger und vierziger Jahren ganz abgelehnt, wahrscheinlich wegen der Folgen unsorgfältiger Anwendung durch unqualifizierte Leute unter nicht ganz sterilen Bedingungen.

Während der letzten paar Jahre fand das Intra-Uterin-Pessar in den verschiedensten Formen wieder erneutes Interesse.

Einige wenige Modelle werden immer noch aus Metall hergestellt; die heute modernen aber – wie die Margulies-Spirale, die Lippes-Schlinge und der Birnberg-Bogen – sind aus Plastik und mit einem röntgenopaken Salz imprägniert.

Aus manchen Gründen, deren Erörterung nicht in dieses Buch gehört, ist das I. U. D. eher ein Mittel für die Kontrolle der Bevölkerungsexplosion im großen als eine Lösung für das individuelle Problem eines normalen Ehepaars. Das I. U. D. unterscheidet sich von den andern Methoden dadurch, daß es nur die passive Mitarbeit der Frau dazu braucht und keinerlei Anstrengung von seiten des Ehemanns. Die Plastik-Vorrichtung wird durch einen Arzt in den Uterus eingeführt und bleibt dort normalerweise ständig liegen; wenn nötig, kann sie aber jederzeit wieder entfernt werden. Die Schwangerschaftsrate schwankt zwischen 1,1 und 5,5%, je nach dem angewandten I. U. D.-Modell. Gelegentlich wird das I. U. D. während der ersten Monate nach seiner Einführung wieder aus dem Uterus ausgestoßen; aber anscheinend besteht dann eine vergrößerte Verträglichkeit, wenn das I. U. D. wieder neu eingelegt wird. Manchmal bringt das Tragen eines I. U. D. starke, schmerzhafte Periodenblutungen mit sich. Die Anwendung des I. U. D. ist hochinteressant in der Frage der Bevölkerungskontrolle im großen. Es ist ebenfalls eine Hilfe für Ehepaare, die andere Methoden der Empfängnisverhütung unbrauchbar oder unannehmbar finden. Wir wissen, daß immer noch Probleme in Verbindung mit den verschiedenen Anwendungsarten zu lösen sind, deshalb sollte, ohne daß wir die Vorteile des I. U. D. unterschätzen, der Gebrauch im Moment auf die obenerwähnten Fälle beschränkt werden.

Die unfruchtbaren Tage

Diese Methode, die auf dem »Rhythmus« oder den »unfruchtbaren Tagen« beruht, gebraucht keine mechanischen Vorrichtungen und keine Chemikalien oder pharmakologisch wirksamen Substanzen.

Die Millionen Menschen, die aus eigener Wahl oder aus religiöser Überzeugung an diese Methode gebunden sind, kennen sie als »einzige natürliche Methode« der Empfängnisverhütung. Worte, die enorm viel Diskussionen und Streitigkeiten verursacht haben.

In dem Teil dieses Buches, in dem die Physiologie der weiblichen Geschlechtsorgane behandelt wurde, stellten wir bereits fest, daß die Zeit der Ovulation, das heißt die »fruchtbaren Tage«, irgendwo zwischen dem 10. und 14. Tag des Zyklus liegen. Daraus läßt sich schließen, daß die »sichere Periode« aus den Tagen besteht, die vom Zyklus übrigbleiben, das heißt, sie dauert, wenn wir aus Extra-Vorsicht noch mit einigen zusätzlichen Tagen rechnen, vom 1. bis zum 8. Tag und dann wieder vom 17. Tag an. Es besteht also potentielle Fruchtbarkeit während einer Woche und Unfruchtbarkeit während der andern drei Wochen des Zyklus.

Wir müssen nochmals betonen, daß die Ovulation 14 Tage *vor* dem Eintritt der nächsten Menstruationsblutung stattfindet, so daß eine unregelmäßige Periode die Berechnung kompliziert. Es gibt im Handel eine Anzahl von speziellen Rechentabellen, die über diese Schwierigkeit hinweghelfen sollen; es wurde auch empfohlen, daß sich jede junge Frau nach dem Einsetzen der Menstruation während 12 Monaten ihre Perioden aufzeichnen solle. Sie kann dann folgende, sehr einfache Formel gebrauchen, um ihre fruchtbaren Tage zu errechnen:

Man nehme den kürzesten Zyklus in einer zusammenhängenden Periode von 12 Monaten (z. B. 27 Tage) und den längsten dieser gleichen Periode (z. B. 31 Tage).

Dann: $27-15-2=10$
$$31-15+2=18$$

Die fruchtbaren Tage dauern also vom 10. bis 18. Tag des Zyklus.

Leider gilt diese Formel nicht für anomale Unregelmäßigkeiten des Zyklus. Wir wissen, daß fieberhafte Erkrankungen oder seelische Erregungen den Zeitpunkt der Ovulation verändern können, so daß der erste Tag des nächsten Zyklus also auf einen früheren oder späteren Tag fällt; es entsteht dadurch ein ungenaues Bild in der 12-Monats-Aufzeichnung.

Für eine Frau, die über den Zeitpunkt ihrer Ovulation genauer im Bild sein will, ist es wahrscheinlich besser, sich der Methode der Messung der Morgentemperatur zu bedienen, wie sie auf Seite 79 beschrieben ist. Diese Aufzeichnungen geben in graphischer Form die genaue Zeit der Ovulation an, solange nicht eine fieberhafte Erkrankung das Bild der physiologischen Vorgänge verfälscht.

Es ist schwierig, sich vorzustellen, daß ein ideales eheliches Verhältnis erreicht werden kann, wenn die völlige Freiheit, ihm Ausdruck zu geben, auf bestimmte Zeiten des Monats beschränkt bleibt. Dennoch, Menschen, die diese Methode der Empfängnisverhütung aus innerer Überzeugung anwenden, fühlen sich dadurch keineswegs behindert; für die zeitweilige Entsagung entschädigt sie gesteigerte Empfindung, und Ungenauigkeiten und Fehler nehmen sie als Teil ihrer Lebensanschauung in Kauf.

Für die aber, die diese Methode nicht schätzen und für unzuverlässig halten, muß sie einem Glücksspiel gleichen, bei dem mit einem Fieberthermometer und kariertem Papier um einen hohen Einsatz gespielt wird.

Es ist im Moment eine erfolgversprechende Forschungsarbeit im Gang, die uns vielleicht eines Tages ein orales Antikonzeptionsmittel liefert, das die Ovulation jeden Monat ganz regelmäßig eintreten läßt, so daß ihr Zeitpunkt genau vorhergesagt werden kann. Es ist zu hoffen, daß diese Pille, wenn sie einmal erhältlich sein wird, sowohl für die Ehepaare annehmbar ist, für die die Methode der unfruchtbaren Tage obligatorisch ist, wie auch für solche, die sich aus eigener Überzeugung an diese Methoden halten.

Damit beenden wir diese kurze Zusammenstellung einiger Methoden, die Fruchtbarkeit in der Ehe zu begrenzen. Wir haben in den letzten Jahren so viel über die Vorgänge bei der Fortpflanzung gelernt, daß die Wissenschaft schon darangeht, sich mit der Verhinderung der Einbettung des Eies und mit immunologischen Methoden der Antikonzeption zu beschäftigen. Doch da diese Forschungen erst im Experimentierstadium sind, hat es keinen Zweck, in diesem Buch näher darauf einzugehen.

Anhang

Erklärungen für Tafeln I–VI

Tafel I. Äußere Geschlechtsorgane des Weibes, Vulva (schematisch)

1. Leistenfurche (doppelseitig). 2. Schamberg, *Mons veneris*. 3. Beinfurche (doppelseitig). 4. Vorhaut des Kitzlers, *Praeputium clitoridis*. 5. Schaft[1] und Eichel des Kitzlers, *Corpus* und *Glans clitoridis*, zusammen *Clitoris genannt*. 6. Kitzlerbändchen, *Frenulum clitoridis*. Zwischen *Praeputium* und *Glans*, zu beiden Seiten des *Frenulum*, der *Saccus praeputialis*. 7. Äußerer Rand und Innenfläche der großen Schamlippe (doppelseitig), *Labium maius* (mehrfach: *Labia maiora*). 8. Ausmündung der Harnröhre, *Ostium urethrae*. 9. Ausmündung der kleinen Vorhofs-Schleimdrüse (Skenesche Drüse, doppelseitig), *Glandula vestibularis minor* (mehrfach: *Glandulae vestibulares minores*). 10. Äußerer Rand und Innenfläche der kleinen Schamlippe (doppelseitig), *Labium minus* (mehrfach: *Labia minora*). 11. Scheidenvorhof, *Vestibulum vaginae*, das ist der ganze Raum, welcher sich zwischen den kleinen Schamlippen befindet. 12. Vordere Scheidenwand (im Scheidengang vorragend), vordere *Vaginalwand*. 13. Scheideneingang, *Introitus vaginae*. 14. Ausmündungsstelle der großen Vorhofs-Schleimdrüse (doppelseitig), *Glandulae vestibularis maior* (mehrfach: *Glandulae vestibulares mairoes*), auch *Glandula Bartholini* genannt. 15. Vorderrand und Außenfläche des Jungfernhäutchens, *Hymen*, schraffiiert gezeichnet. 16. Hintere Scheidenwand (erst sichtbar nach Zerstörung des Jungfernhäutchens), hintere *Vaginalwand*. 17. Schamlippenbändchen, *Frenulum labiorum*[2]. 18. Damm, *Perineum*. 19. After, *Anus* (Analöffnung). 20. Hinterer Damm, *Perineum posterius*. 21. Spitze des Steißbeines, *Os coccygis*. 22. Haut des Gesäßes.

---

[1] Der Schaft des Kitzlers ist von der Vorhaut bedeckt. Nur die Eichel liegt bloß oder läßt sich durch Zurückziehen der Vorhaut entblößen. .

[2] Das Schamlippenbändchen verbindet die kleinen Schamlippen an der hinteren Seite. Sehr oft ist es nicht vorhanden, weil die Labia minora sich nicht so weit nach hinten fortsetzen. Auch kann es durch häufigen Geschlechtsverkehr verschwinden.

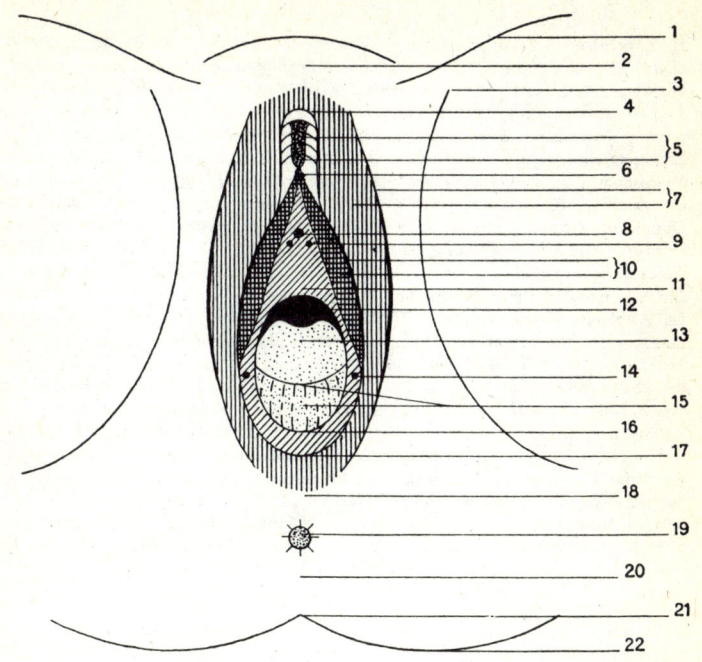

1

2

3

4

}5

6

}7

8

9

}10

11

12

13

14

15

16

17

18

19

20

21

22

Tafel II. Innere Geschlechtsorgane des Weibes im Längenschnitt
(schematisch)

1. Rückenhaut. 2. Bauchhaut. 3. Vordere Bauchwand. 4. Bauchfell, *Peritoneum.* 5. Bauchhöhle, *Cavum peritonei, Peritonealhöhle* oder *Peritonealraum.*
6. Wirbelsäulenkanal, *Vertebralkanal,* wird unterhalb des Promontorium (8)
Sakralkanal genannt. 7. Wirbelsäule. 8. *Promontorium* (die deutsche Übersetzung Vorgebirge wird nicht gebraucht). 9. Aufhängeband des Eierstockes,
Ligamentum suspensorium ovarii[1]. 10. Eierstock, *Ovarium*[1]. 11. Eileiter, Muttertrompete, *Tube, Ovidukt* (offiziell *Tuba uterina Fallopii*)[1]. 12. Kreuzbein,
Os sacrum. 13. Kreuzbeinhöhle. 14. Gebärmutterkörper, *Corpus uteri.* 15.
Douglasscher Raum (Ausbuchtung der Bauchhöhle), *Cavum Douglasii, Excavatio
recto-uterina.* 16. Gebärmutterhals, *Cervix uteri.* 17. Hinteres Scheidengewölbe, *Laquear posterius, Fornix vaginae.* 18. Scheidenzapfen der Gebärmutter,
Portio vaginalis uteri (14, 16 und 18 zusammen die Gebärmutter, der *Uterus*).
19. Äußerer Gebärmuttermund, *Ostium uteri externum.* 20. Hintere Wand der
Harnblase. 21. Harnblase. *Vesica urinaria.* 22. Schambeinverbindung, *Symphyse, Symphysis ossium pubis.* 23. Blasenhals mit Schließmuskel. 24. Spitze
des tSeißbeines, *Os coccygis.* 25. Mastdarm[2], *Rectum;* die Ausbuchtung nach
vorne heißt *Ampulla recti.* 26. Scheide, *Vagina.* 27. Kitzler mit seiner freiliegenden Eichel, *Clitoris* mit *Glans clitoridis.* 28. Innenseite der rechten Hinterbacke, *Nates.* 29. After, *Anus.* 30. Mündung der Harnröhre, *Ostium urethrae*
(die Harnröhre heißt *Urethra*). 31. Scheideneingang, *Introitus vaginae.* 32.
Jungfernhäutchen, *Hymen* (schwarz gezeichnet). 33. Innenseite der rechten kleinen Schamlippe, *Labium minus dextrum.* 34. Innenseite der großen Schamlippe,
Labium maius dextrum. 35. Innenfläche des rechten Oberschenkels.

---

[1] 9, 10 und 11, Eileiter und Eierstock mit Aufhängeband, sind paarige Organe, die zu
beiden Seiten (und nach hinten) der Gebärmutter liegen. In der Zeichnung sind die der
rechten Seite dargestellt (*nicht* im Durchschnitt wie die übrigen Gebilde).
[2] Der Mastdarm ist oben abgebrochen gezeichnet, weil er nach der linken Körperhälfte
zu aus der Bildfläche verschwindet.

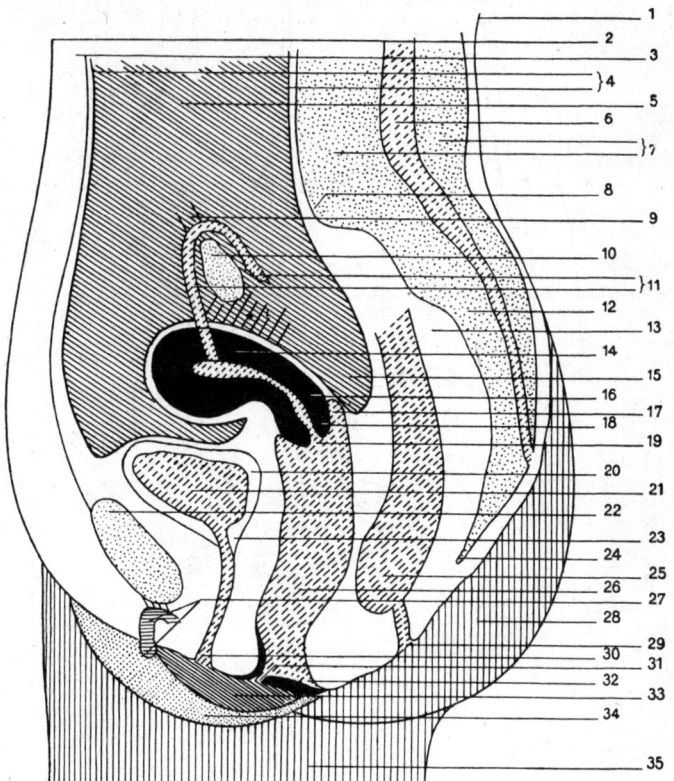

1
2
3
}4
5
6
}7
8
9
10
}11
12
13
14
15
16
17
18
19
20
21
22
23
24
25
26
27
28
29
30
31
32
33
34
35

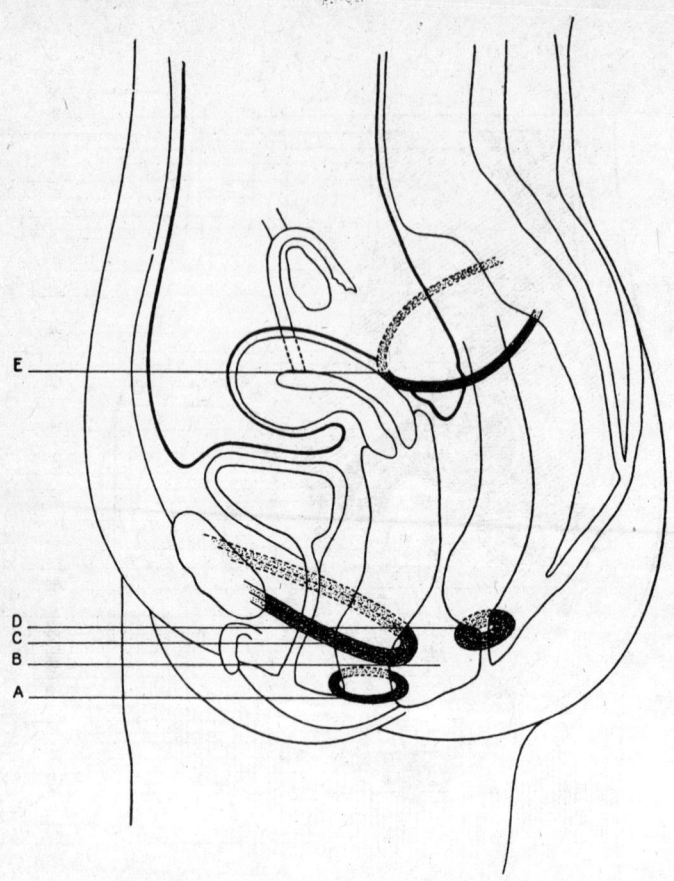

Tafel III. Wichtige Muskeln der inneren Geschlechtsorgane des Weibes (schematisch)

A. Ringmuskelbündel um den Scheideneingang *(M. constrictor cunni).*
B. Sich kreuzende Muskelfasern, welche A mit D verbinden.
C. Muskelbündel, welche die Scheide umgreifen *(M. levator vaginae).*
D. After-Schließmuskel *(M. sphincter ani).*
E. Muskelbündel, die, in den *Douglasfalten* verlaufend, den unteren Teil des Uterus nach hinten und oben ziehen *(M. m. retractores uteri).*
    Die Fasern der letztgenannten Muskel (E) sind glatte, *unwillkürliche.* Die vier anderen sind *willkürliche,* quergestreifte Muskeln.

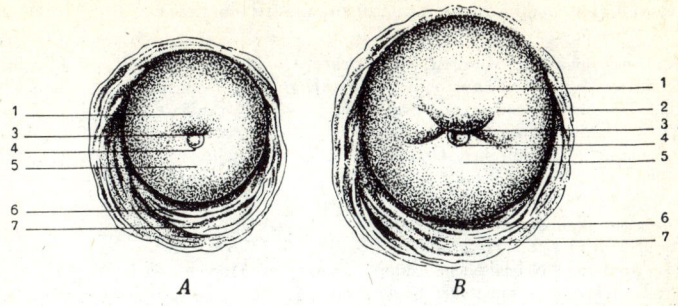

A   B

Tafel IV. Scheidenteil der Gebärmutter. Portio vaginalis uteri (natürliche Größe)

A einer Nullipara (Frau, die nicht geboren hat). – *B* einer Multipara (Frau, die mehrmals geboren hat).
1. Vordere Muttermundslippe. 2. Einrisse des Muttermundes, bei den Geburten erfolgt. 3. Äußerer Muttermund *(Ostium uteri externum)*, bei *A* rund oder quer-oval, bei *B* ein Querspalt. 4. Aus dem Muttermund heraushängender Teil des *Kristellerschen* Schleimpfropfens. 5. Hintere Muttermundslippe. 6. Hinteres Scheidengewölbe *(Laquear posterius)*. 7. Hintere Scheidenwand.
(Entnommen aus Hofmeier, Handbuch der Frauenkrankheiten, Verlag F. C. W. Vogel, Leipzig 1921. Die Schleimpfropfen und Bezeichnungen sind vom Verfasser hinzugefügt.)

Tafel V. Die männlichen Geschlechtsorgane (schematisch)

1. Bauchwand. 2. Bauchfell, *Peritoneum*. 3. Harnblasenwand. 4. Harnbla-
senhöhle. 5. Schambeinverbindung, *Symphysis*. 6. Samenampulle (doppelseitig). 7. Harnblasenhals mit Schließmuskel. 8. Samenblase (doppelseitig). 9.
Vorsteherdrüse, *Prostata*. 10. Samenhügel (Stelle, wo die beiden Samenleiter
münden). 11. Harnröhre, *Urethra*. Hier ist die Stelle, wo die vordere in die
hintere Harnröhre übergeht. 12. *Cowpersche* Drüse mit Ausführungsgang (doppelseitig). 13. Harnröhrenzwiebel, *Bulbus urethrae*. 14. *Musculus bulbocaver-
nosus* (Muskel, der die Hauptrolle bei der Ejakulation spielt). 15. Samenleiter
(doppelseitig). 16. Harnröhren-Schwellkörper, *Corpus cavernosum urethrae*.
17. Kopf des Nebenhodens (doppelseitig). 18. Hoden, *Testis* (doppelseitig).
19. Haut des *Penis* an seiner Rückenseite. 20. Schwellkörper des Penis, *Corpus
cavernosum penis*. 21. Harnröhren-Erweiterung, die sich hinter der Harnröhrenmündung befindet. 22. Schwanz des Nebenhodens, an seiner Übergangsstelle in
den Samenleiter. 23. Hodensack, *Scrotum*. 24. Vorhautbändchen, *Frenulum
praeputii;* erst sichtbar, wenn die Vorhaut zurückgezogen wird. 25. Harnröhrenmündung, *Ostium urethrae*. 26. Eichel, *Glans penis*. 27. Vorhautsäckchen
(in der Figur schwarz gezeichnet). 28. Vorhaut, *Praeputium*.

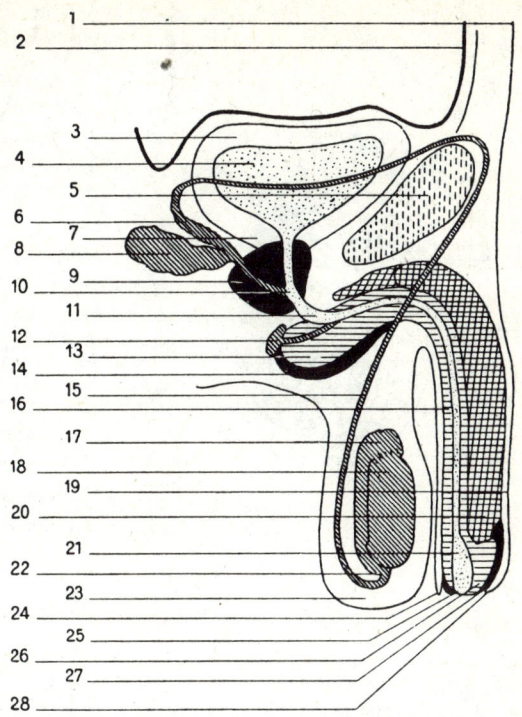

1
2
3
4
5
6
7
8
9
10
11
12
13
14
15
16
17
18
19
20
21
22
23
24
25
26
27
28

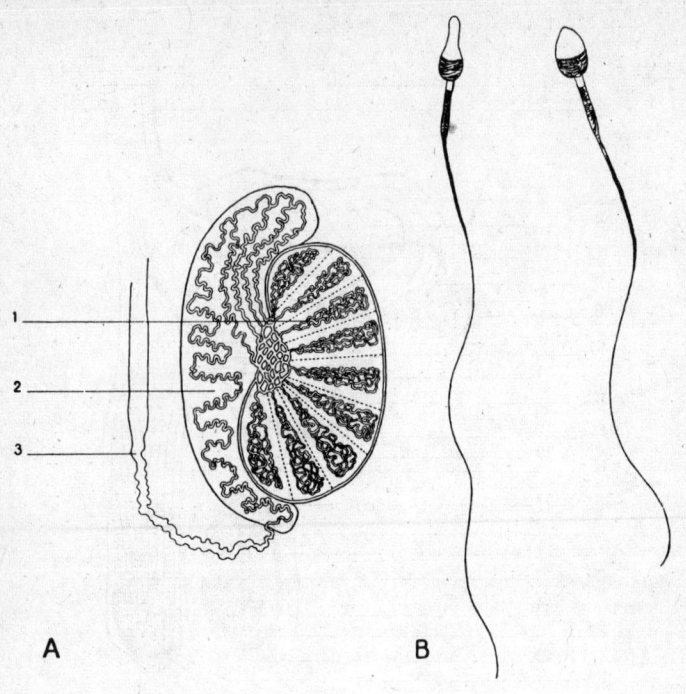

1 ——
2 ——
3 ——

A   B

Tafel VI. A. Männliche Geschlechtsdrüse

Schematische Darstellung ihres Baues: Längenschnitt in natürlicher Größe (der Nebenhoden ist, deutlichkeitshalber, verhältnismäßig etwas zu groß gezeichnet). 1. Hoden. 2. Nebenhoden. 3. Samenleiter.

B. Spermien des Menschen (stark vergrößert)
Links: Seitenansicht. Rechts: Flächenansicht.

Inhaltsübersicht

Zweiter Teil
Besondere Geschlechtsphysiologie und Anatomie

Drittes Kapitel: Aus der Geschlechtsphysiologie der erwachsenen Frau

Viertes Kapitel: Zur Anatomie und Physiologie der männlichen Geschlechtsorgane

Dritter Teil
Der Geschlechtsverkehr, seine Physiologie und Technik

Fünftes Kapitel: Definition, Vorspiel und Liebesspiel

Siebentes Kapitel: Allgemeinerscheinungen beim Coitus / Nachspiel

Neuntes Kapitel: Seelische Hygiene

Anhang: Empfängnisverhütung

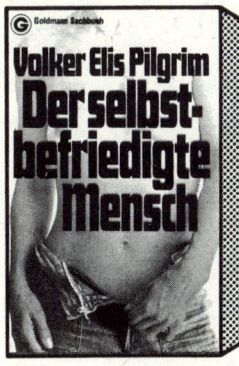
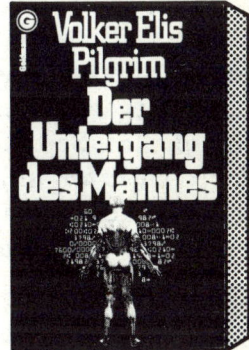

Leseprobe

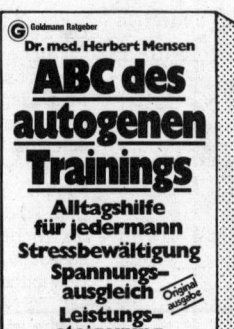

Goldmann Ratgeber

Dr. med. Herbert Mensen

ABC des autogenen Trainings

Alltagshilfe
für jedermann
Stressbewältigung
Spannungs-
ausgleich
Leistungs-
steigerung

Original
ausgabe

10753

In der modernen Medizin und Psychologie ist
der Siegeszug des autogenen Trainings
beispiellos. Seit 50 Jahren mehren sich in
aller Welt Erfolgsmitteilungen von Gesunden
und Kranken und ärztliche Erfahrungs- und
Forschungsberichte.

Das schon bewährte ›ABC des autogenen
Trainings‹ beruht auf vieltausendfachen
speziellen Erfahrungen und verbindet
exaktes Wissen mit besonders leichter
Verständlichkeit.

13 Autogenes Training, formelhafte Vorsätze und Naturheilverfahren

Da wir das autogene Training als ein natürliches Gesunderhaltungs- und Gesundungsmittel dem *Naturheilverfahren* zuordnen können, sollen hier lediglich einige »Basisformeln« angeboten werden, die geeignet sind, das Naturheilverfahren in seinen Hauptsäulen

1. Wasserbehandlung,
2. Bewegungsbehandlung,
3. Diätetik und
4. Lebensordnungstherapie

zu unterstützen. Diese »Säulen« bilden vor allem das Grundgerüst der Naturheilbehandlung nach KNEIPP, welches sehr gut mit dem autogenen Training harmoniert. Beide Verfahren streben eine »Umstimmung« und »Stabilisierung« durch ärztlich überwachte Selbstbehandlungen an. Der Kur- und Kneipparzt RUDOLF BEHRENS schreibt 1969 dazu in seinem Büchlein »Wege zur Selbstentspannung«: »Ideal ist das Nebeneinander von Kneippkur und autogenem Training, ... weil gerade das autogene Training der Forderung KNEIPPS nach der Ordnung im seelischen Bereich in idealer Weise entspricht, weil es sich auch hier um eine Eigenleistung des Patienten handelt. Gerade auf die Stärkung der Eigenverantwortlichkeit und die Aktivierung des Gesundungswillens hat KNEIPP immer wieder Wert gelegt ...« Auch Professor LANGEN wies 1969 in Bad Wörishofen bei einem Festvortrag zum 75jährigen Bestehen des Kneippärztebundes auf Beziehungen zwischen Kneippbehandlung und autogenem Training hin.

DR. DOGS, Chefarzt der Burghof-Klinik für psychosomatische Erkrankungen in Rinteln, schreibt in seinem Buch »Konzentrative Entspannungstherapie«, daß in der gegenwärtigen Krise der Medizin gleichermaßen sowohl die »naturgemäßen Heilweisen, wie sie z. B. in den Lehren und Anwendungen des Pfarrers KNEIPP festgelegt sind«, als auch die Möglichkeiten des autogenen Trainings noch mehr als bisher beachtet werden sollten.

Die nachfolgenden Formeln können eine positive Einstellung zur jeweils notwendigen Kneipp- und Naturheilbehandlung bewirken und eventuelle Widerstände abbauen. Sie können in der konzentrativen Entspannung, worauf vor allem THOMAS aufmerksam machte, rhythmisch mit dem Herzschlag synchronisiert werden.

13.1 Beispiele für formelhafte Vorsätze und Leitsprüche zur Unterstützung der Wasserbehandlung

Speziell für Wasserscheue ist hier die Grundformel nützlich, welche der ganzen konzentrativen Entspannungsarbeit die Zielrichtung weist:

>> Ich bin ganz ruhig.«

Auf eine übertriebene naturwissenschaftliche Genauigkeit braucht bei den formelhaften Vorsatzbildungen und Leitsprüchen nicht immer sorgfältig geachtet zu werden. Es können deshalb auch Leitsprüche wie diese verwendet werden:

>> Wasser ist Leben« oder

>> Wasser wirkt Wunder«.

Auch folgende Vorsätze und Leitsprüche bewähren sich:

>> Gehemmtsein und Angst bewält'ge ich leicht«;

>> Ich bin und bleibe ganz frei von Furcht«;

>> Was kalt ist, das stärkt, und was lau ist, das schwächt«
(KNEIPP);

>> Gesegnet sei, wer das Bad erfand«
(römisches Sprichwort);

>> Den Kopf halt kühl, die Füße warm,
das macht den reichsten Doktor arm« (deutscher Volksmund – nicht ganz frei von gezielten Aggressionen).

13.2 Formelhafte Vorsätze und Leitsprüche zur Unterstützung der Bewegungstherapie

»Ich komme voran«

»Ich habe Erfolg«

»Ich gehe ganz zwanglos, gelassen und froh«

»Ich zieh in die Zukunft, erleichtert und frei«

»Ich bin und bleibe ganz sicher dabei«

»Ich wandere ruhig, gesammelt und gern«

»Schultern und Arme sind locker und warm«

»Ich bin leicht, beweglich, aktiv«

»Gelöster Schwung meistert alles«

»Gewandt und frei durch Mut und Selbstvertrau'n«

»Bein zu Beine!

Blut zu Blute!

Glied zu Gliedern,

daß sie gelenkig sind!«

(Merseburger Zaubersprüche, 7. Jahrhundert)

und last not least

»Ich schaffe es«

(formelhafter Vorsatz von LINDEMANN bei der 72tägigen Atlantiküberquerung im Serienfaltboot 1956/1957).

13.3 Formelhafte Vorsätze und Leitsprüche zur Unterstützung der Diätetik

»Ich bin ganz ruhig, zufrieden und satt«;

»Essen ganz gleichgültig«;

»Was der Schmied frißt, zerreißt den Schneider«

(Sprichwort in der Oststeiermark);

»In der Mäßigkeit ruht die größte Weisheit«

(MOHAMMED);

LESEPROBE

»Üppige Abendessen füllen die Särge«

>   (von KNEIPP zitiertes spanisches Sprichwort);

»Das Abendessen (Mittagessen) schenke Deinem Fein-
de«   (ostasiatisches Sprichwort)

und auch hier als Antidot zum »Einmal ist keinmal«;

> »Jeder Augenblick ist wichtig«.

Den Bibelvers

> »Ist nicht das Leben mehr als die Speise?«

>   (Matthäus 6, 25)

mögen sich gläubige Christen vergegenwärtigen.

13.4 Formelhafte Vorsätze und Leitsprüche zur Unter- stützung der »Lebensordnungstherapie«

> »Gesundheit kauf' ich nicht im Handel,
> Gesundheit gewinn' ich durch Lebenswandel«
>   (Spruchkarte des Österreichischen Kneipp-Bundes);
> »Ordnung ist Freiheit«   (SCHULTZ);
> »Ich schaffe mein Leben«;
> »Mut ist Sieg«;
> »Ich seh das Gute und freu mich am Leben« (SCHULTZ).

Beim Partnerschaftstraining:

> »Ich hab, ich habe Herzen
> so treue, wie gebührt,
> die Heuchelei und Scherzen
> nie wissentlich berührt ...«
> »Dem Mensch ist nichts so eigen,
> so wohl steht ihm nichts an,
> als daß er Treu erzeigen
> und Freundschaft halten kann«
>   (SIMON DACH 1605 bis 1669);
> »Ein getreues Herze wissen
> hat des höchsten Schatzes Preis«   (PAUL FLEMING,
>   Arzt und Weltreisender, 1609 bis 1649).

Zur Immunisierung gegen die Hektik im Büro empfehlen HUBER und KLAUSNITZER den Vers:

> »In aller Seelenruhe
> seh ich das Getue.«

Für Patienten mit Herzinfarkt empfiehlt LINDEMANN den Ruhevorsatz

> »Überall und jederzeit
> Ruhe und Gelassenheit«.

Überängstlichen Herzinfarktrekonvaleszenten und solchen, die sich zu Unrecht in die Rolle von Opfern oder Märtyrern unserer Leistungsgesellschaft hineinsteigern, wird man allerdings zuweilen bewußt machen müssen

> »Arbeit schändet nicht« (HESIOD).

Auch die Einsicht

> »Arbeit, die uns freut, wird zum Ergötzen«
> (SHAKESPEARE)

ist gelegentlich hilfreich.

Abschließend dennoch ein von Professor SCHULTZ geschätzter RILKE-Vers:

> »Eines muß er wieder können: fallen,
> geduldig in der Schwere ruhn,
> der sich vermaß, den Vögeln allen
> im Fliegen es zuvor zu tun.«

13.5 Phytotherapie

Als fünfte »Säule« des Naturheilverfahrens wird oft die Pflanzenheilkunde, die Phytotherapie, genannt. Der Altmeister der modernen Phytotherapie, DR. WEISS, zitiert in vielen seiner Schriften einen Ausspruch von ASKLEPIOS VON THESSALIEN:

> »Zuerst das Wort,
> dann die Pflanze,
> zuletzt das Messer.«

Unter dem »Wort« dürfen wir hier wohl auch getrost formelhafte Vorsätze und Leitsprüche verstehen. Natürlich soll dieser Ausspruch nicht dazu verleiten, im rechten Augenblick auf Medikament und Messer zu verzichten.

Immer wieder macht man jedoch die Erfahrung, daß durch autogenes Training stärkere Medikamente eingespart und durch nebenwirkungsfreie pflanzliche Mittel ersetzt werden können. Diese Erfahrung schließt nicht aus, daß viele Krankheiten nur durch den Einsatz stärkerer Medikamente geheilt werden können. Dabei können Vorurteile und übertriebene Erwartungen wie z. B. »Tabletten sind Gift« oder »pflanzliche Mittel wirken Wunder« durch bestimmte Leitsätze abgebaut werden. Stets aufs neue zitieren wir im Gruppenunterricht den Satz des PARACELSUS:

»Die Dosis macht, ob ein Ding Gift sei.«

Jenen, die auf das »Aspirin« aus der Weidenrinde schwören, die Retorten der pharmazeutischen Industrie jedoch verdammen, erklären wir nüchtern: »Die Chemie ist unteilbar.«

Wenn Patienten bis zur Teilnahme am autogenen Training Schlaf- und Beruhigungsmittel bekommen haben, sollen sie diese zunächst weiter einnehmen. Mit zunehmenden Fortschritten beim Üben können dann diese Mittel häufig reduziert und schließlich ganz fortgelassen werden. Jede Änderung in der medikamentösen Behandlung sollte aber immer nur im Einvernehmen mit dem behandelnden Arzt geschehen. In bestimmten Situationen und Lebenskrisen kann es sein, daß Ihr Arzt Ihnen Medikamente, die Sie dank des autogenen Trainings lange nicht mehr benötigten, vorübergehend erneut verordnet. Das sollte Sie nicht entmutigen und Sie keinesfalls veranlassen, mit dem autogenen Training aufzuhören!

Übrigens: Manche Frauen wurden trotz »Pille« schwanger, weil sie längere Zeit regelmäßig barbitursäurehaltige Schlaf- oder Beruhigungsmittel eingenommen hatten. Hier wären mildere pflanzliche Mittel in Verbindung mit autogenem Training besser gewesen!

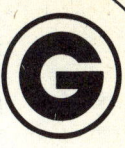
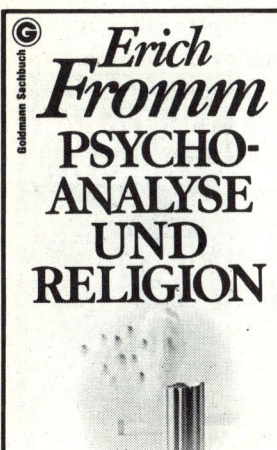
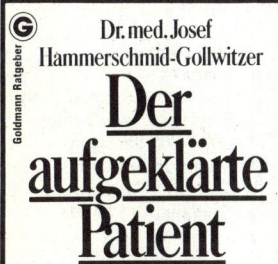

Biographien

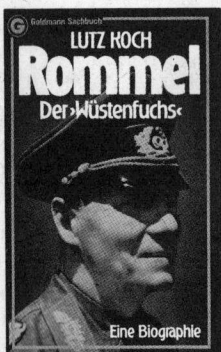

Walter Henry Nelson
Die Hohenzollern
Die Biographie eines
königlichen Hauses.
(11928)

Emil Ludwig
Bismarck
Eine Biographie
(11923)

Daria Olivier
Elisabeth von Russland
Eine Biographie
(11930)

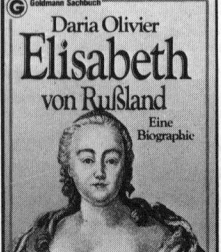

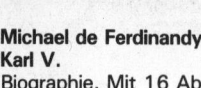

Michael de Ferdinandy
Karl V.
Biographie. Mit 16 Ab
bildungen
(11922)

Ian Grey
Katharina die Große
Eine Biographie
(11926)

Theodor Heuss
Deutsche Gestalten
(11130)

Lutz Koch
Rommel
Der Wüstenfuchs.
Eine Biographie.
(11925)

Walter und Paula
Rehberg
Chopin
Eine Biographie
(11927)

Erich Schenk
Mozart
Sein Leben - Seine Welt.
Biographie. Mit zahlrei-
chen Abbildungen,
Literaturverzeichnis,
Zeit- und Stammtafel.
Sachbuch (11921)

Paula Rehberg
List
Eine Biographie
Goldmann Schott
(33005)

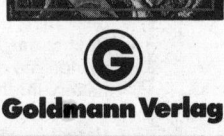

Goldmann Verlag

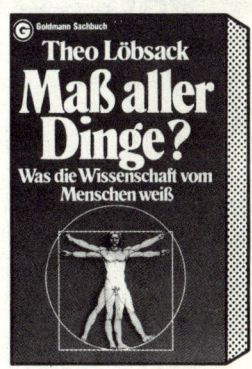
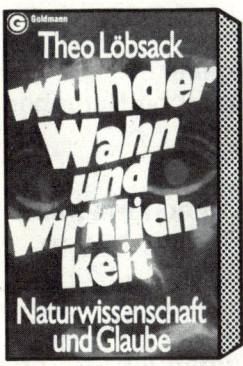

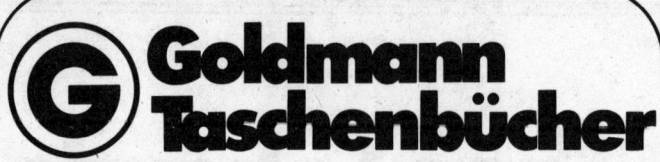